THE NEW YORKER
L'HUMOUR À L'HÔPITAL

Direction éditoriale : Jean-Baptiste Bourrat
Coordination éditoriale : Maude Sapin
Conception graphique : Sandra Fauché
Lettrage des légendes : Céline Merrien
Révision des textes : Marie Sanson
Photogravure : Taïga Media, Paris

ISBN : 978-2-35204-346-1

Éditions des Arènes
27, rue Jacob, 75006 Paris
Tél. : 01 42 17 47 80
E-mail : arenes@arenes.fr

www.arenes.fr

THE NEW YORKER
L'HUMOUR À L'HÔPITAL

TRADUCTION ET ADAPTATION
JEAN-LOUP CHIFLET
AVEC CHRISTIANE COURBEY

LES ARÈNES

AVANT-PROPOS

De quoi s'agit-il ? Ou plutôt, de qui se moque-t-on ? Est-ce bien sérieux (*sic*) d'imaginer que l'humour puisse avoir sa place dans un lieu synonyme de douleurs physiques et de souffrances morales ?

En fait, il n'est pas question ici de l'hôpital proprement dit mais plutôt du « milieu hospitalier », ce point de passage obligé des professions médicales et paramédicales qui sont gentiment brocardées dans ce livre. Celui-ci aurait pu aussi s'intituler « Humour et médecine », mais un humour bien spécifique, version anglo-saxonne, que le magazine *New Yorker* célèbre depuis 1925 et dont nous vous proposons chaque année depuis six ans des florilèges thématiques sur les femmes, les chats, les livres ou la vie au bureau.

Si nous avons choisi non sans hésitations cette année l'univers médical, c'est parce que nous avons repéré à travers les quelque 85 000 cartoons existants des perles incontournables, et aussi et surtout parce que nous avons constaté que ce fameux nonsense qui caractérise l'humour du *New Yorker* est monnaie courante chez ceux qui prennent nos corps en charge.

En effet, ce nonsense sait parfaitement décrire l'absurdité de certaines situations graves en pratiquant l'autodérision. Je pense, par exemple, à ce dessin de Peter Arno où l'on voit une presque veuve joyeuse très étonnée de retrouver son mari en vie dans son lit d'hôpital : « Ça ne m'était pas venu à l'idée de te trouver ici. J'arrive de la morgue. »

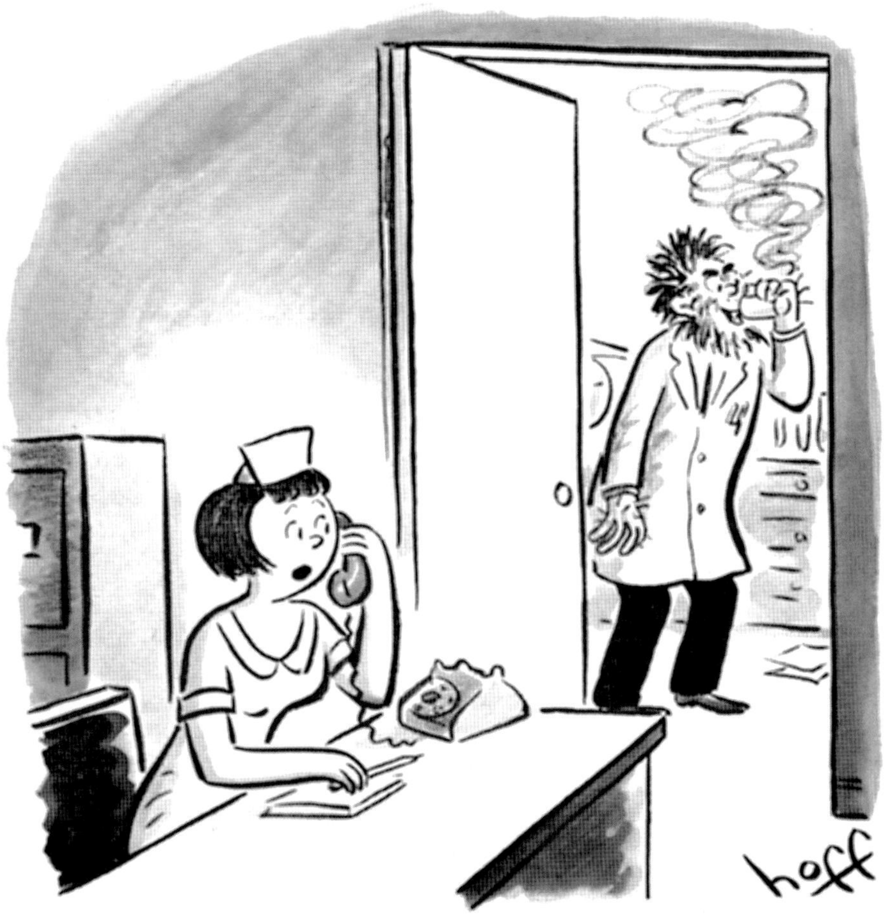

Le docteur Jekyll n'est pas disponible pour le moment.
Je vous passe M. Hyde ?

Ou encore, ce médecin qui lit le dossier de son patient très inquiet : « Soit ce n'est pas le bon dossier, soit… espérons que ce n'est pas le bon dossier. »
Il ne faut pas oublier aussi que le monde du *New Yorker* doit se plier à une contrainte qui fait que chaque cartoon est une scène de satire sociale concentrée en une seule image. Robert Mankoff,

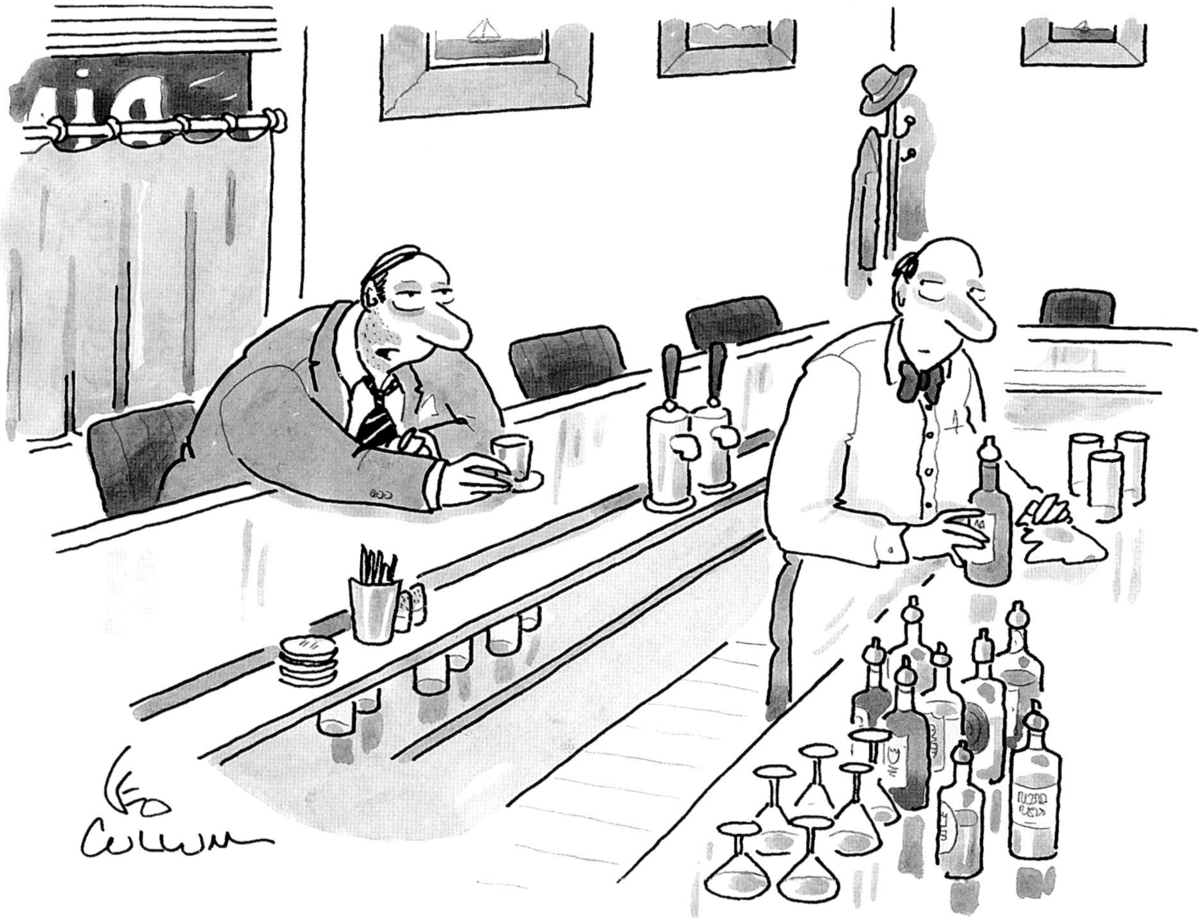

Une autre dose, Harry. C'est pour la grippe.

l'éditeur américain qui est le garant de cette orthodoxie, va même plus loin : « Ce n'est pas le trait, c'est l'idée qui fait un grand dessin d'humour. » Lequel Mankoff illustre d'ailleurs bien son propos pour évoquer les failles du système de santé américain lorsqu'il campe un médecin annonçant à son patient que « son assurance ne semble pas le couvrir en cas… de maladie ».

On le voit, le nonsense implique un mélange plaisant de drôlerie et de retenue. Rien à voir avec l'ironie ou encore avec cet humour vulgaire et grotesque, genre histoires belges. Bien au contraire, pour moi, c'est une façon intelligente de malmener le monde à moins que ce ne soit le contraire…

N'oublions pas non plus que cette affirmation d'Achille Chavée, « l'humour noir est la politesse du désespoir », trouve ici tout son sens lorsqu'on parcourt ce livre où l'on voit que cet humour consiste à évoquer avec détachement les choses les plus horribles et les plus noires. Ce n'est pas évident de titiller des tabous comme la maladie ou la mort, mais la mission bien précise de l'humour est de faire rire des choses pour ne pas avoir à en pleurer.

Mais, rassurez-vous, tout n'est pas si sombre dans cet ouvrage, bien au contraire.

La naissance, par exemple, est un événement heureux même si Peter Arno, toujours lui, soulève la question d'une surpopulation galopante face au désarroi d'un médecin dans une nurserie : « Ça s'arrêtera quand, madame Hartley, ça s'arrêtera quand ? »

Les médecins dits « de famille » trouveront eux des idées originales, comme recevoir les clients le pantalon baissé « pour se sentir plus proches des patients » ou avec une perruque de femme pour mettre à l'aise les patientes qui viennent consulter.

Parmi les médecins spécialistes, les ophtalmologistes et les O.R.L. sont à la fête, et je pense à ce dessin qui est un de mes préférés, montrant le praticien découvrant l'heure qu'il est à travers les oreilles de son client. On ne s'étonnera pas non plus dans un ouvrage américain de constater la grande place réservée aux psys.

Certains cartoons qui datent des années 1930 à 1950 montrent que Freud avait traversé l'Atlantique assez tôt et que ses disciples étaient déjà nombreux.
Et l'on ne peut que constater que, près d'un siècle plus tard, rien n'a vraiment changé sur les divans, à l'exception peut-être de ce psy qui innove et va sûrement inspirer quelques-uns de ses confrères européens : « Vous avez tellement de problèmes que je vais être obligé de réajuster mes honoraires. »
On découvrira aussi qu'à l'hôpital les défibrillateurs ne doivent pas être utilisés pour faire chauffer les paninis et que, d'une manière générale, les problèmes complexes posés par l'assurance maladie ne datent pas d'hier.
Rabelais qui, ne l'oublions pas, était aussi médecin, prétendait que la vocation de l'homme est de « rire et non de pleurer », et c'est à mon avis dans cet esprit que le rire doit être considéré en médecine comme une thérapie. Il suffit d'ailleurs, pour s'en convaincre, d'observer le magnifique travail des clowns auprès des enfants hospitalisés.
Lorsque Nietzsche écrivait : « L'homme souffre si profondément qu'il a dû inventer le rire », il ne croyait pas si bien dire, et je vous invite, après avoir parcouru ces pages, à courir vous faire soigner à l'hôpital, car comme chacun sait... le rire est contagieux.

Jean-Loup Chiflet

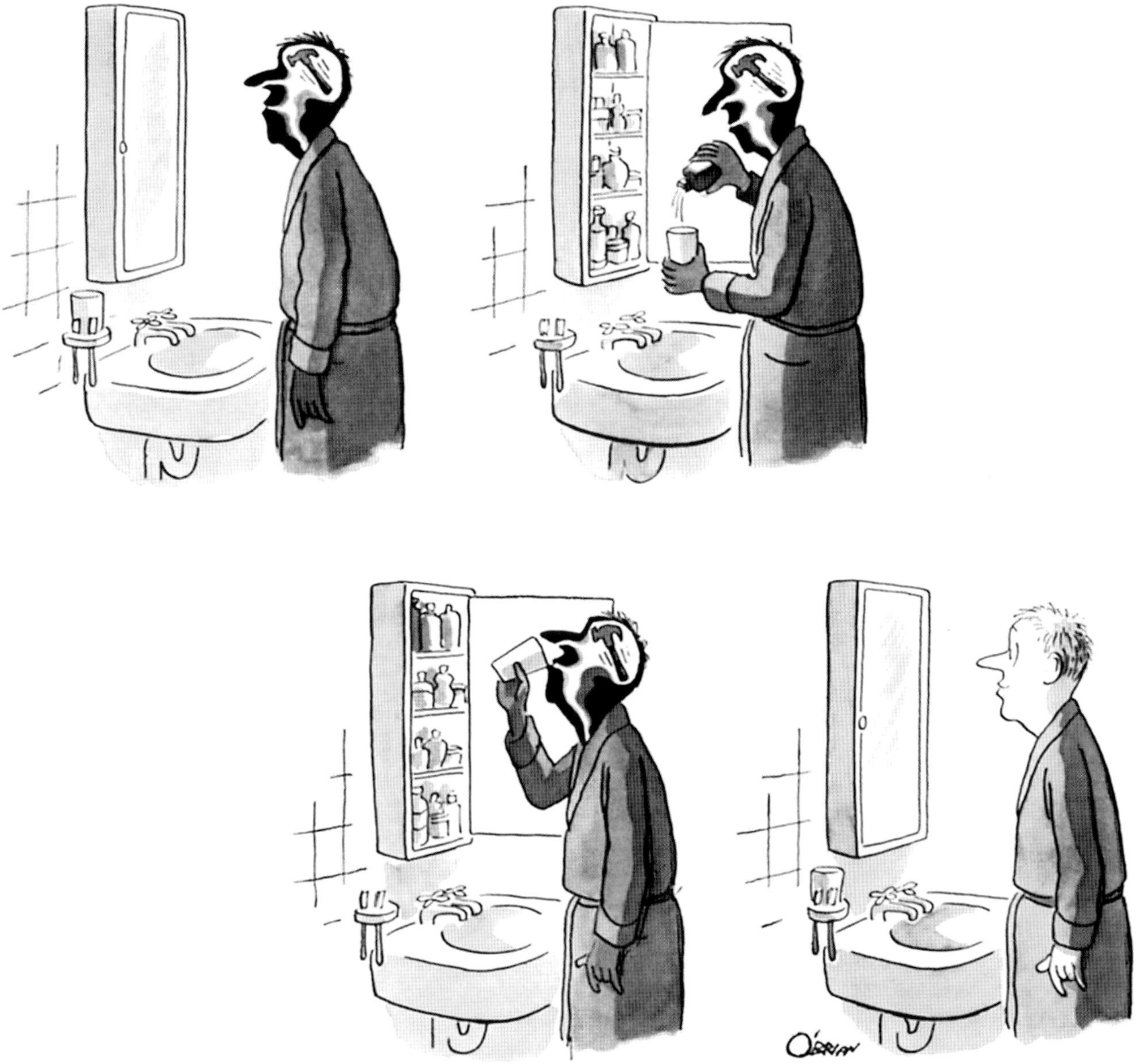
O'BRIAN

SOMMAIRE

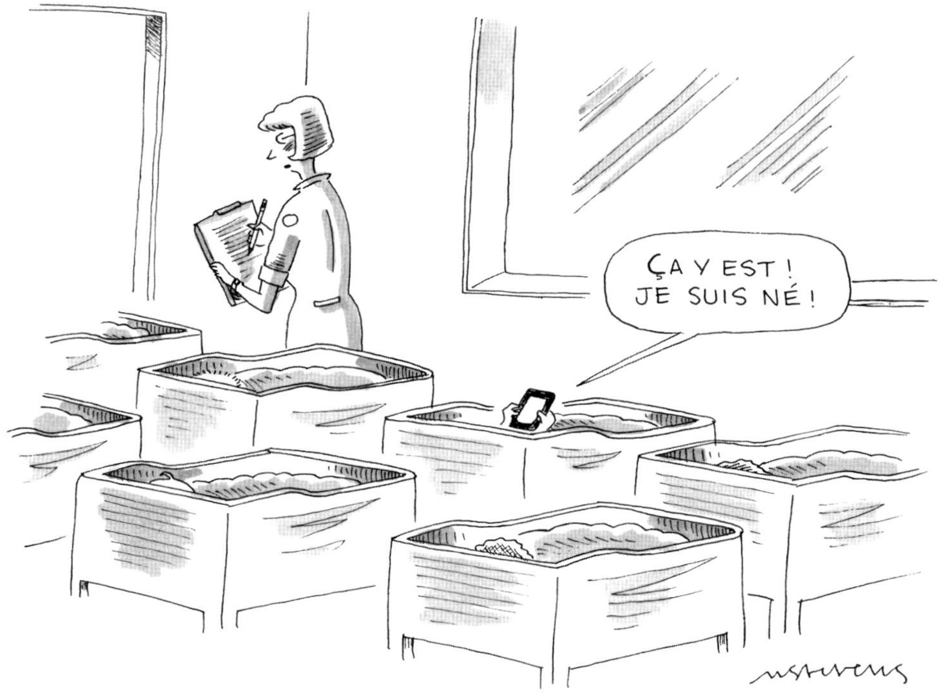
ÇA Y EST ! JE SUIS NÉ !

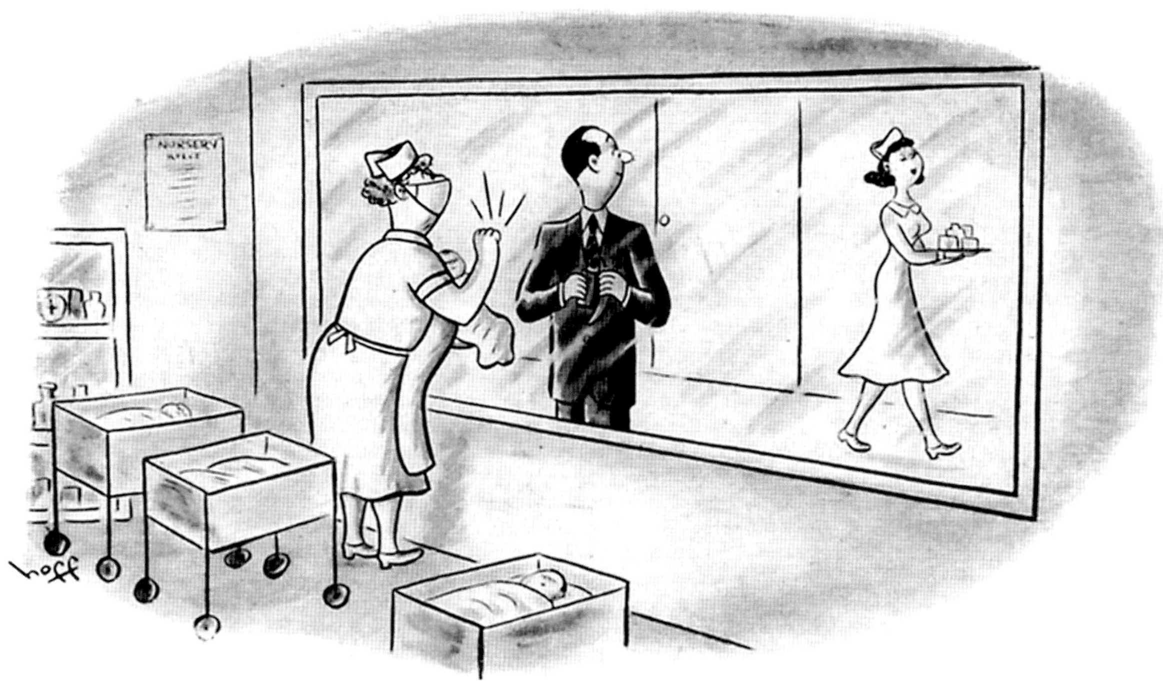

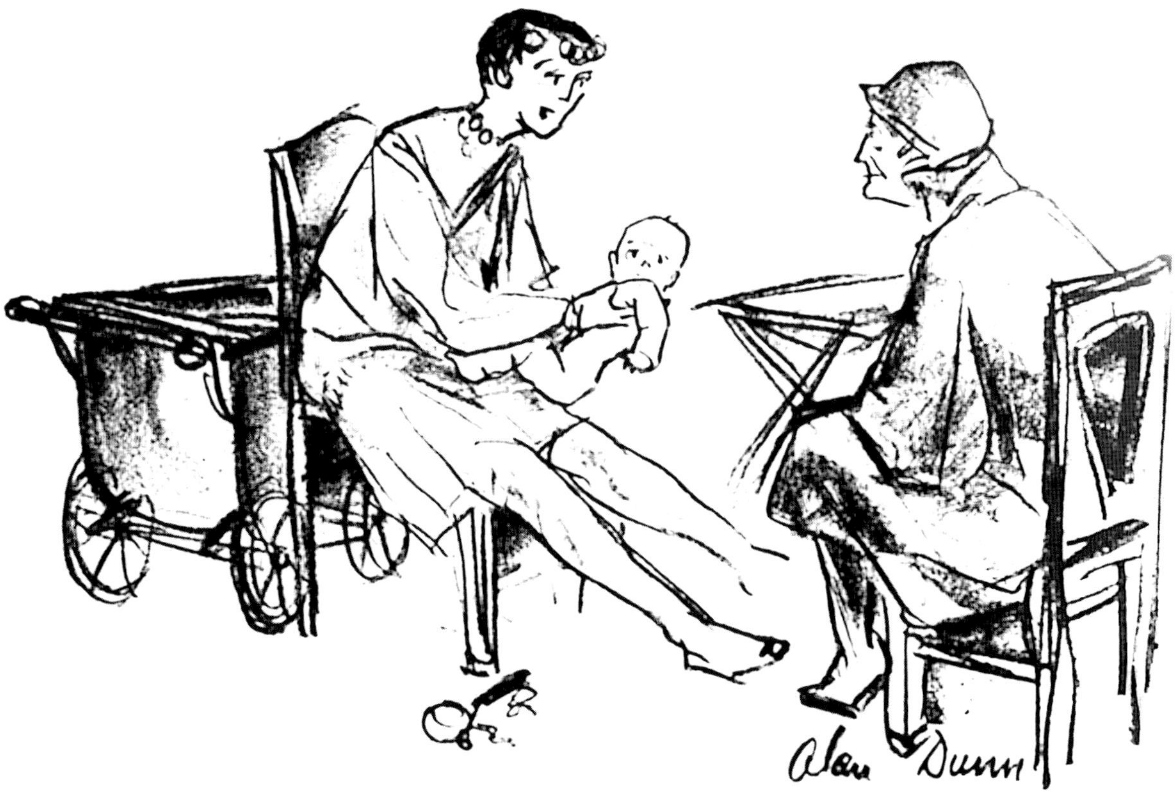

Tu te rends compte : le pédiatre a dit qu'il a l'âge mental d'un bébé de dix semaines alors qu'il a à peine un mois !

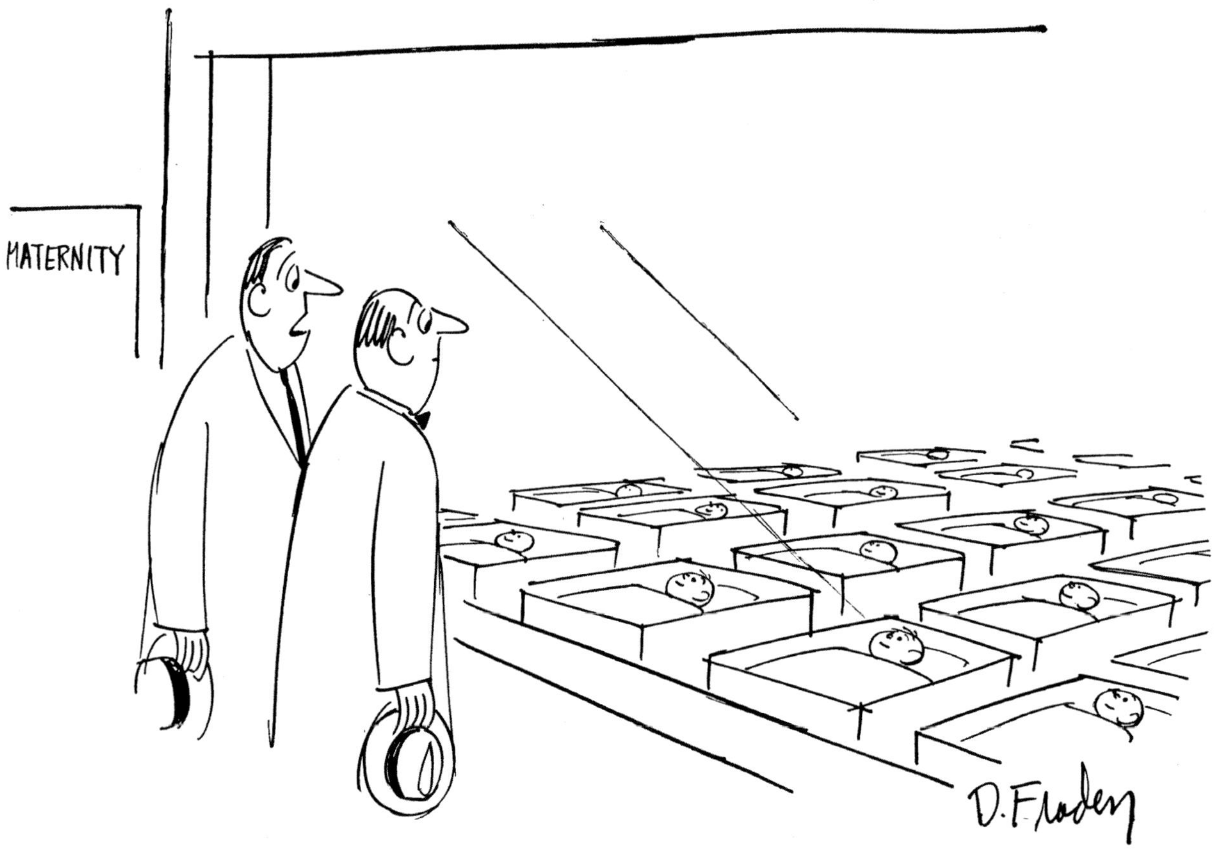

Vous voulez que je vous dise ce que je vois ? Des docteurs, des avocats, des hommes politiques, des hommes d'affaires, des clochards, des femmes au foyer, des ouvriers...

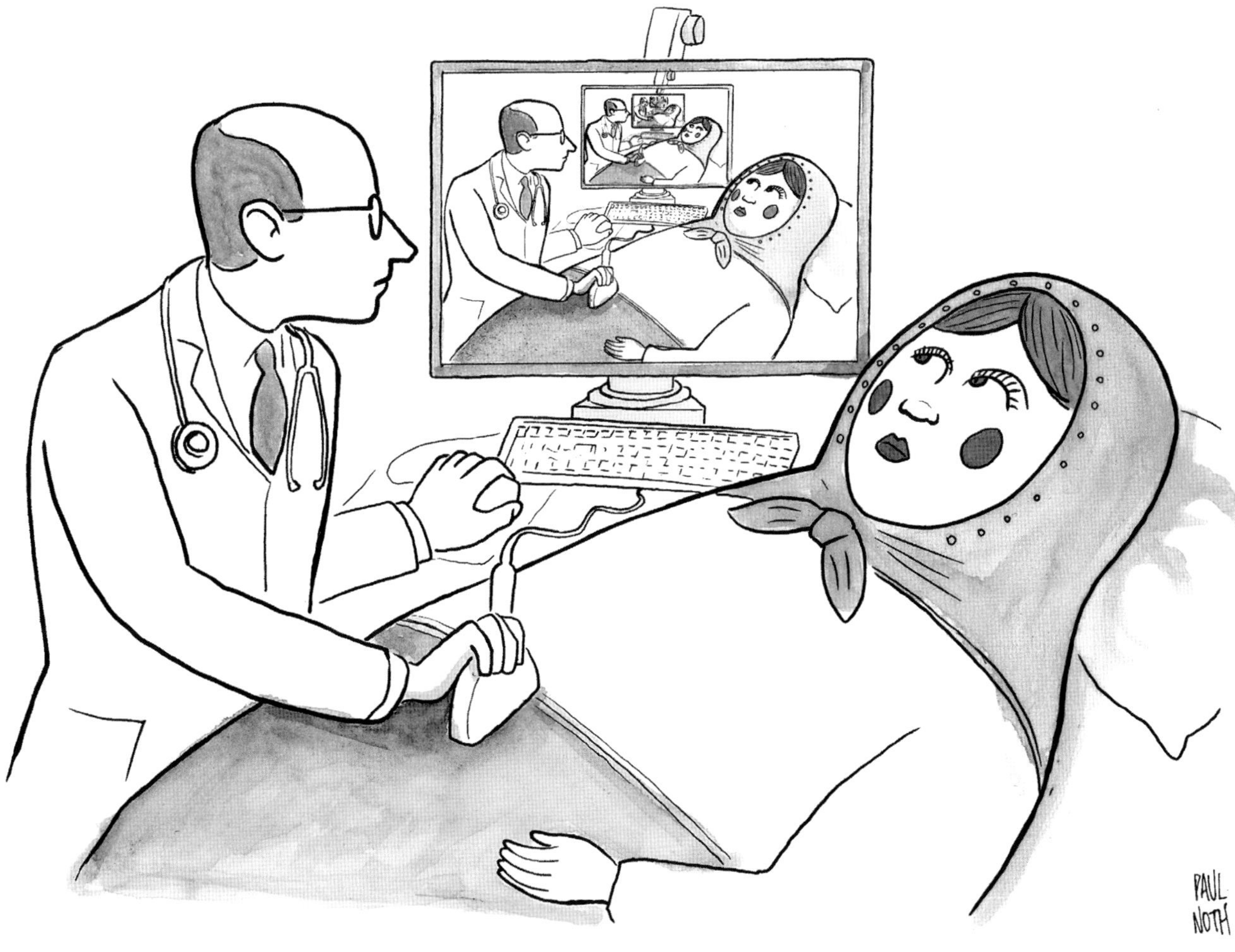
PAUL
NOTH

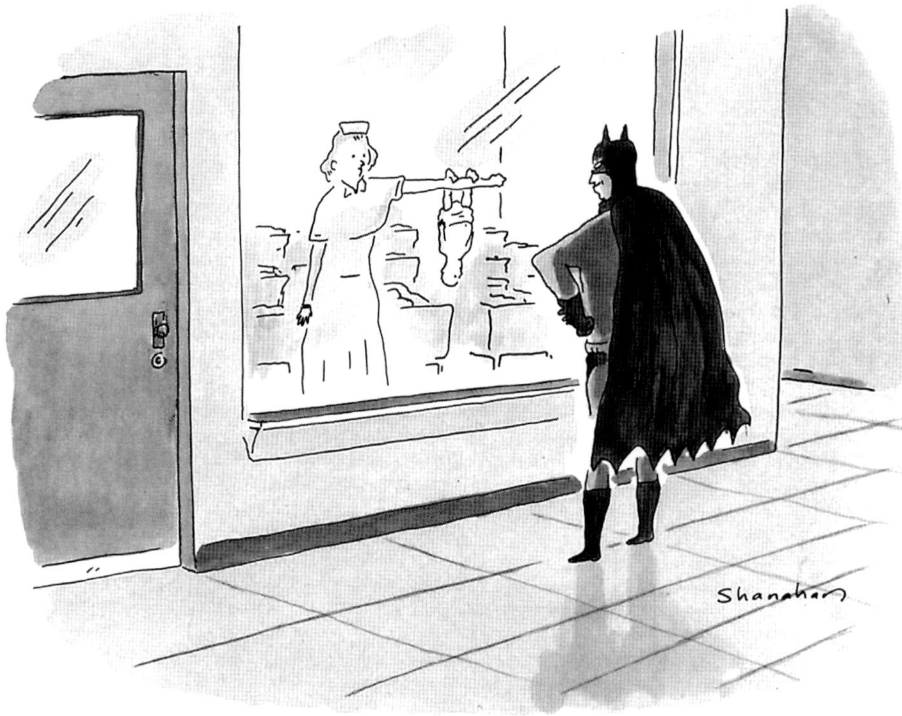

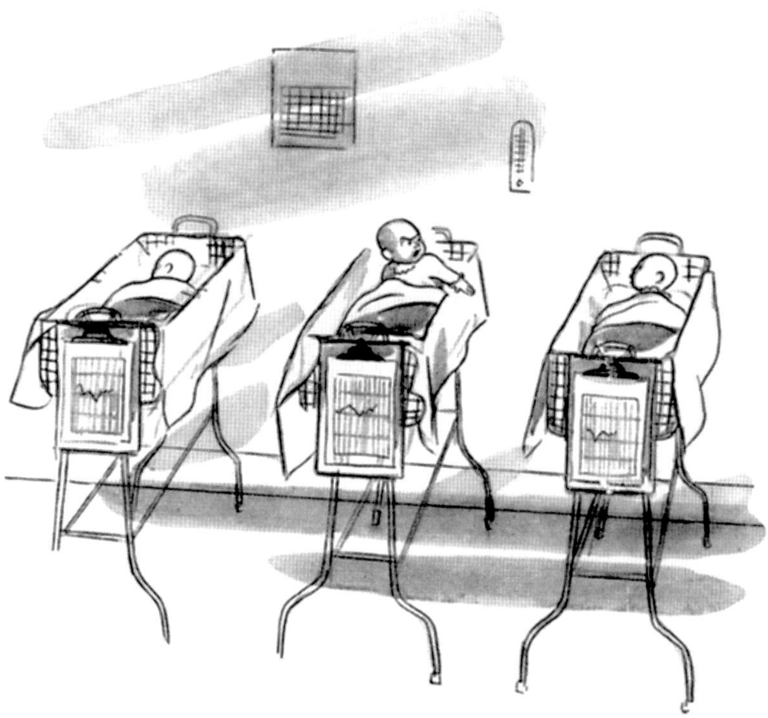

Écoute-moi bien ! Je ne suis pas né d'hier, moi !

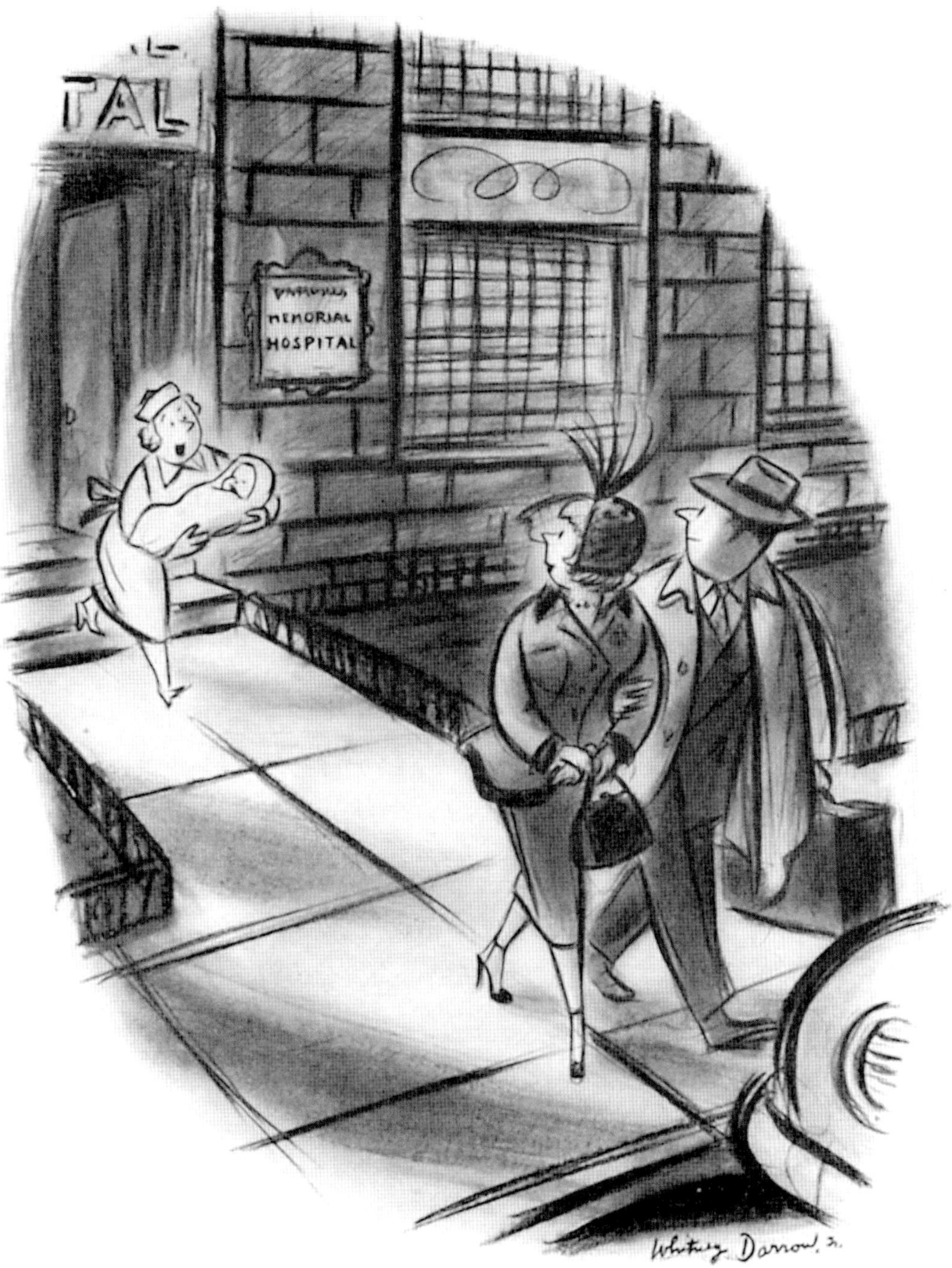

Madame Williamson!

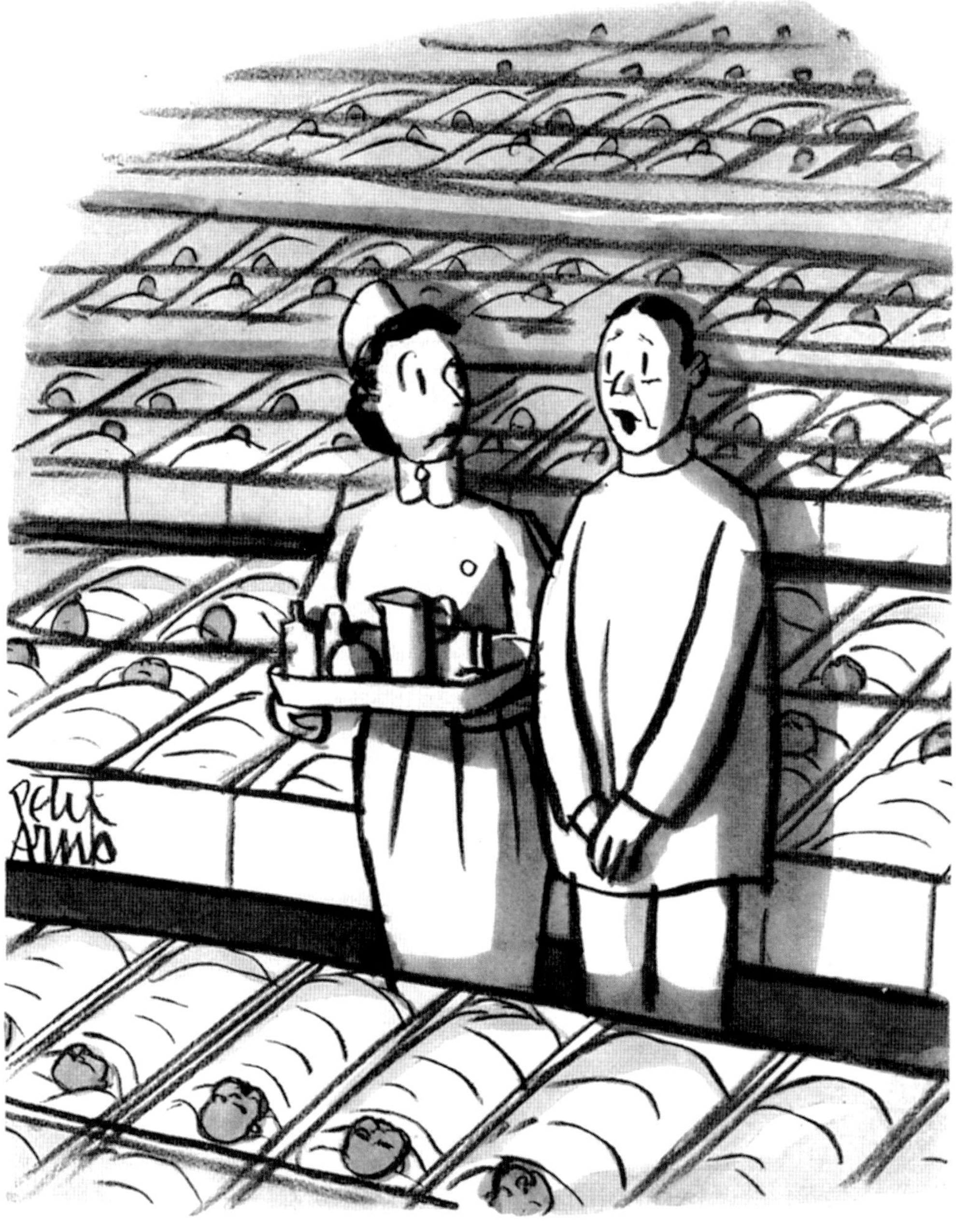

Ça s'arrêtera quand, madame Hartley, ça s'arrêtera quand ?

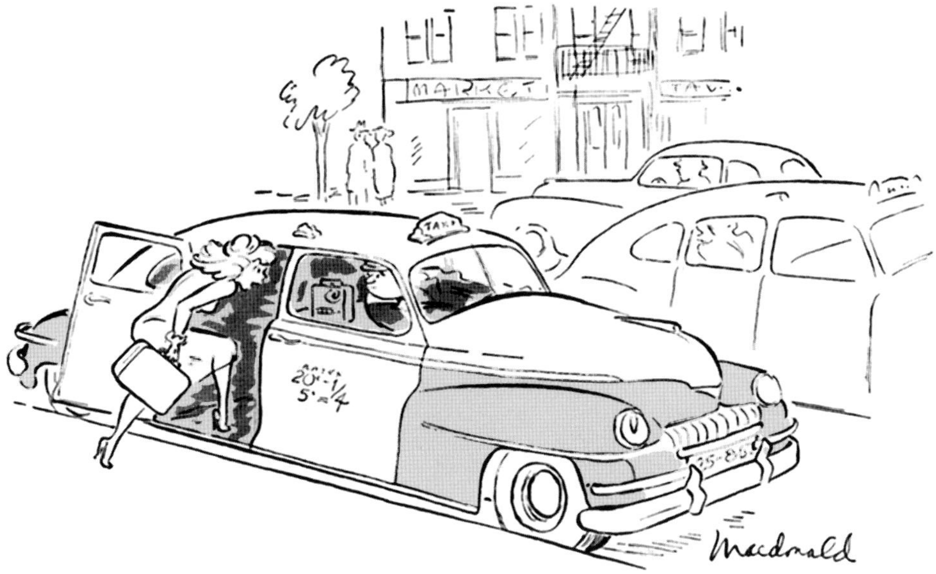

La maternité, s'il vous plaît.
Pas la peine de brûler les feux rouges, je suis infirmière.

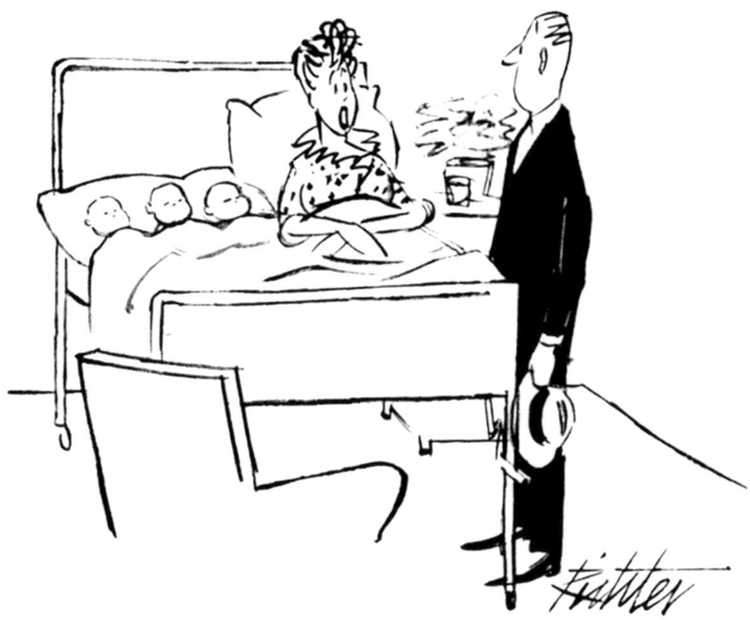

Ne reste pas planté là ! Va plutôt à la banque.
On va avoir besoin d'un prêt.

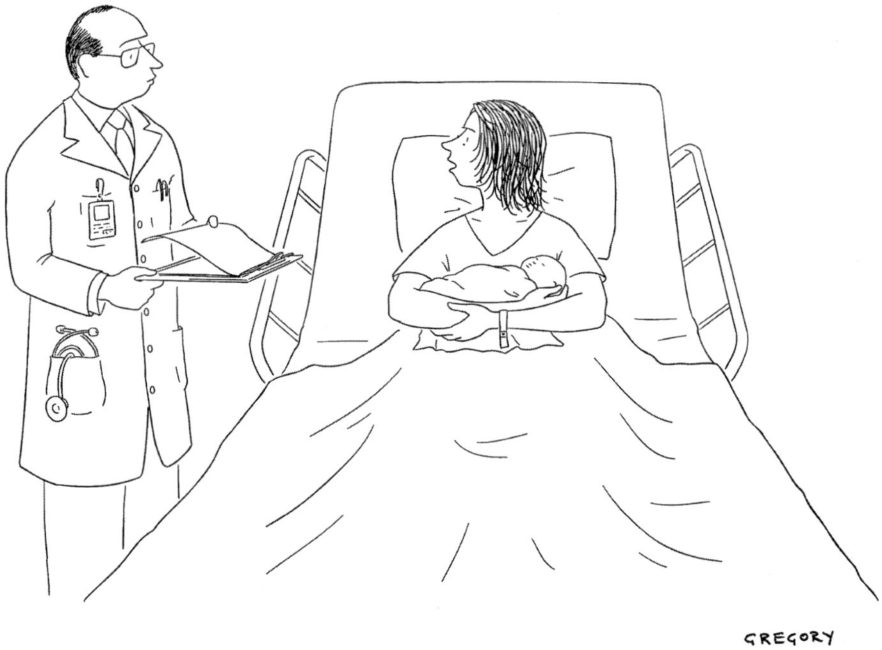

Quand dois-je commencer à la mettre au régime pour surveiller sa ligne ?

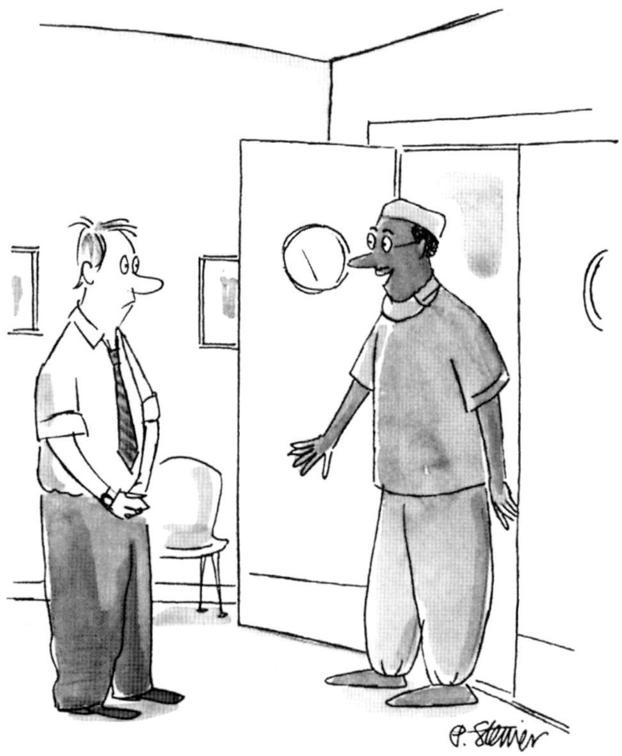

C'est un bébé. La loi en vigueur nous interdit de préciser sa race, son âge ou son sexe.

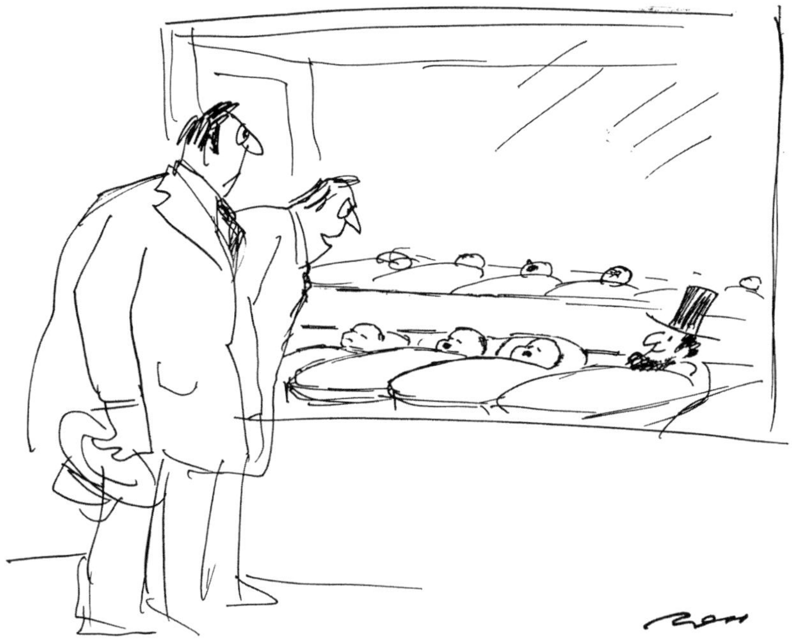

Et maintenant, vous y croyez à la réincarnation ?

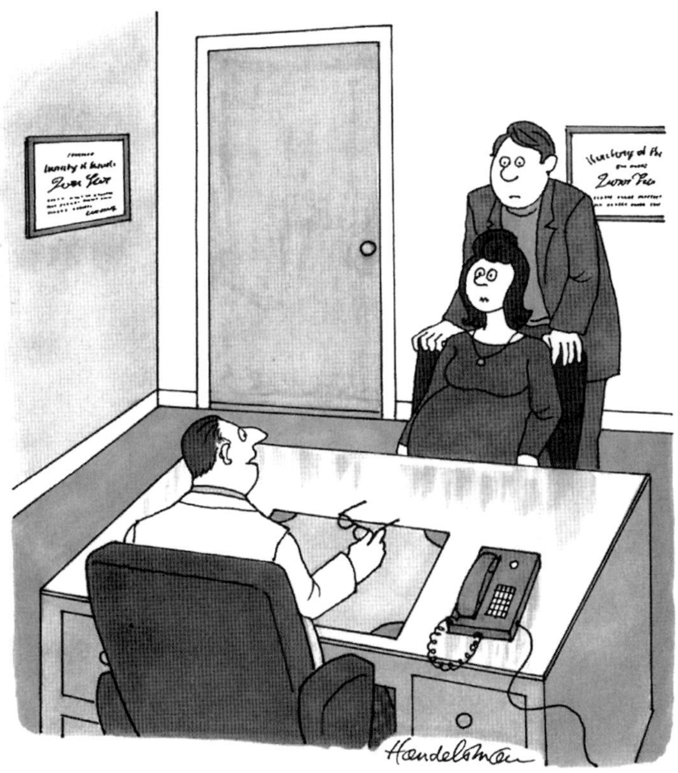

La bonne nouvelle, c'est que vous attendez une fille en bonne santé.
La mauvaise nouvelle, c'est que ce sera sans doute une menteuse congénitale.

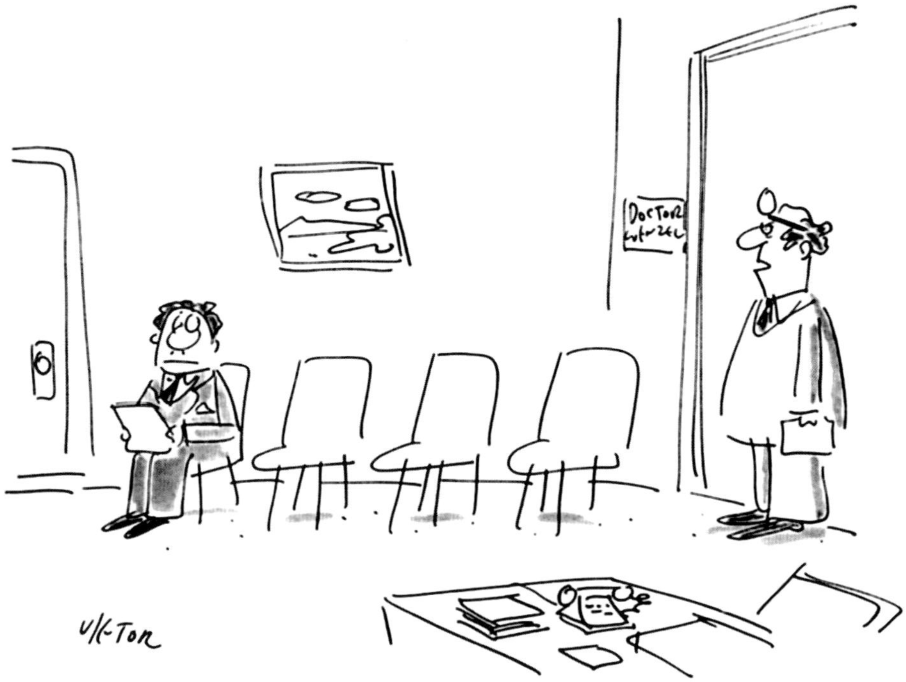

Au suivant ! Et il n'a pas intérêt à me décevoir…

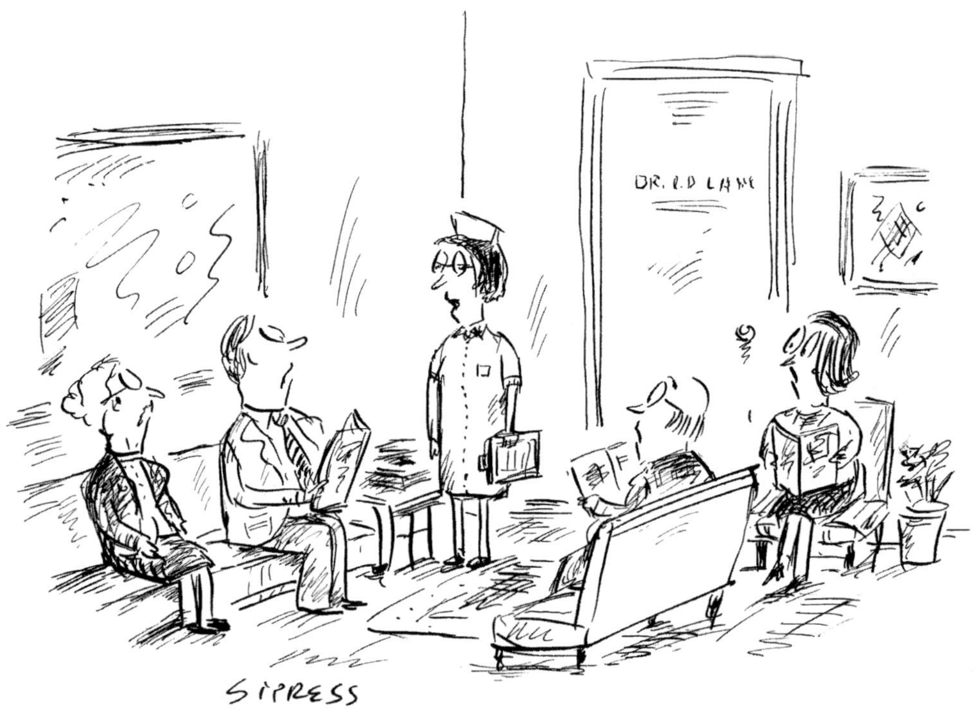

Je suis désolée, nous avons pris un peu de retard.
Êtes-vous vraiment malades ou n'allez-vous pas faire perdre son temps au docteur ?

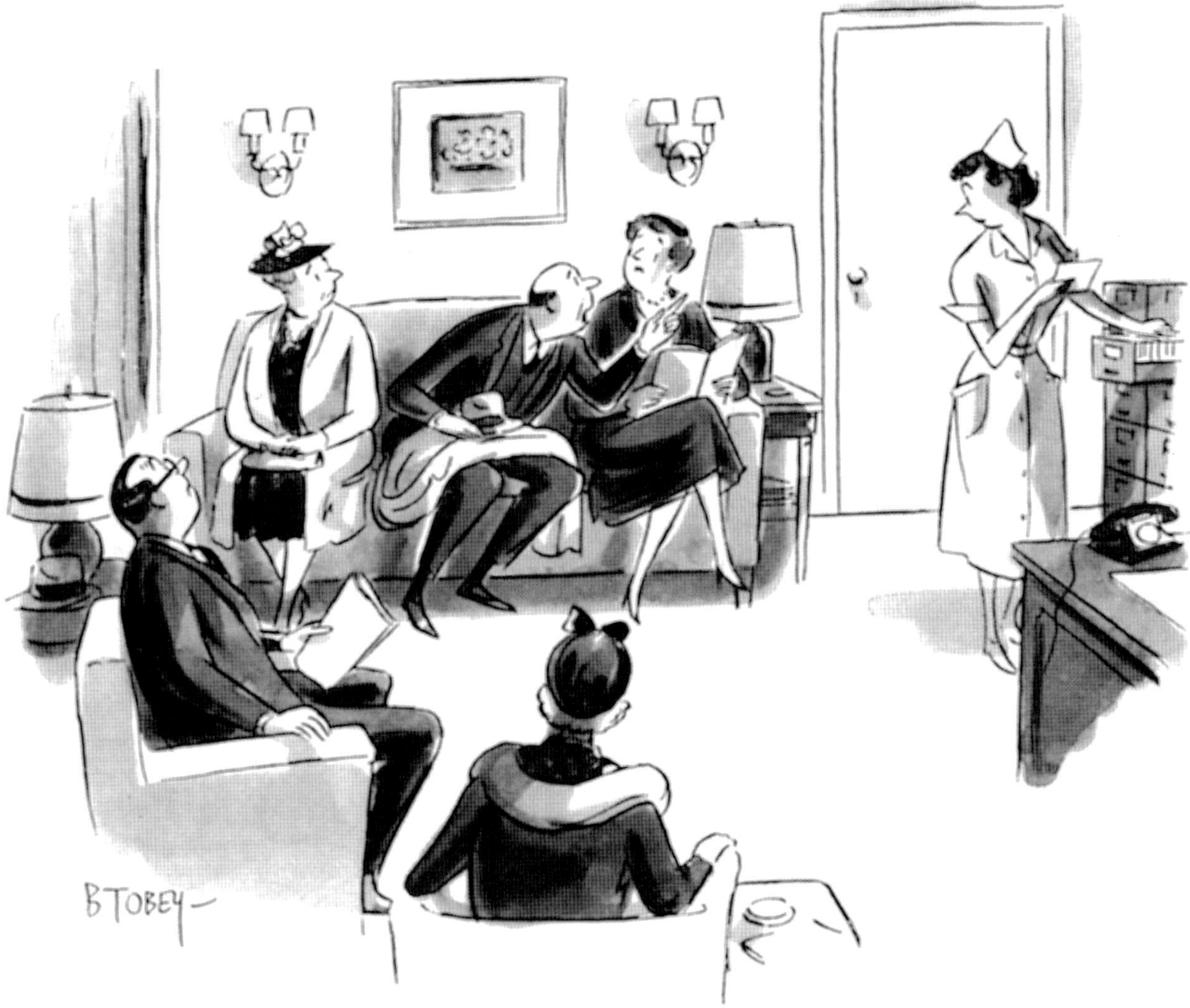

Excusez-moi, je peux passer tout de suite ? Je crois bien que je suis contagieux.

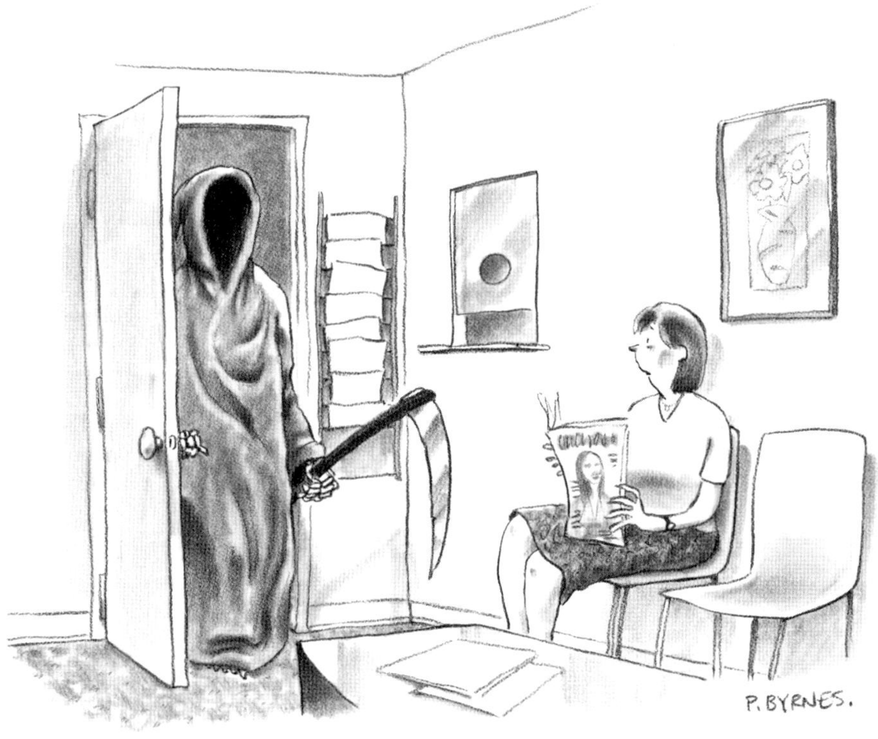

Détendez-vous – je suis là pour voir mon ostéopathe.

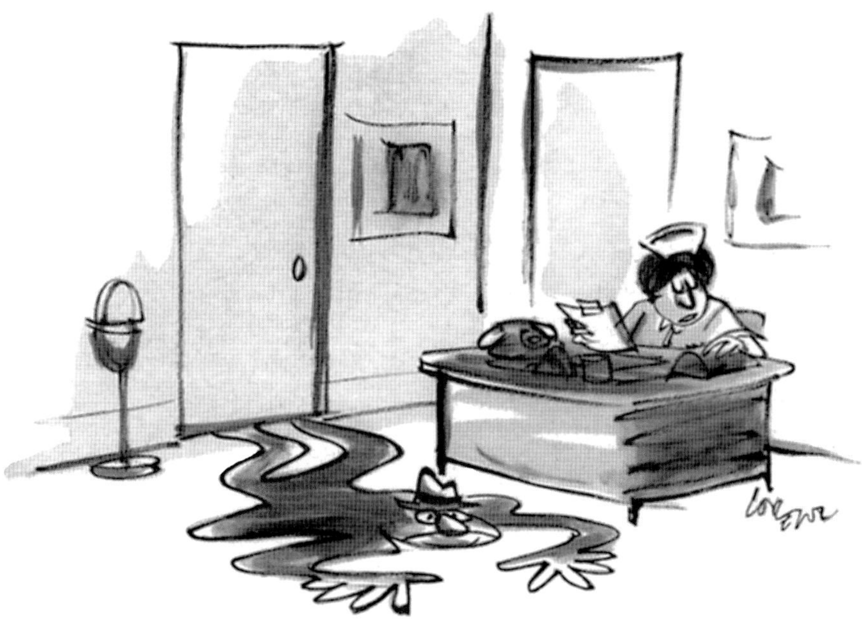

Docteur, M. Cavanaugh vient d'arriver
pour sa séance de remise en forme.

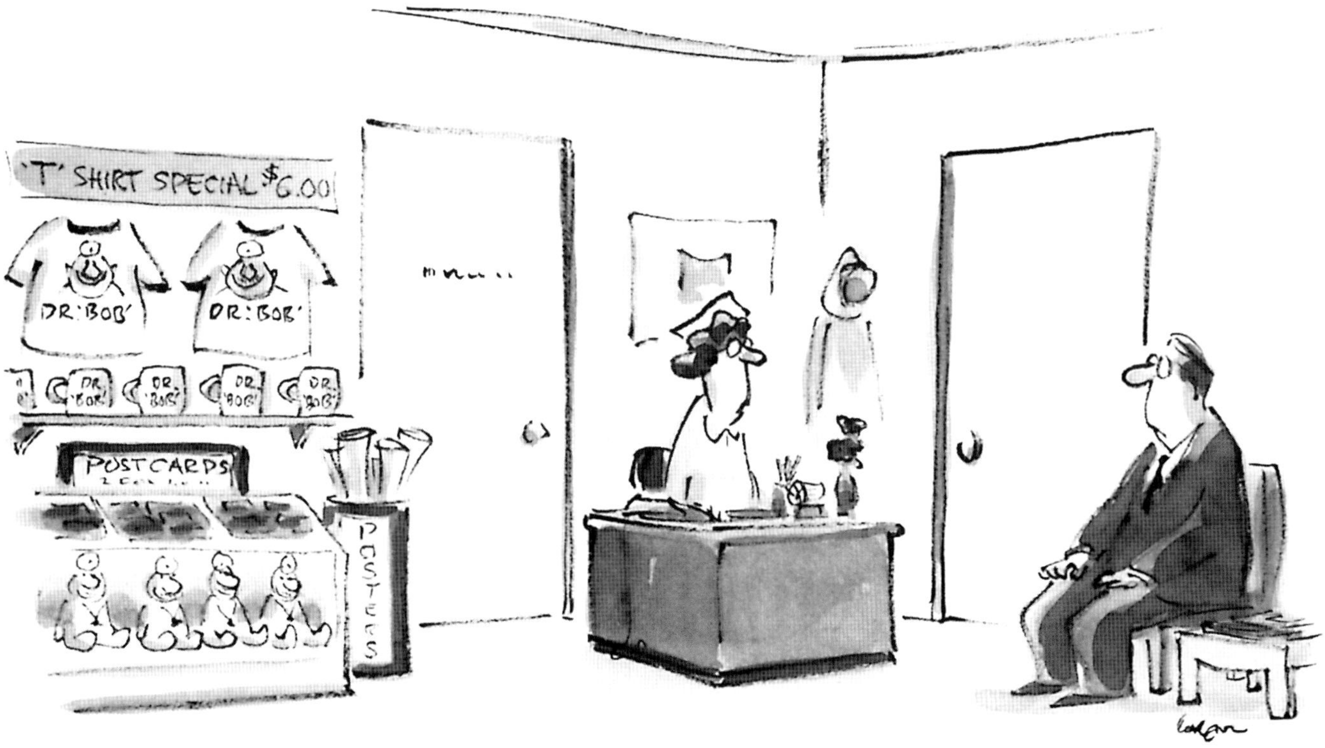

Vous souhaitez peut-être visiter notre boutique de souvenirs, en attendant ?

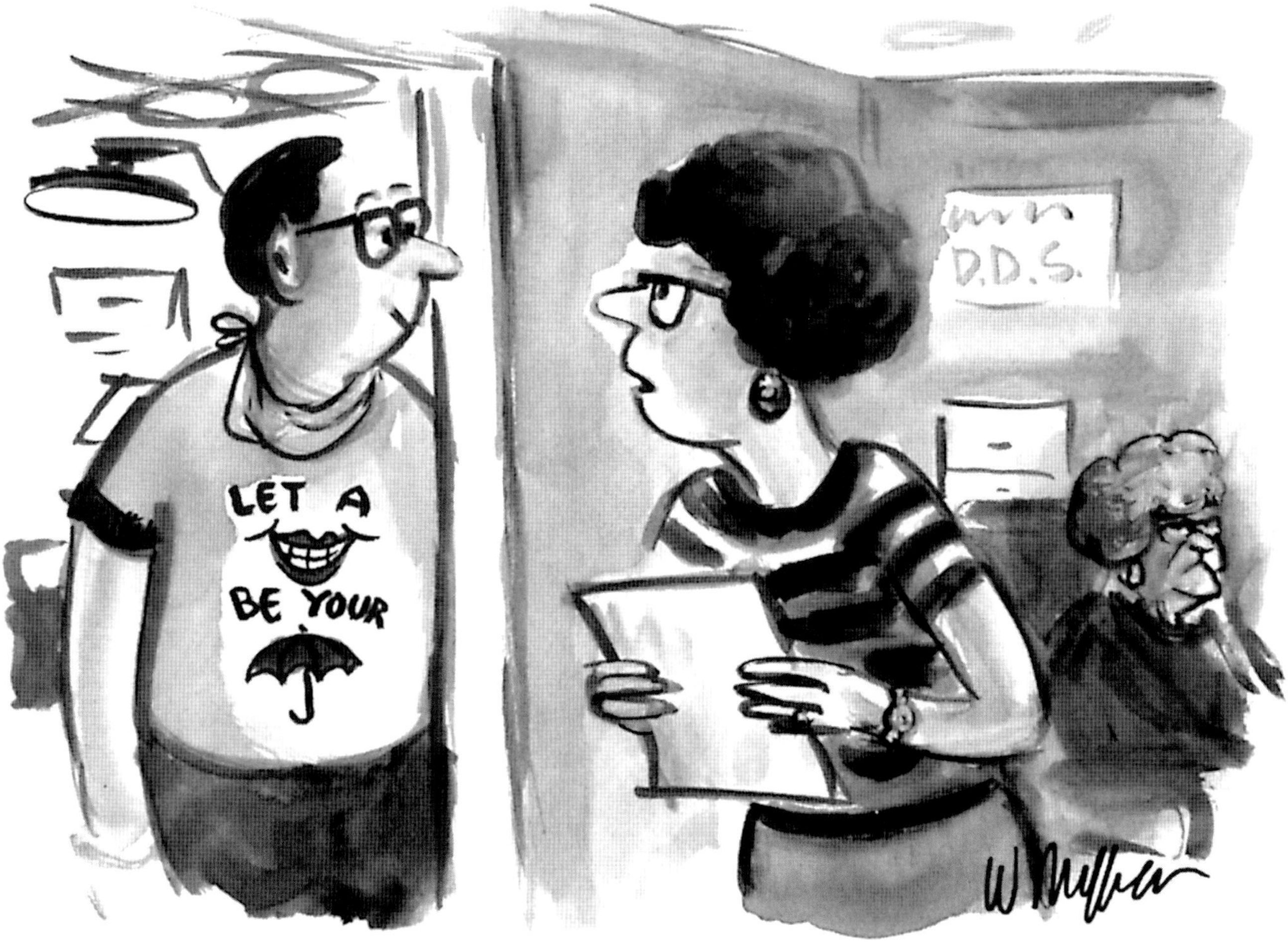

C'est au tour de madame Cranshaw, docteur. Vous devriez mettre votre blouse.

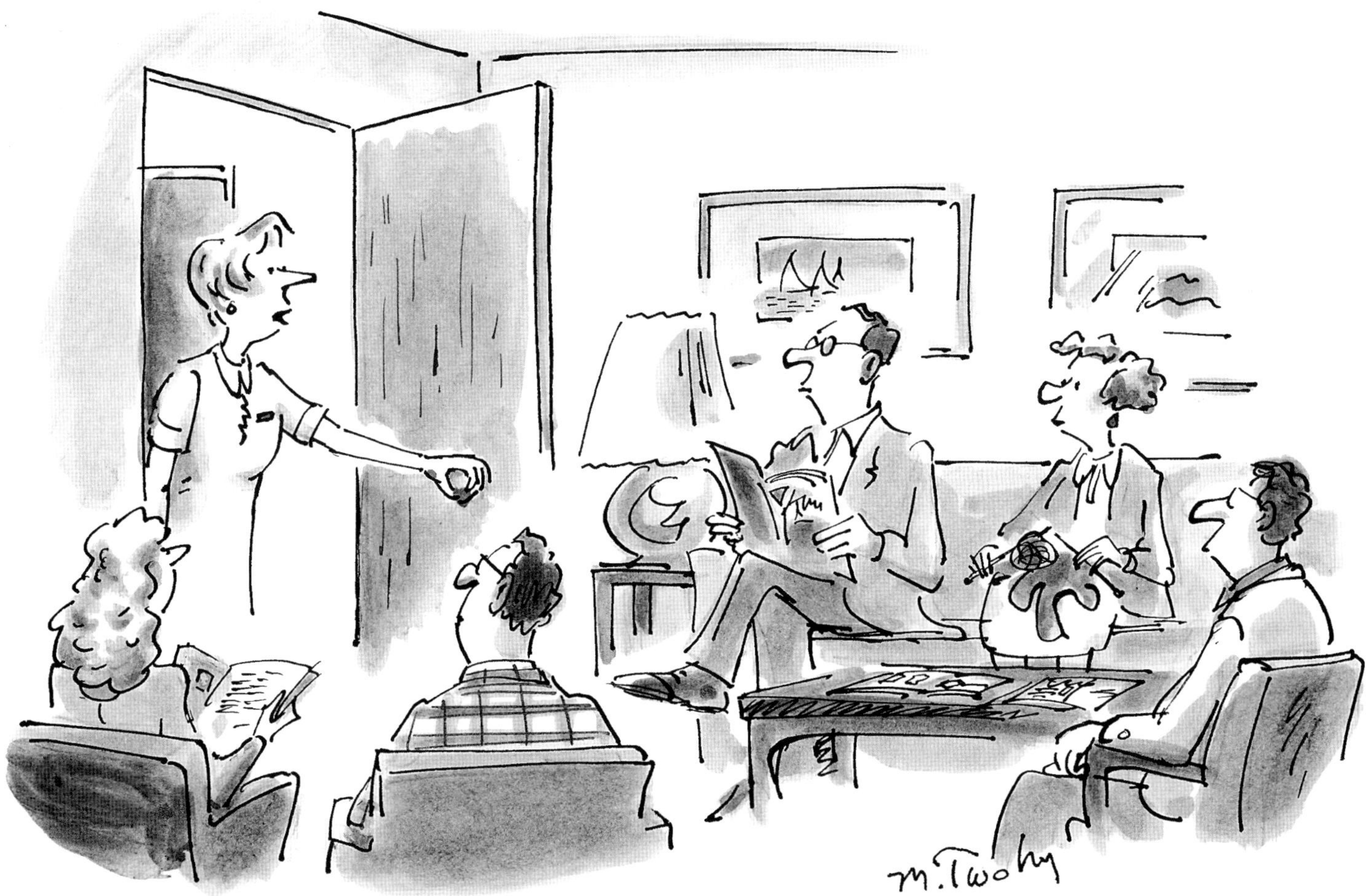

Lequel d'entre vous est le plus malade ?

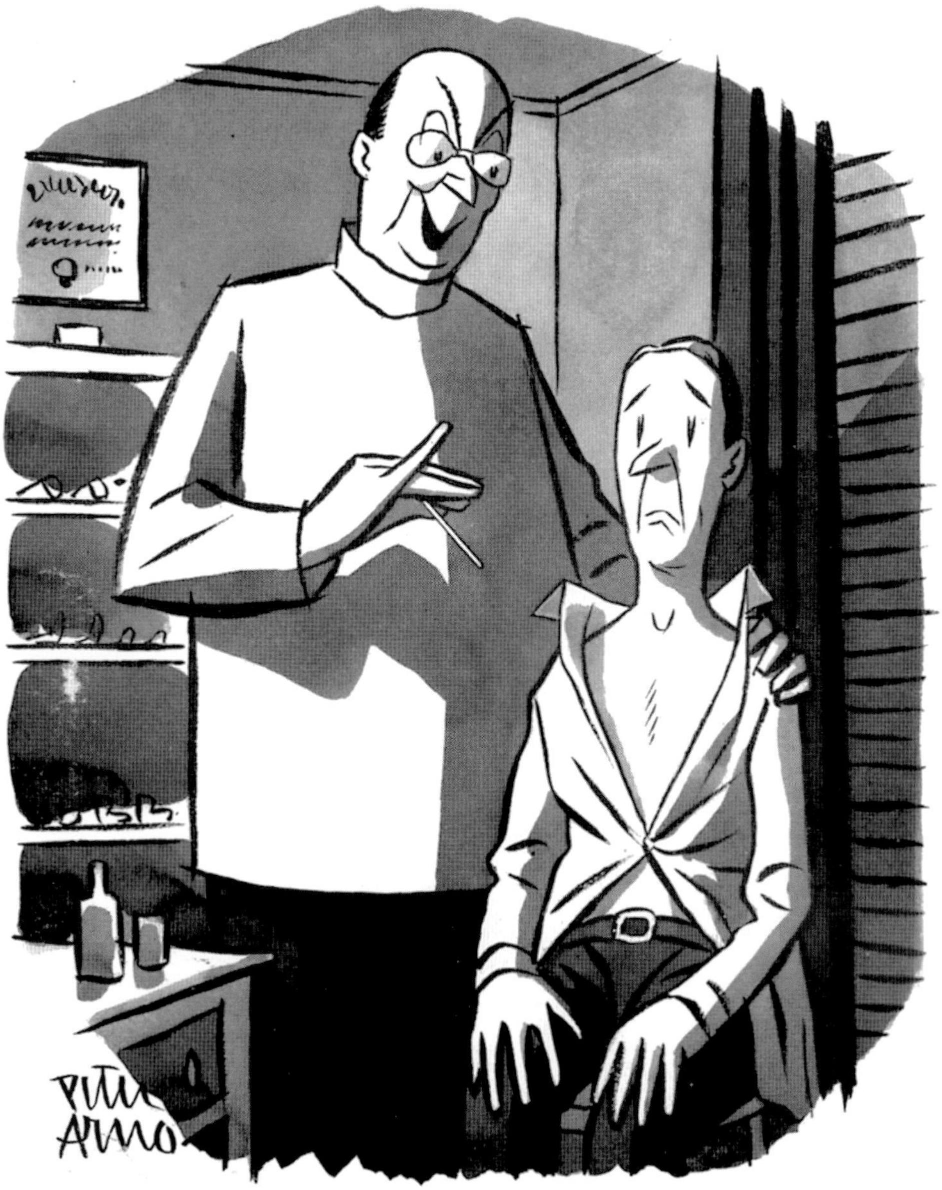

Ce qu'il vous faut, c'est du grand air et de l'exercice.
Ça vous dirait d'être mon caddy ce week-end ?

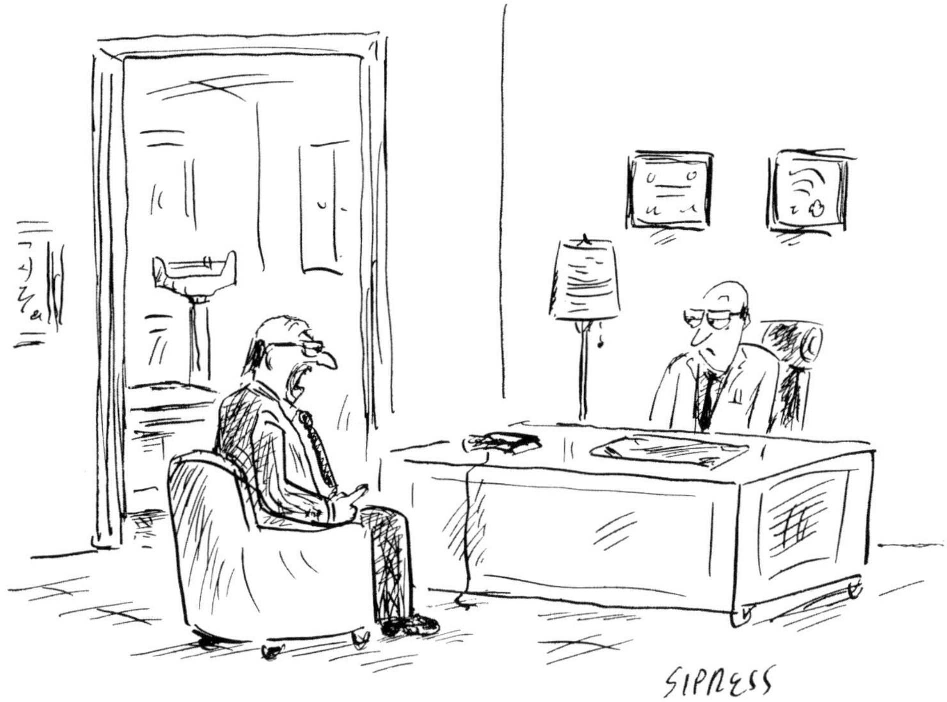

J'avoue que j'ai eu un diagnostic très différent sur medecin.com.

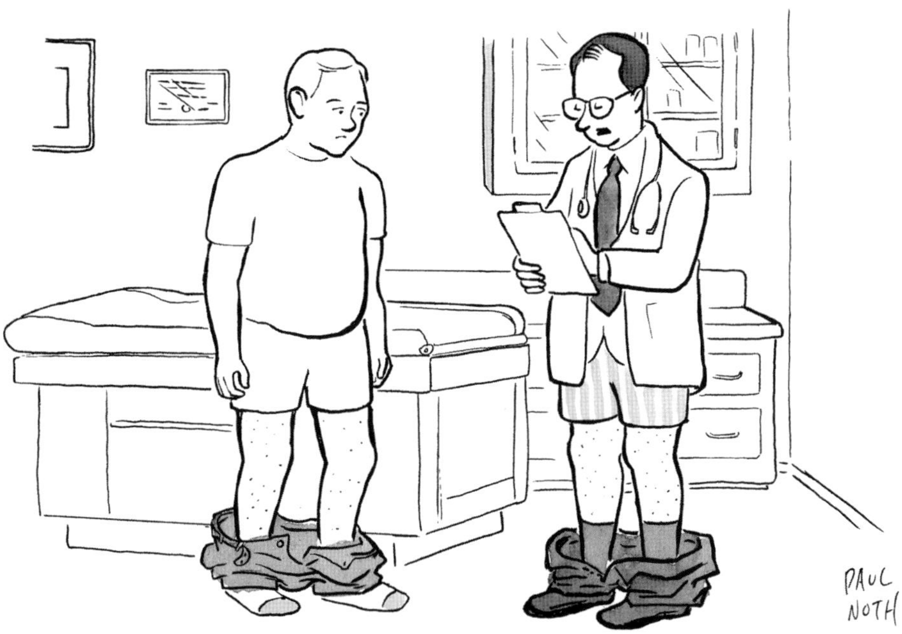

Ça m'aide à me sentir plus proche de mes patients.

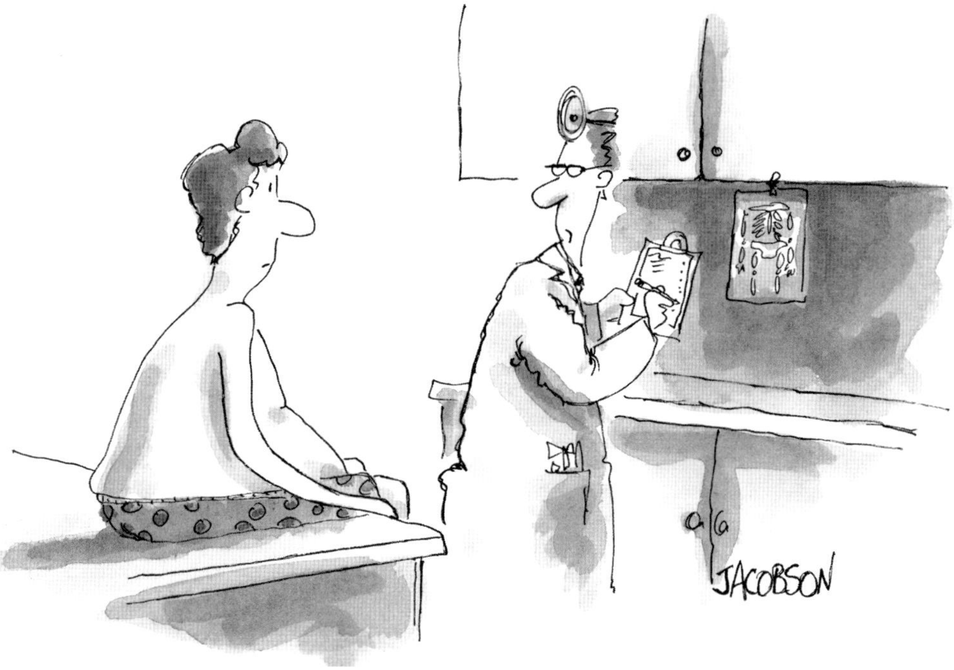

Parmi vos ascendants, certains avaient-ils une activité physique ?

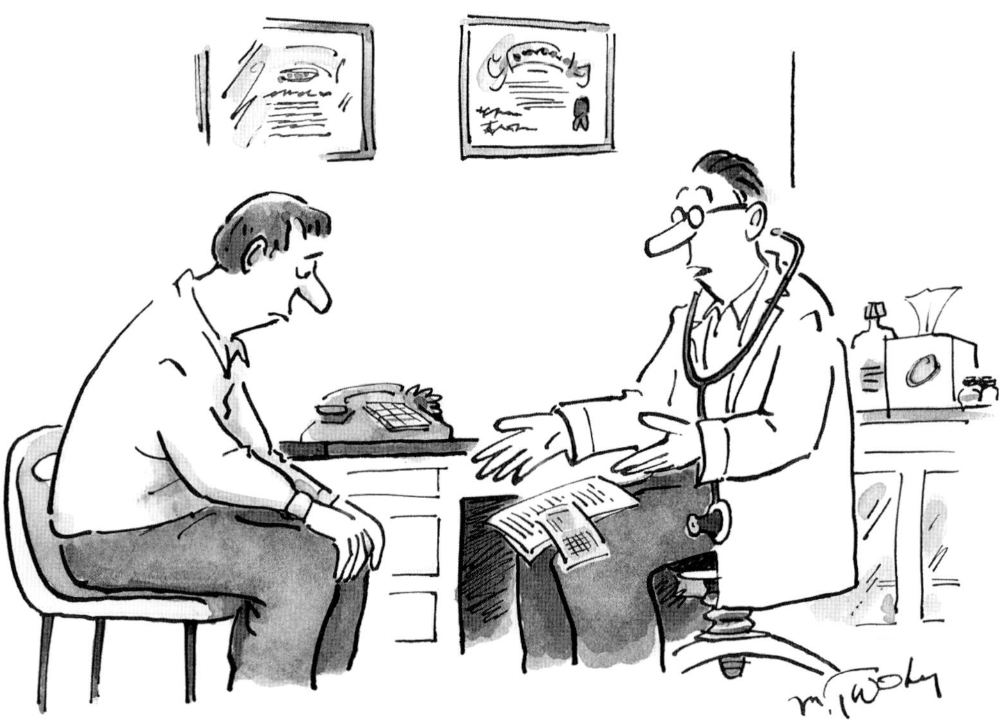

Cela peut aider parfois de retourner la question :
pourquoi cette maladie ne vous toucherait pas vous ?

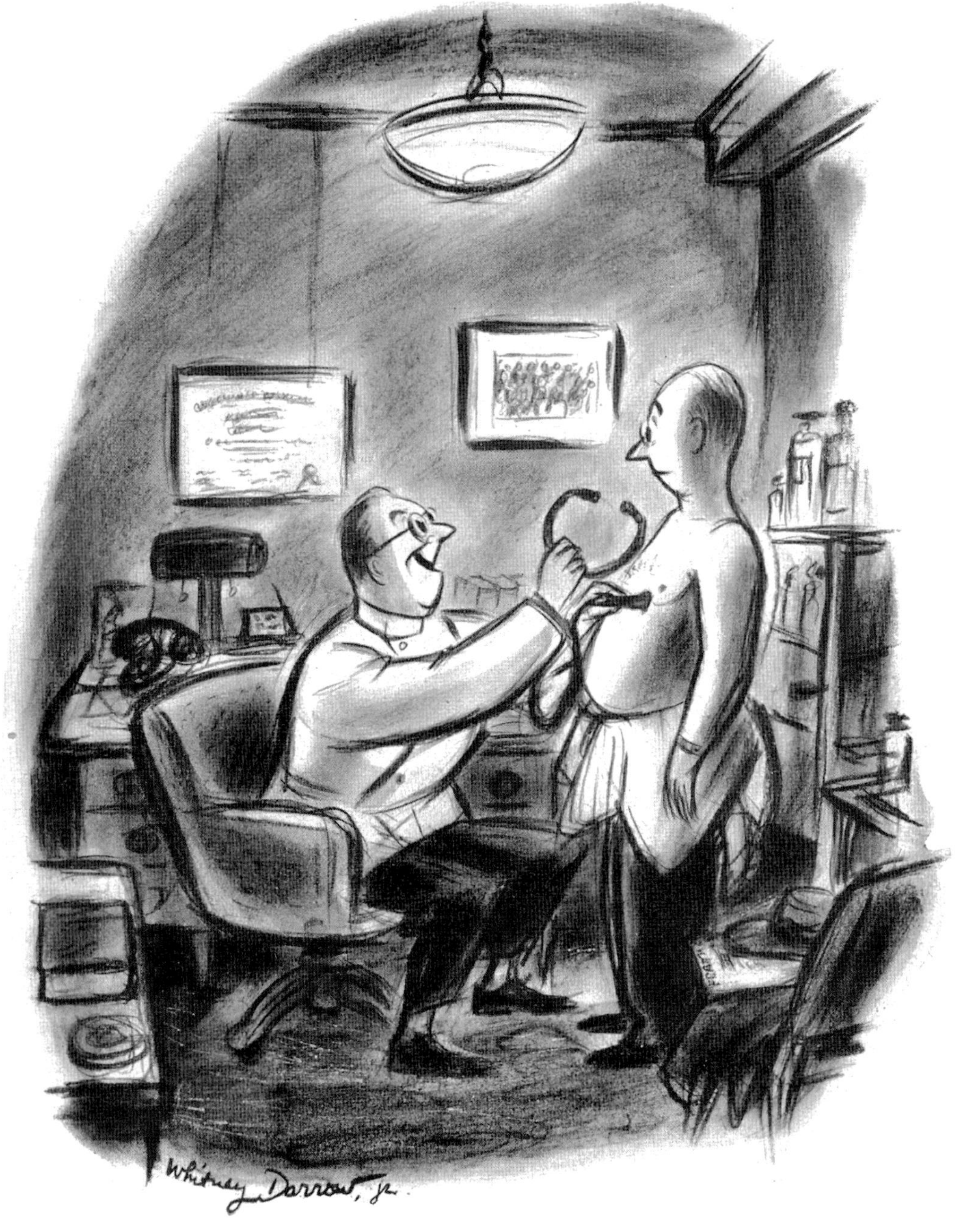

Vous voulez écouter quelque chose de drôle ?

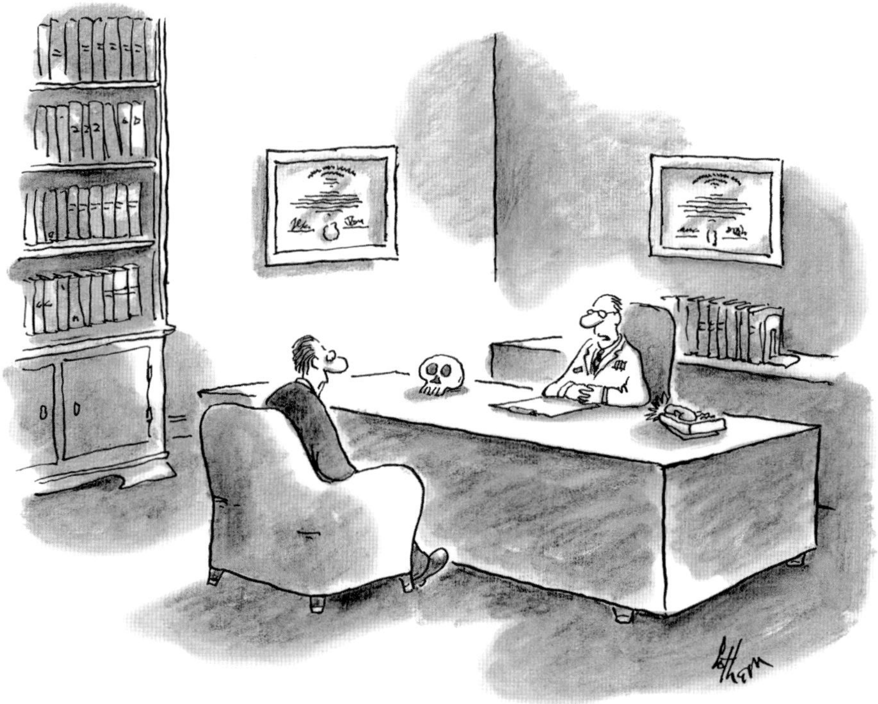

C'était mon premier patient.

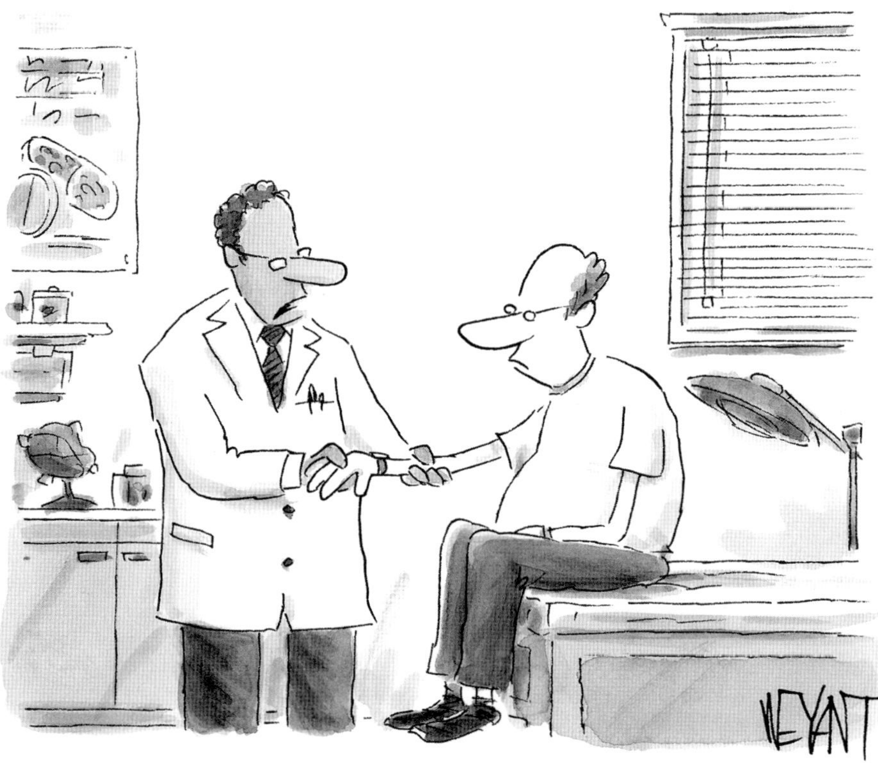

Bien que ça ne semble pas sérieux, je vais tout de même surveiller ça de près, afin de m'assurer que ça ne dégénère pas en poursuite judiciaire.

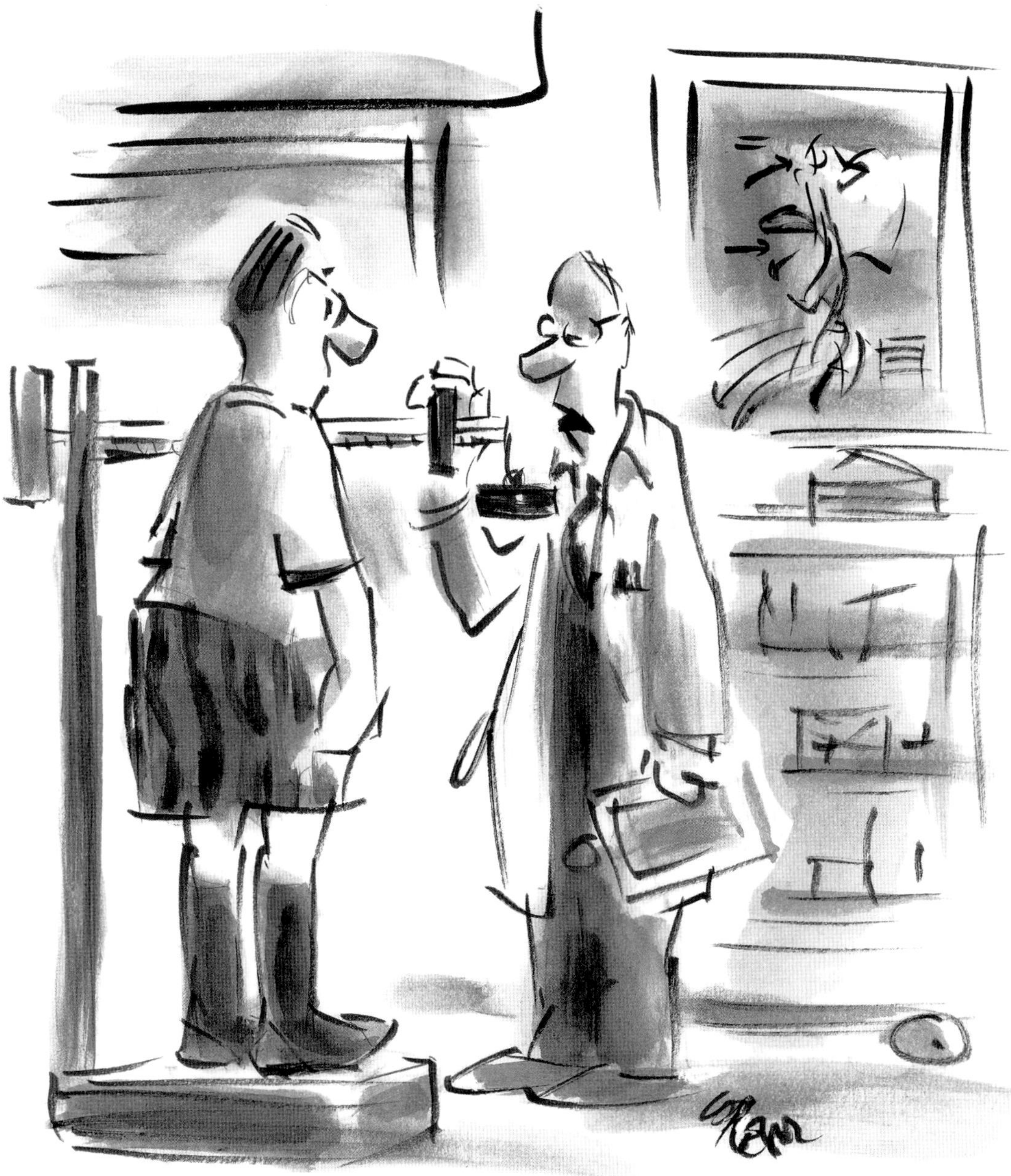

Vous avez recommencé à vous alimenter…

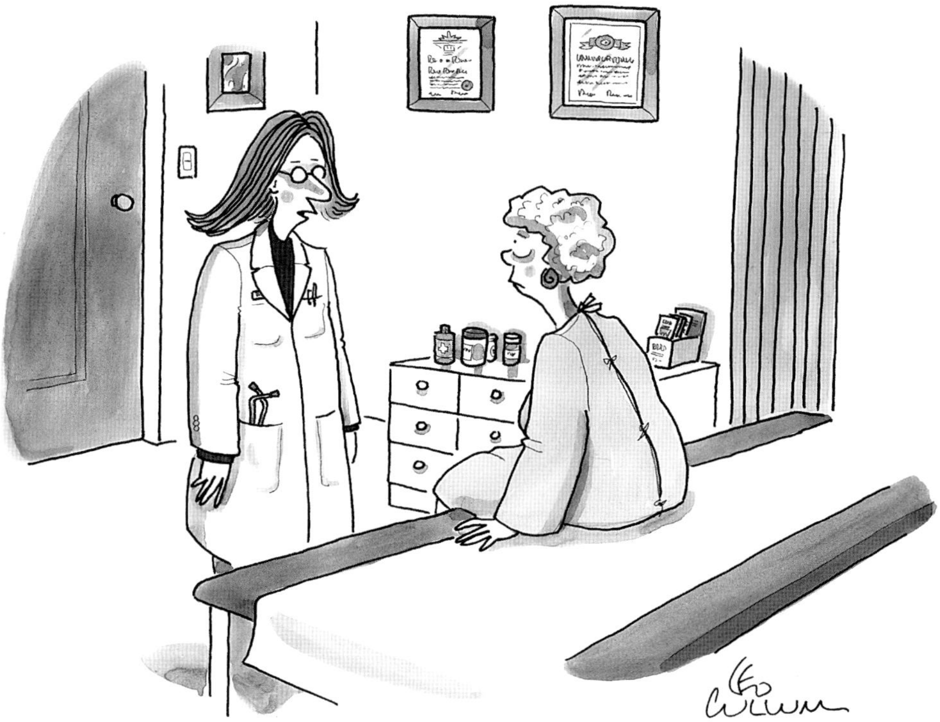

Les femmes sont souvent plus à l'aise avec un médecin « femme ».
C'est pour ça que je mets une perruque.

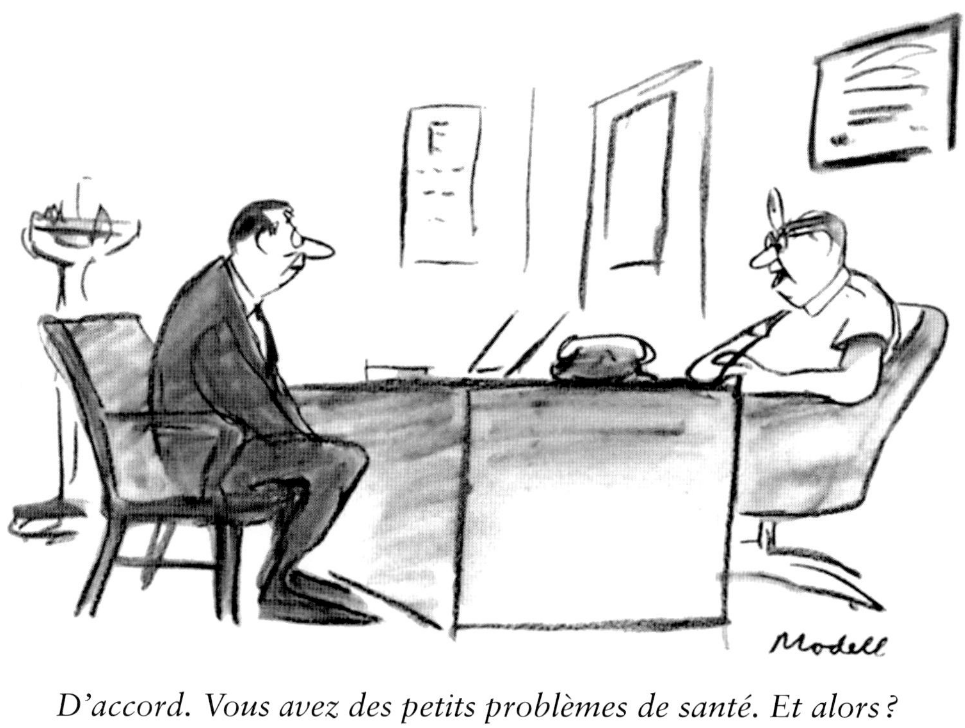

D'accord. Vous avez des petits problèmes de santé. Et alors ?

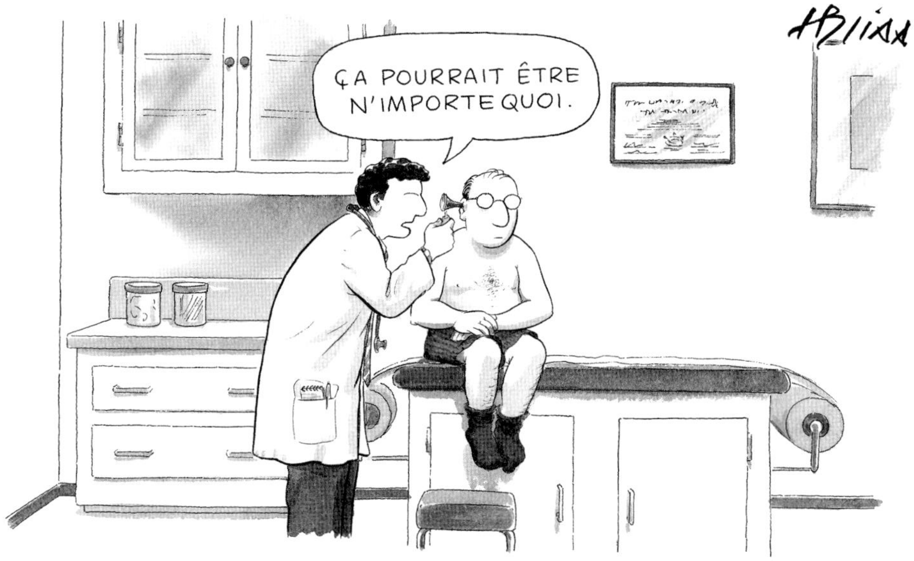

MÉDECIN BEAUCOUP TROP GÉNÉRALISTE

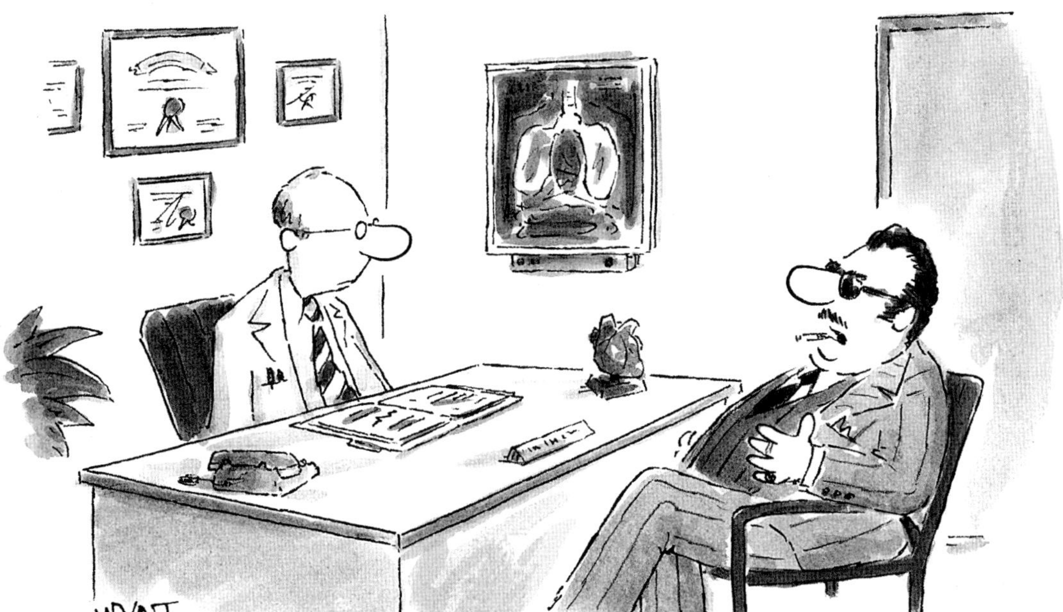

OK doc ! Vous voulez combien pour faire disparaître ce petit « problème » ?

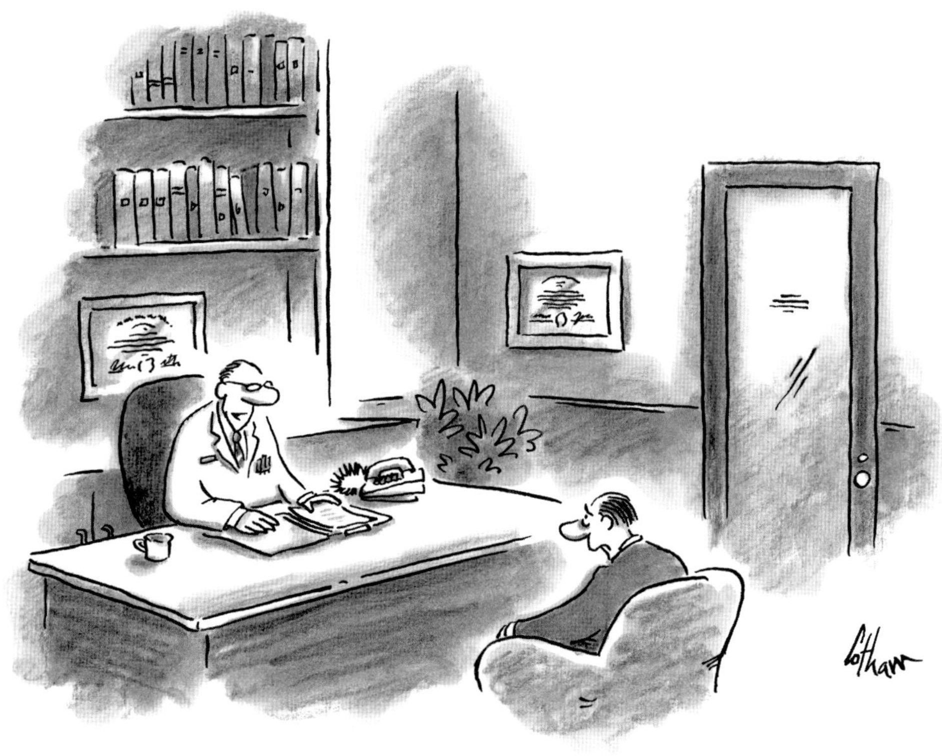

La bonne nouvelle, c'est que vous n'avez plus à craindre de l'attraper, maintenant que vous l'avez !

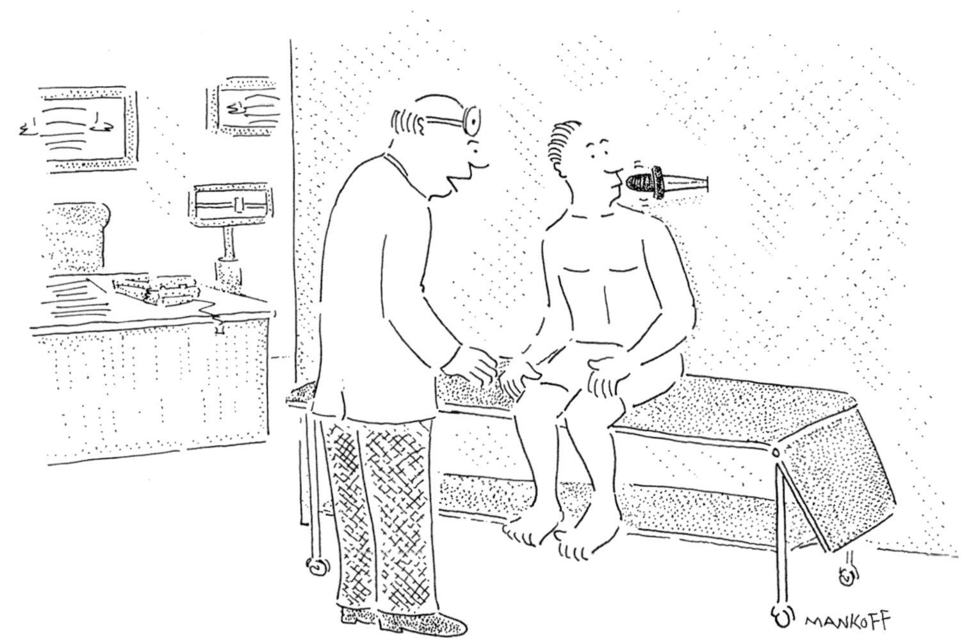

Quel homme chanceux !
Quelques centimètres plus à gauche et vous étiez condamné !

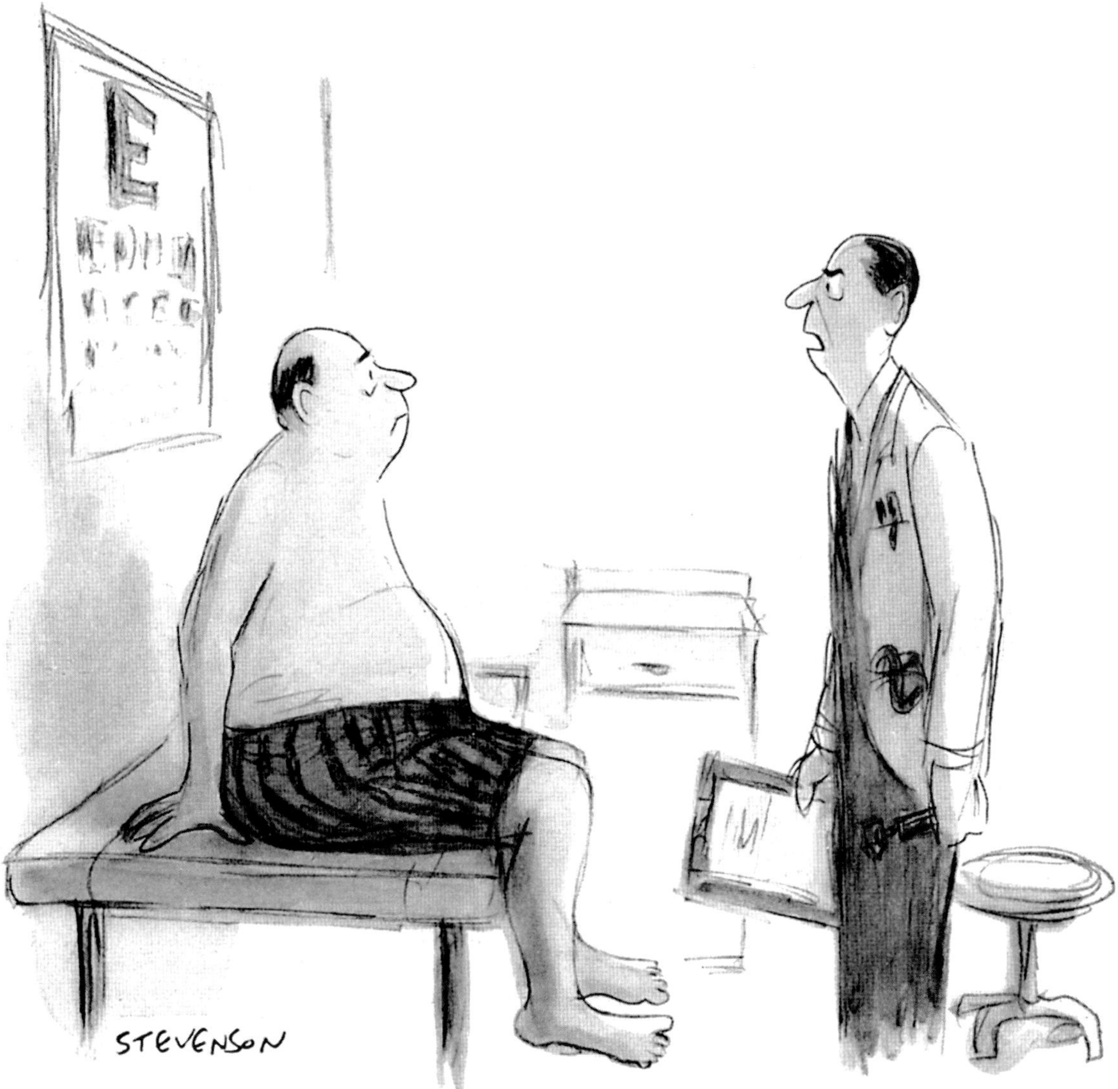

Mais qu'est-ce que vous avez fait de ce corps que le Bon Dieu vous a donné ?

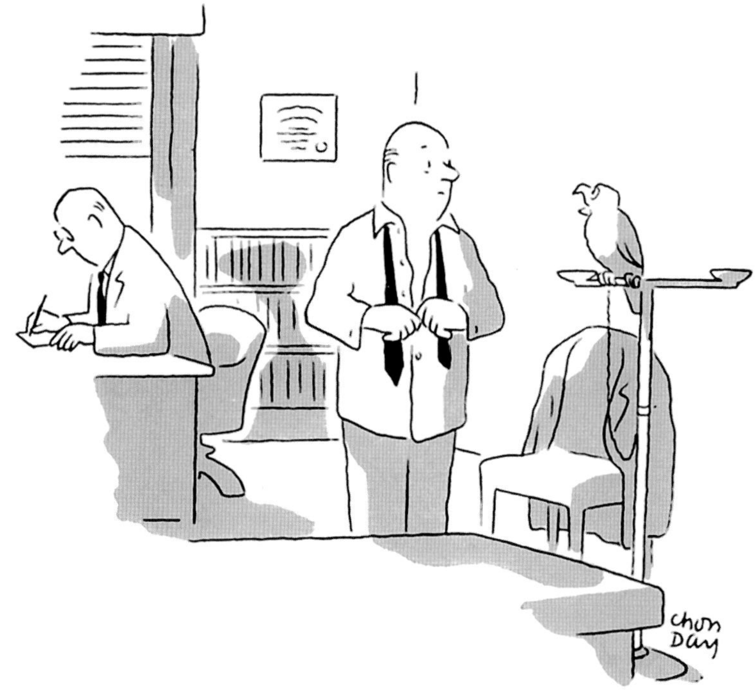

Ça vous dirait d'avoir un autre diagnostic ?

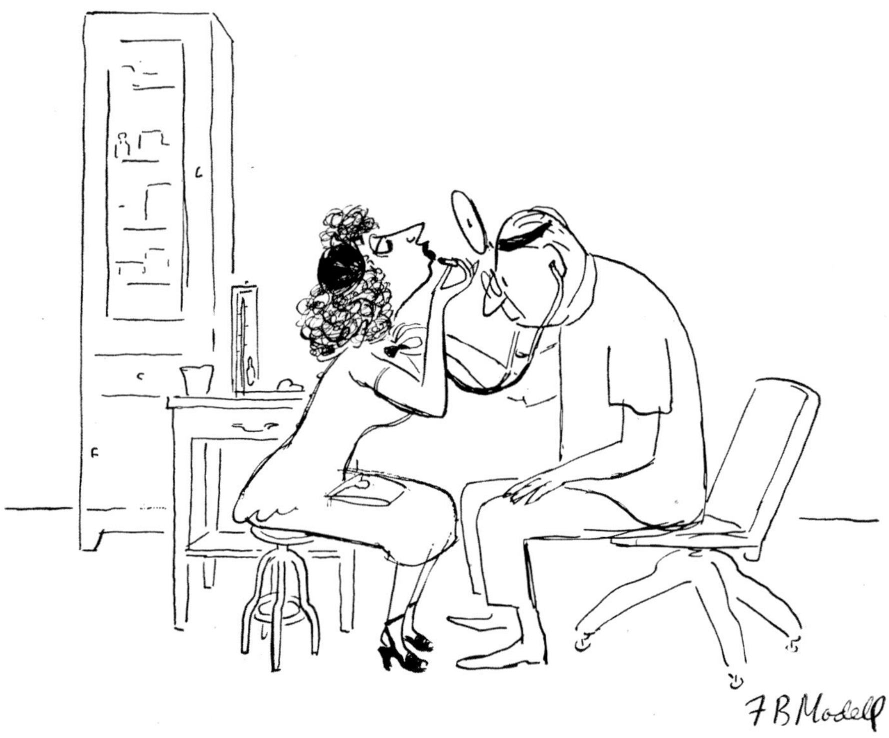

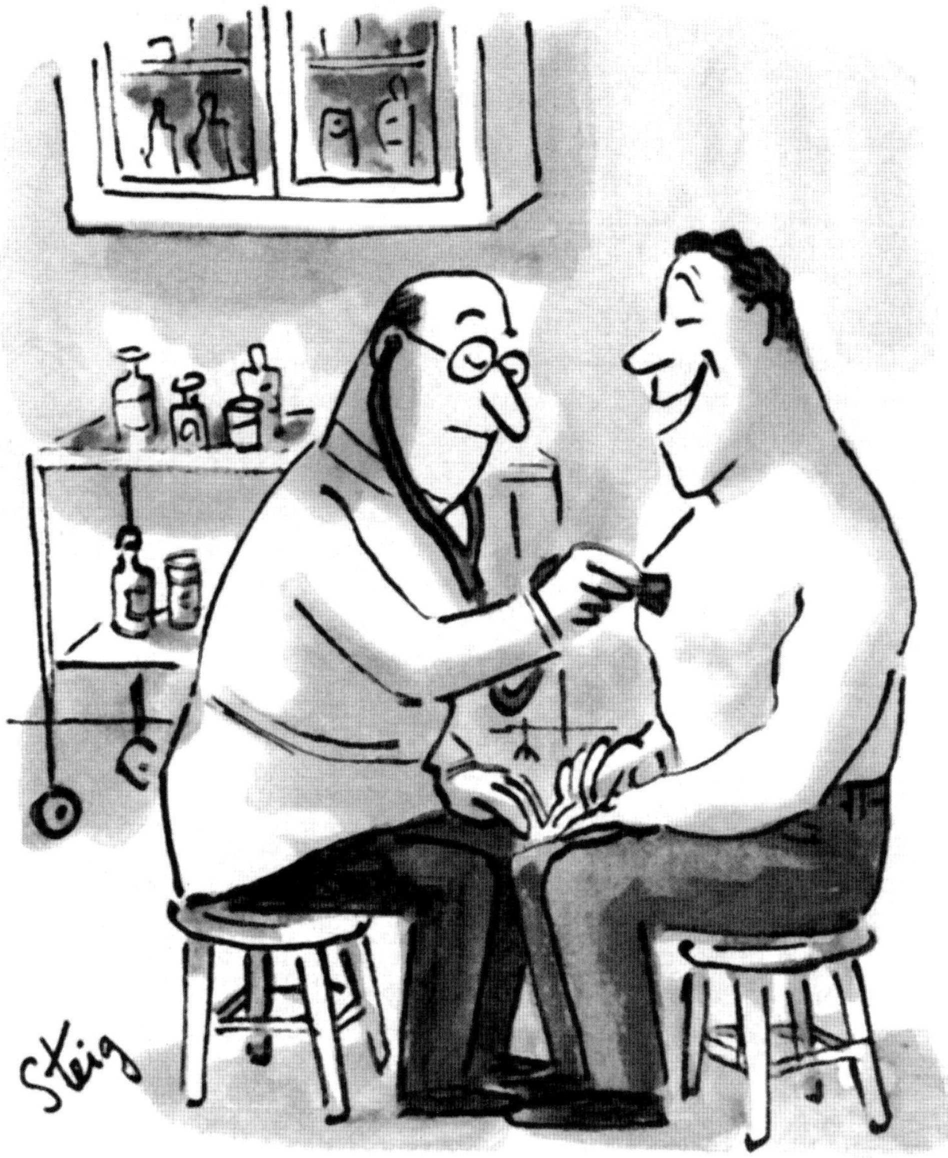

J'imagine que je suis seulement hypocondriaque.

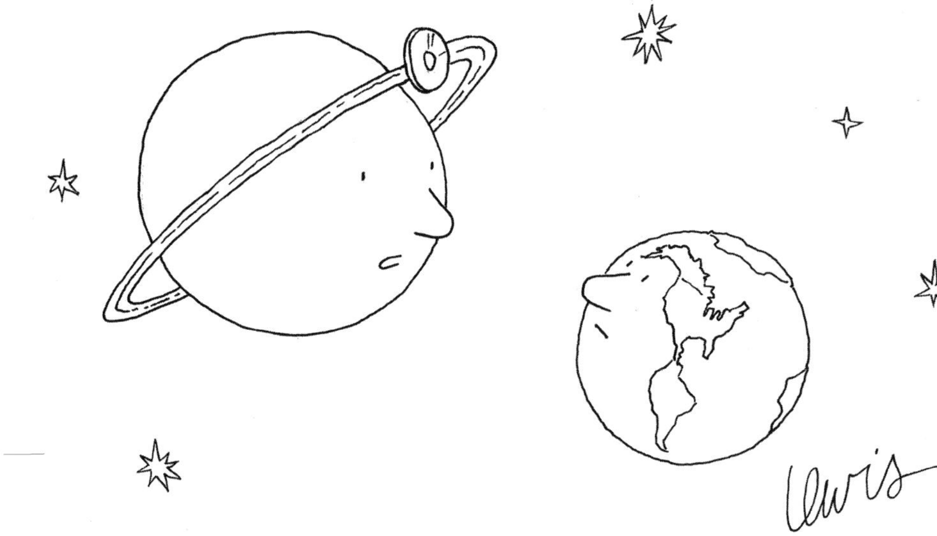

C'est bien ce que je pensais : vous avez des humains.

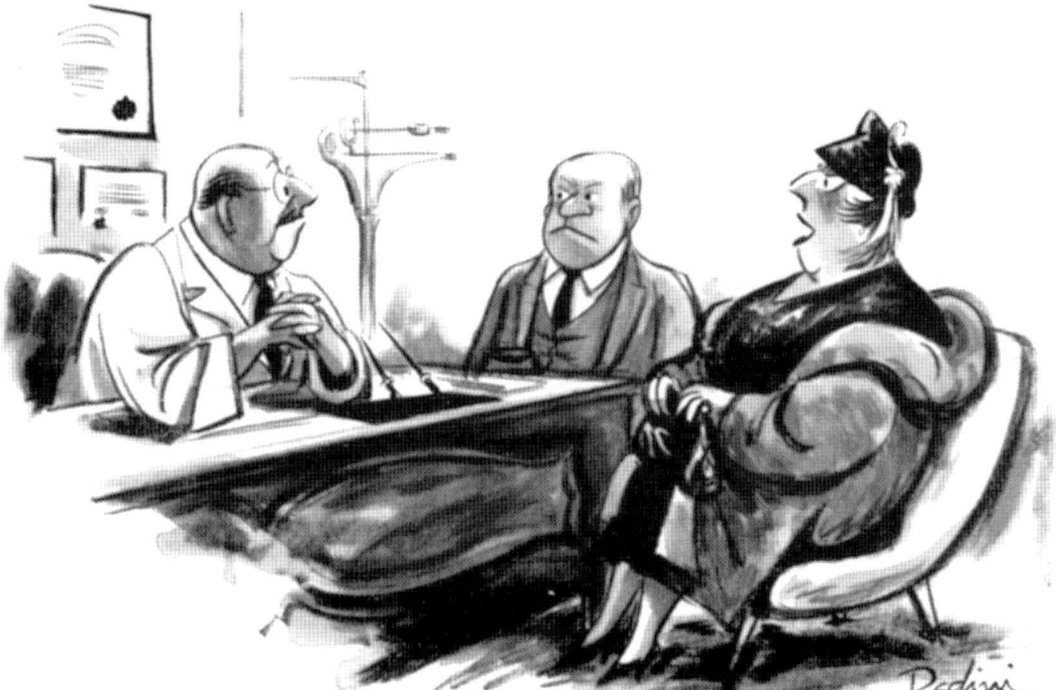

Je n'arrête pas de lui expliquer ce qui ne va pas chez lui,
mais j'aimerais que ce soit un médecin qui le lui dise.

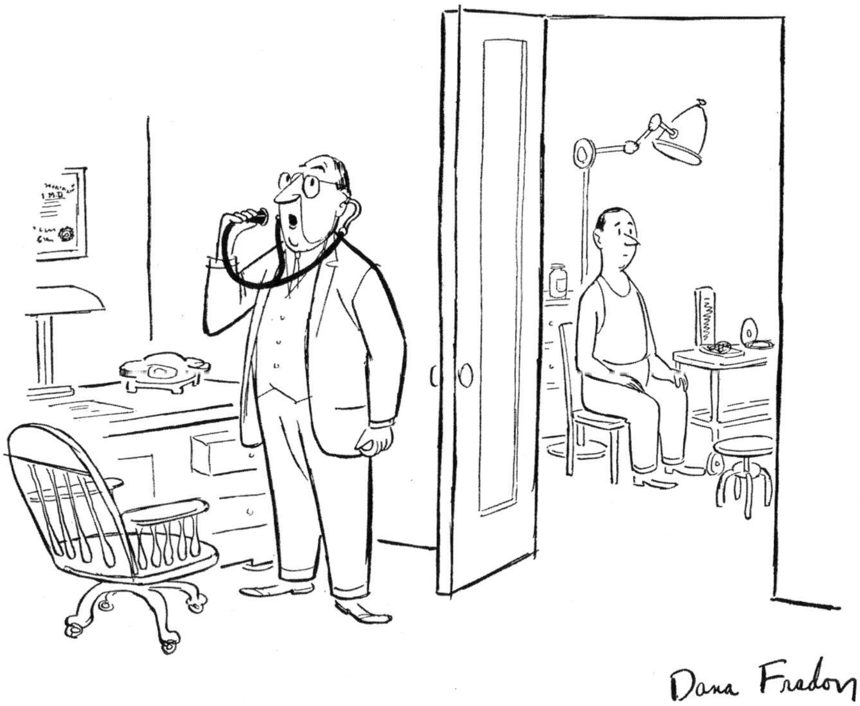

Un, deux, trois, un, deux, trois. Ça marche.

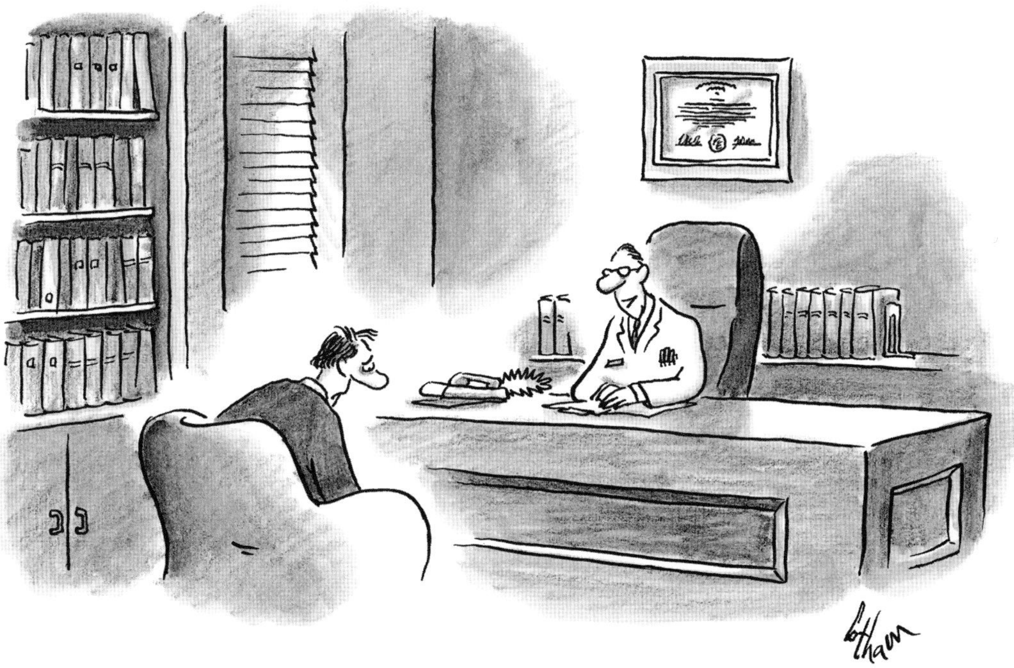

Voyez le bon côté des choses : pensez à toutes les maladies dont vous ne mourrez pas !

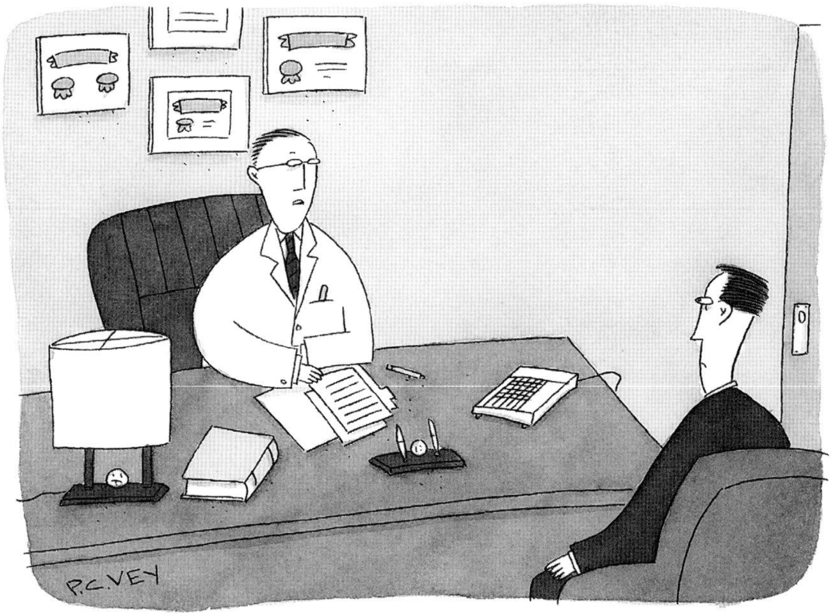

Vous voulez vivre encore combien de temps?

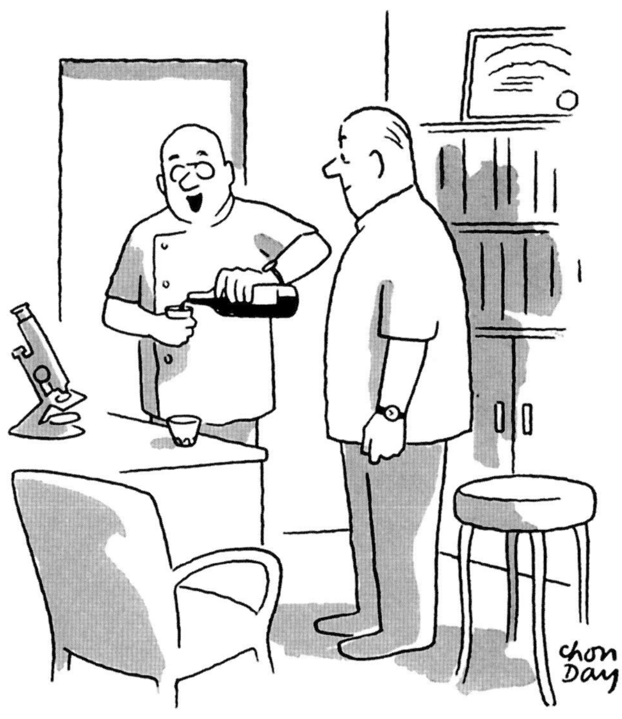

On va dire que ça fait partie de l'ordonnance!

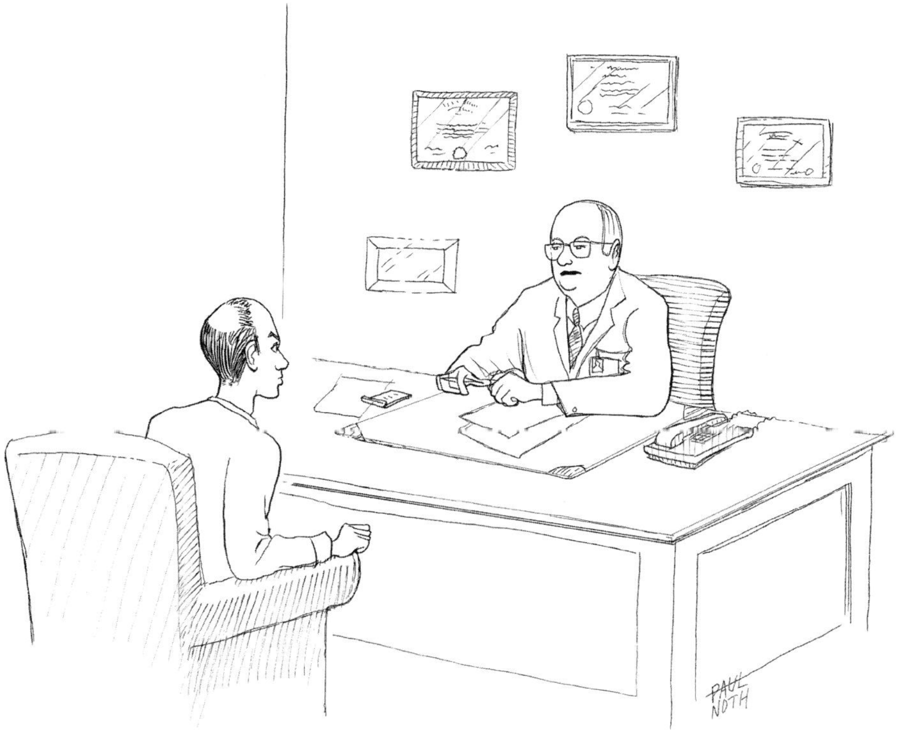

En tant que docteur, je peux ajouter -ectomie à tous les mots que je veux.

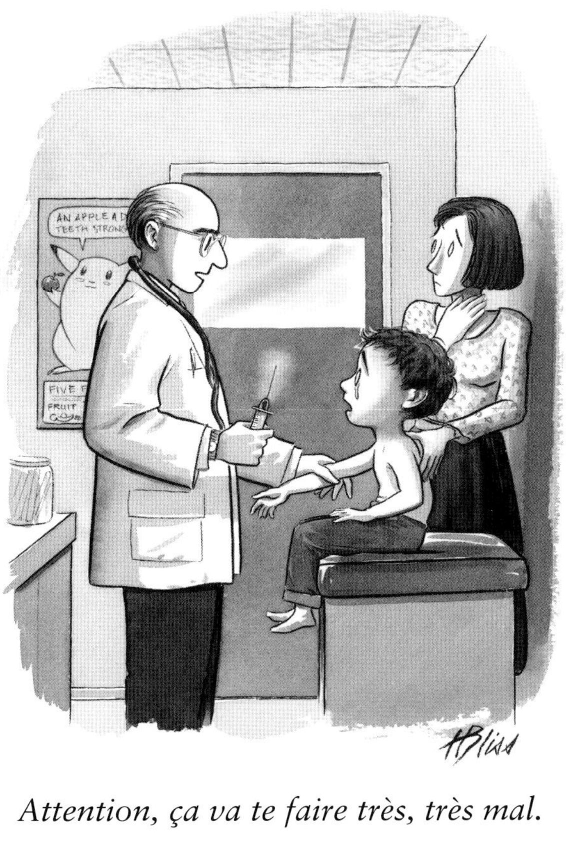

Attention, ça va te faire très, très mal.

LA VISITE À DOMICILE

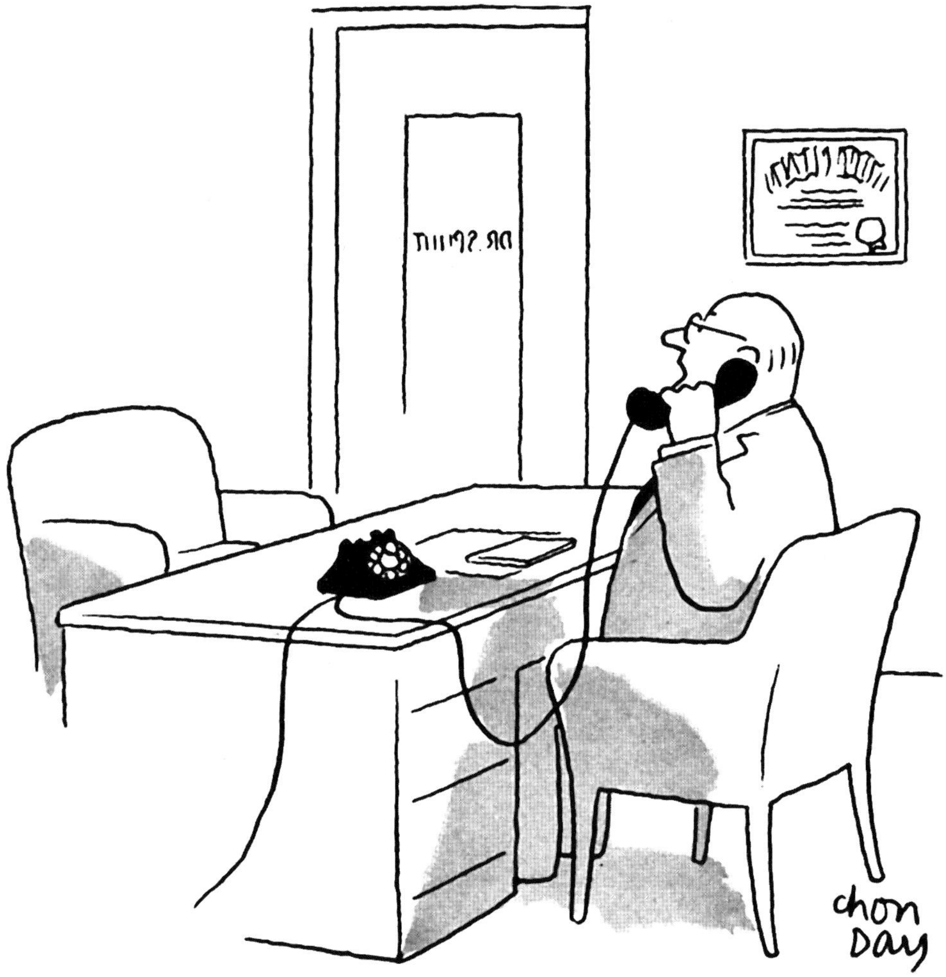

Je ne fais pas de visites à domicile.
Passez donc à mon cabinet quand vous irez mieux !

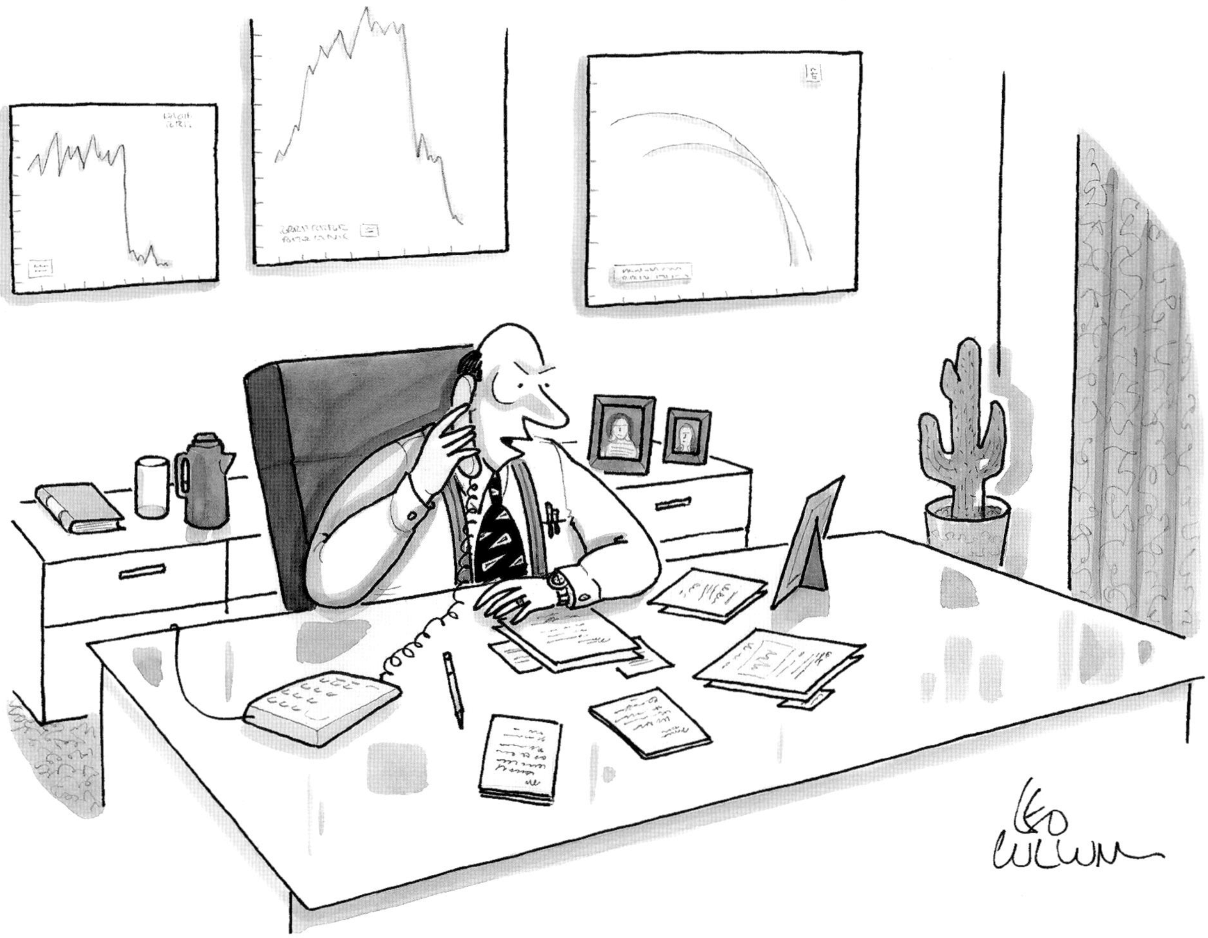

Je ne comprends rien à ce que vous dites, Roger.
Vous n'avez quand même pas un revolver dans la bouche ?

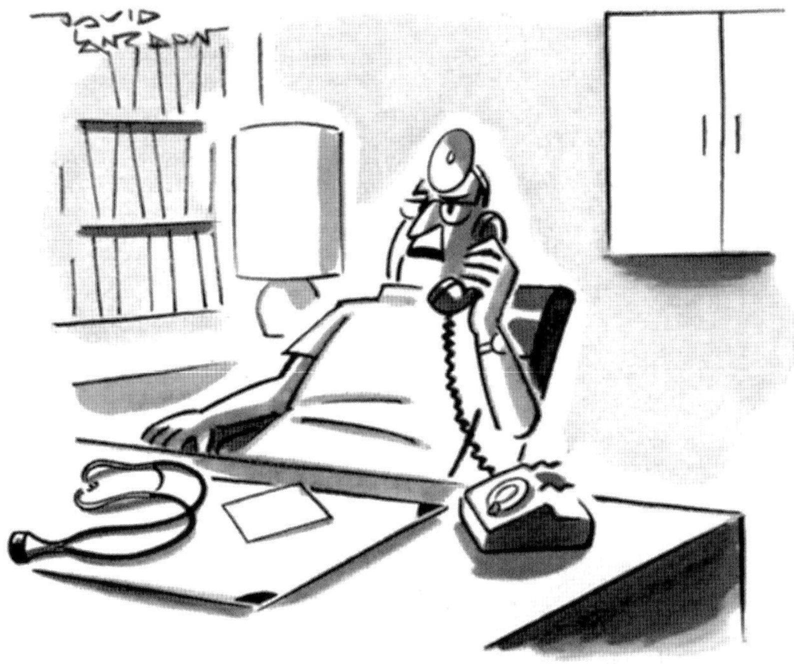

Bon, j'ai compris. Je passerai vous voir mais, je vous préviens,
je serai de très mauvaise humeur.

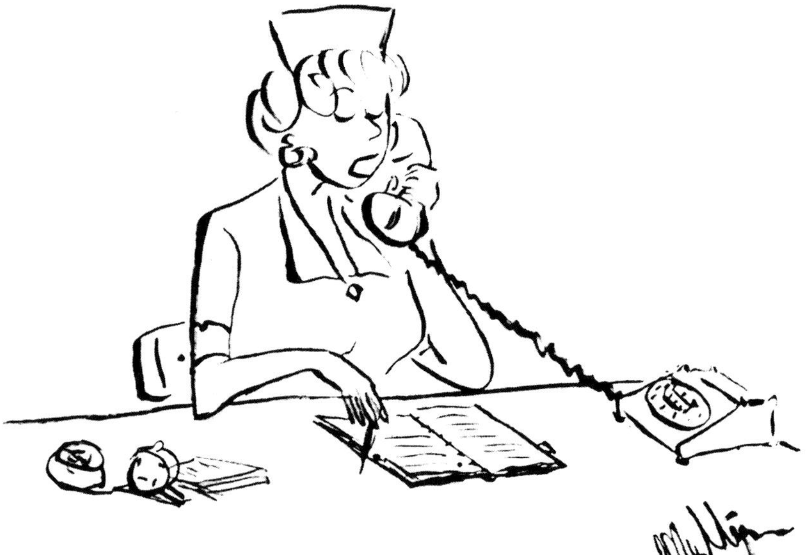

Désolée, mais le docteur ne fait jamais de visites à domicile.
Quelles qu'elles soient.

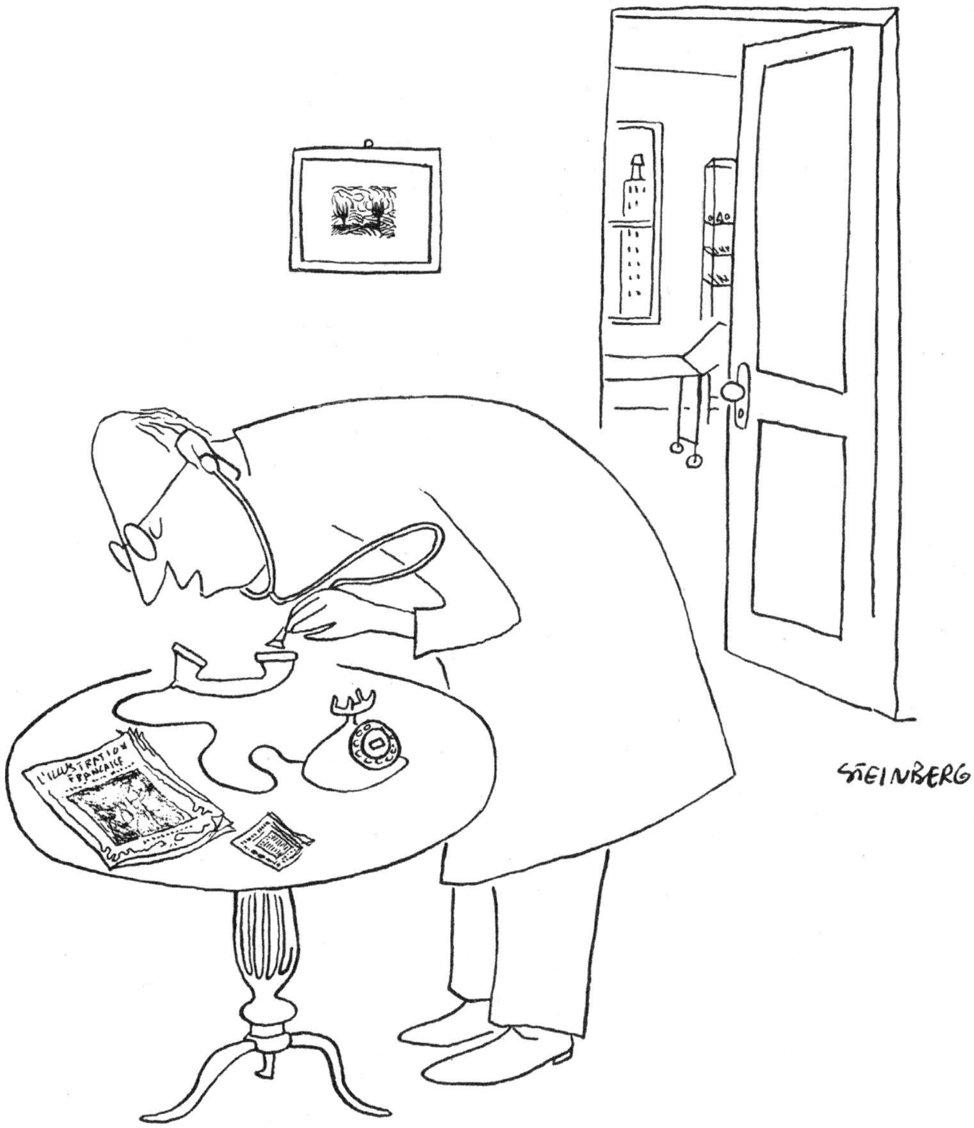

C'est bien... Maintenant,
respirez profondément, madame Saunders.

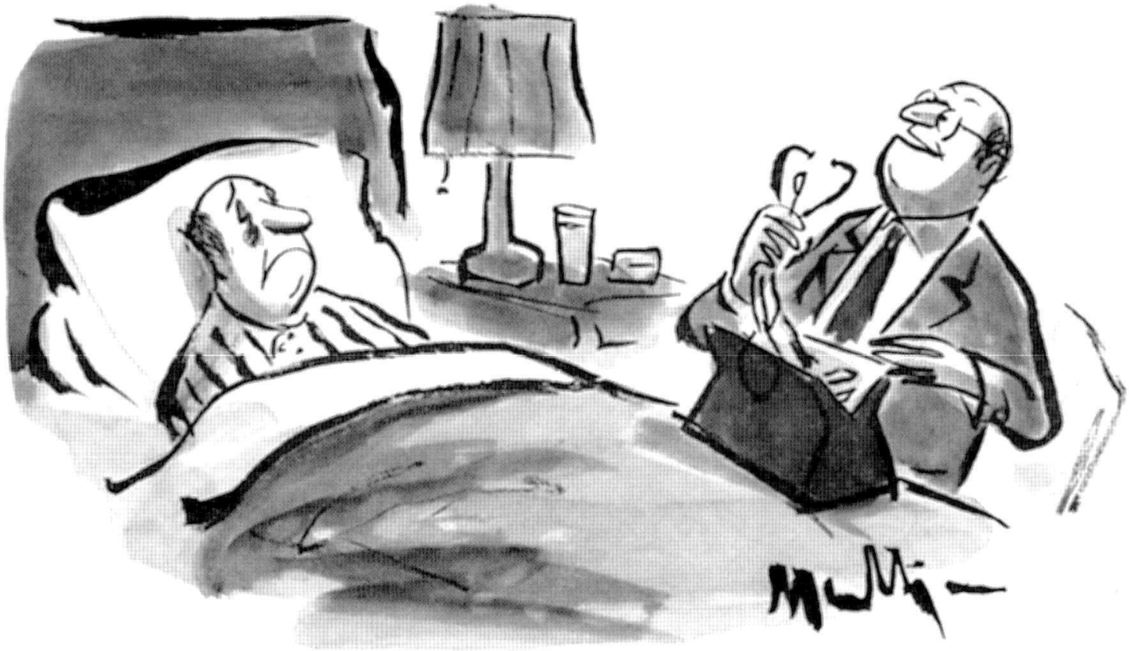

Et voilà mon attirail de cambrioleur !

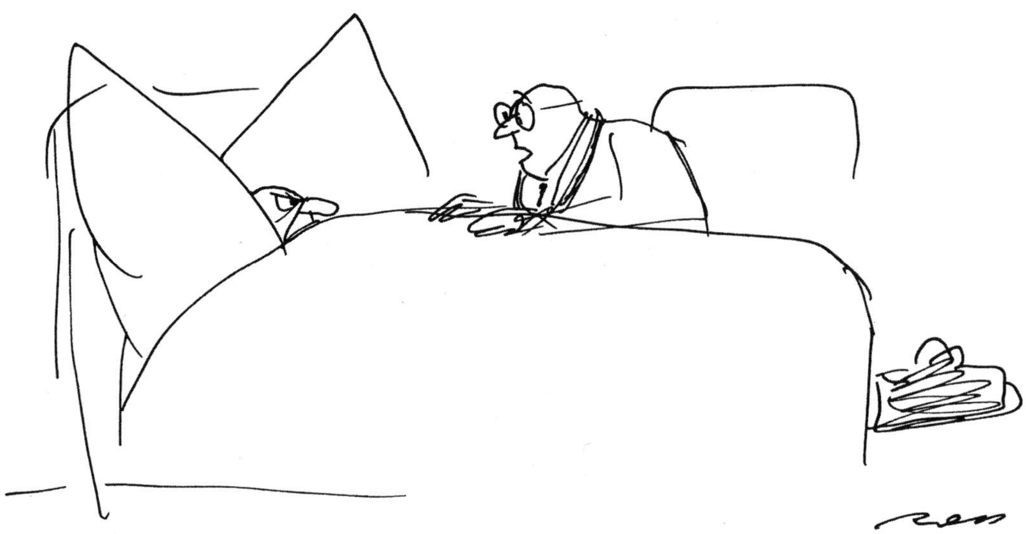

Votre cas est vraiment préoccupant.

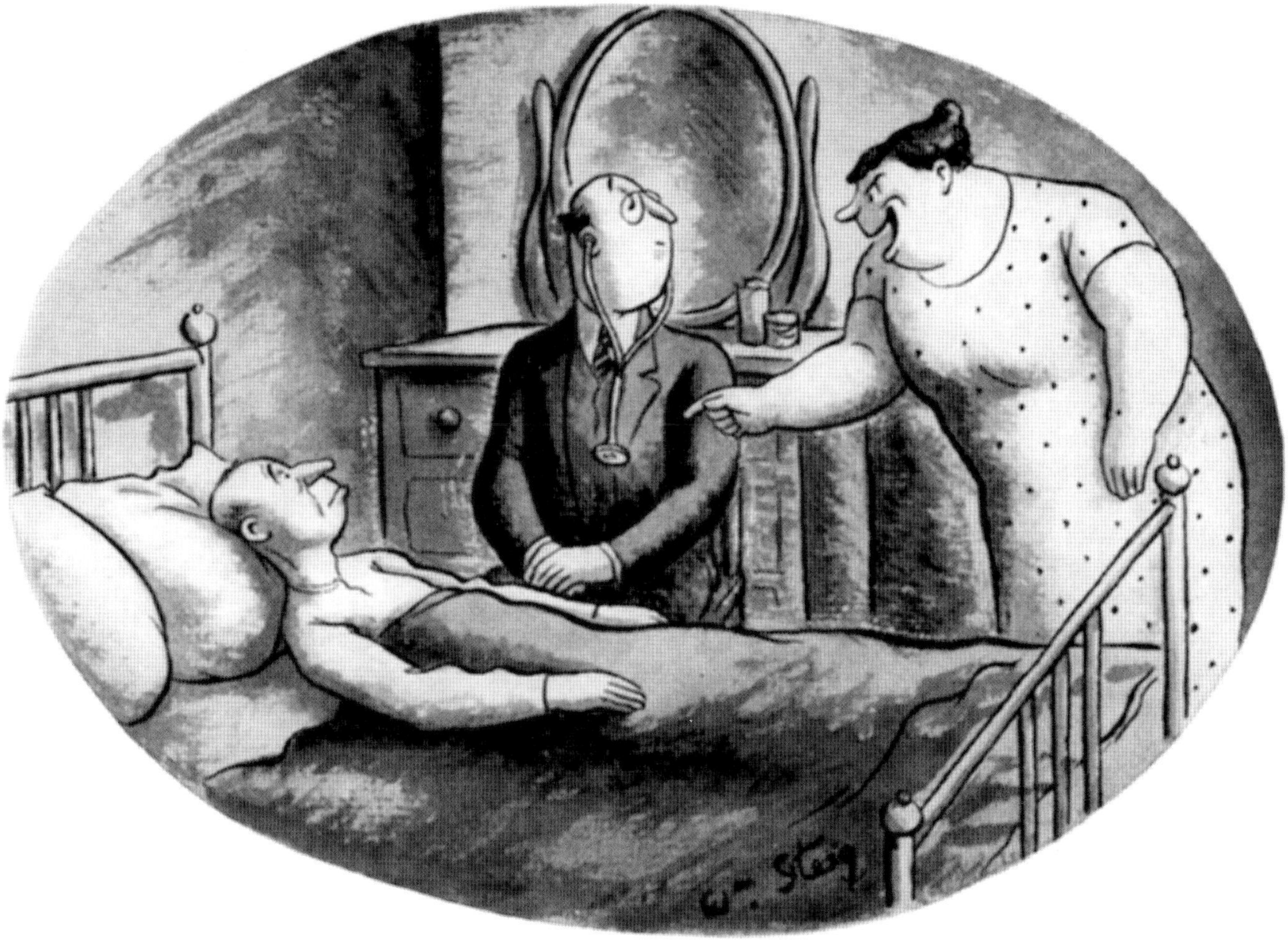

Tu vois, gros malin ? C'est la grippe ! Je te l'avais bien dit !

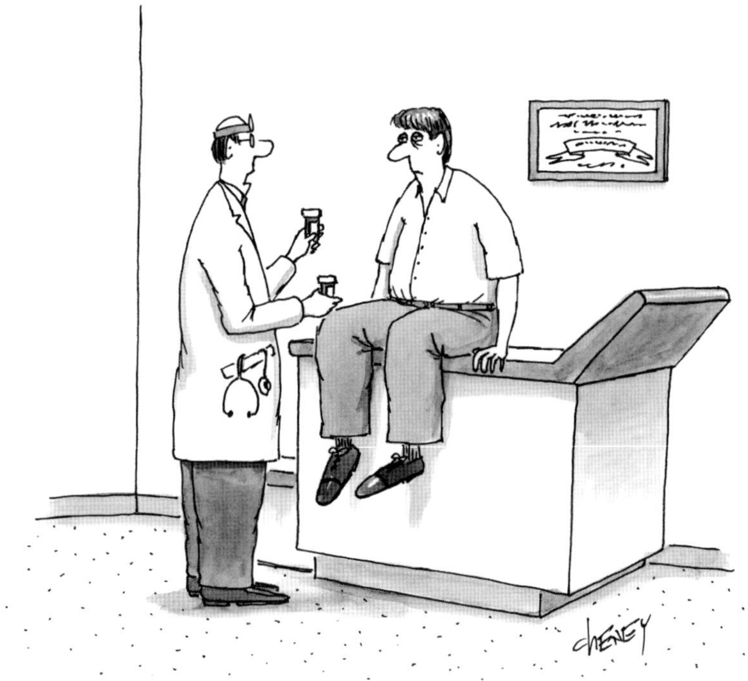

Prenez les pilules noires quand la bourse monte
et les rouges quand elle descend.

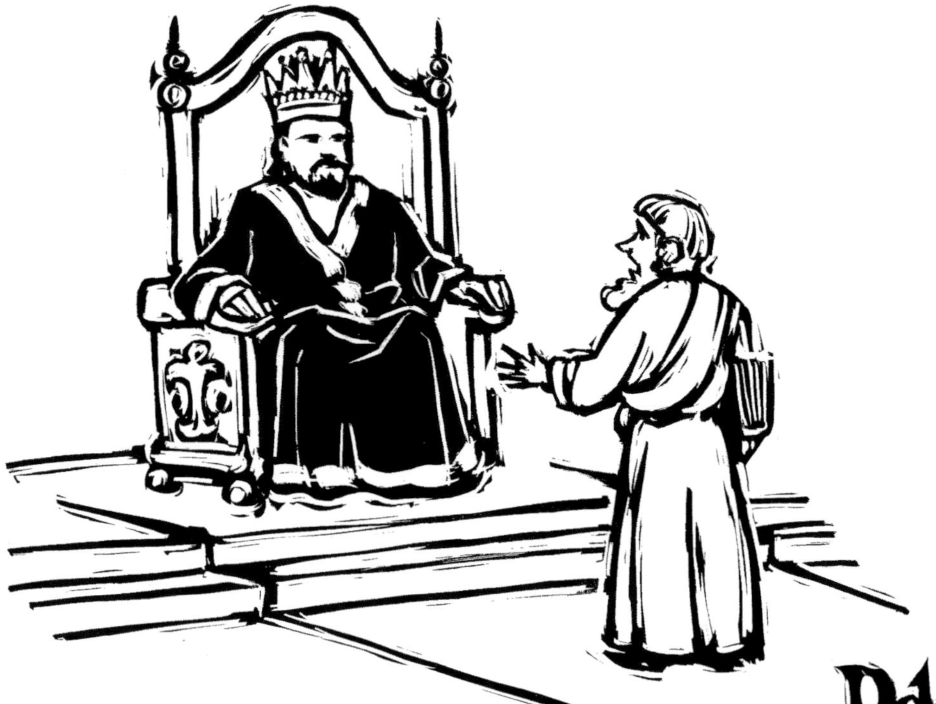

L'eczéma est une maladie de peau, Votre Majesté.
Partir en croisade n'y changera rien.

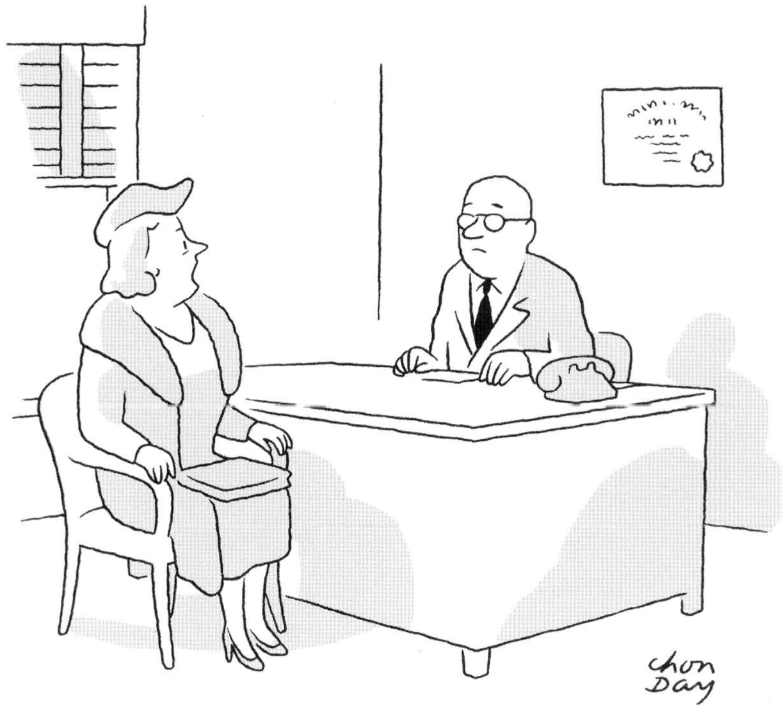

Quoi ? De la vitamine B ? Alors que vous avez prescrit un voyage aux Bermudes à madame Fogle qui était moins fatiguée que moi !

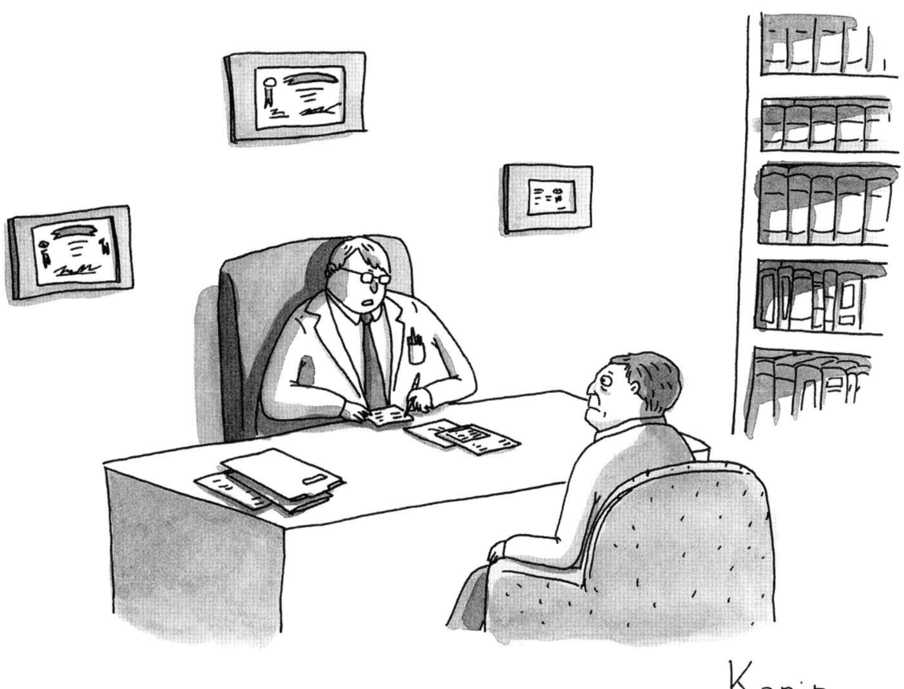

Vos problèmes de santé me mettent le moral à zéro. Je vais me prescrire un antidépresseur.

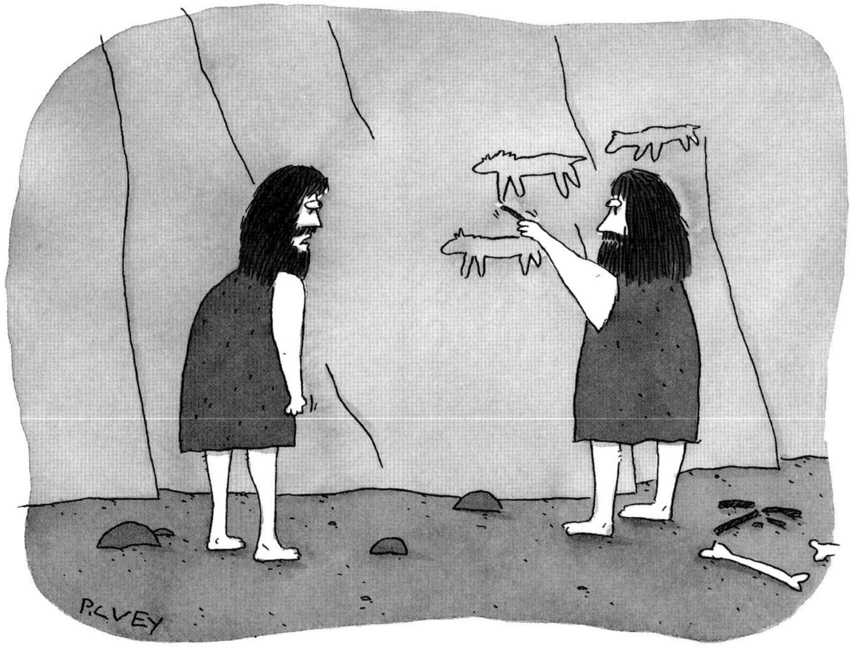

Le docteur dit qu'il faut dessiner plus de fruits et de légumes.

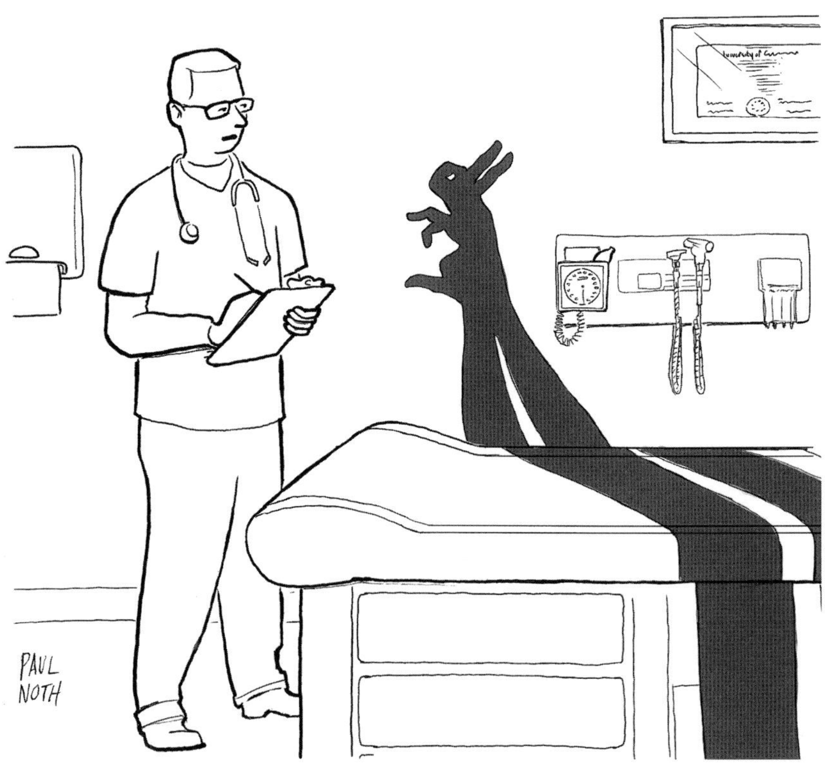

Évitez toute lumière directe.

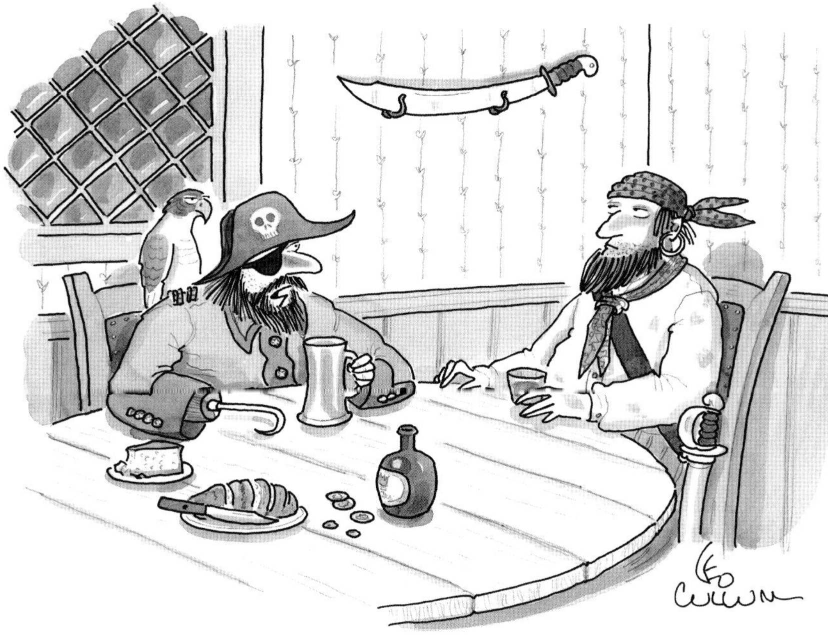

Apparemment, j'ai un muscle faiblard dans l'œil,
et le docteur dit que ce patch va m'aider.

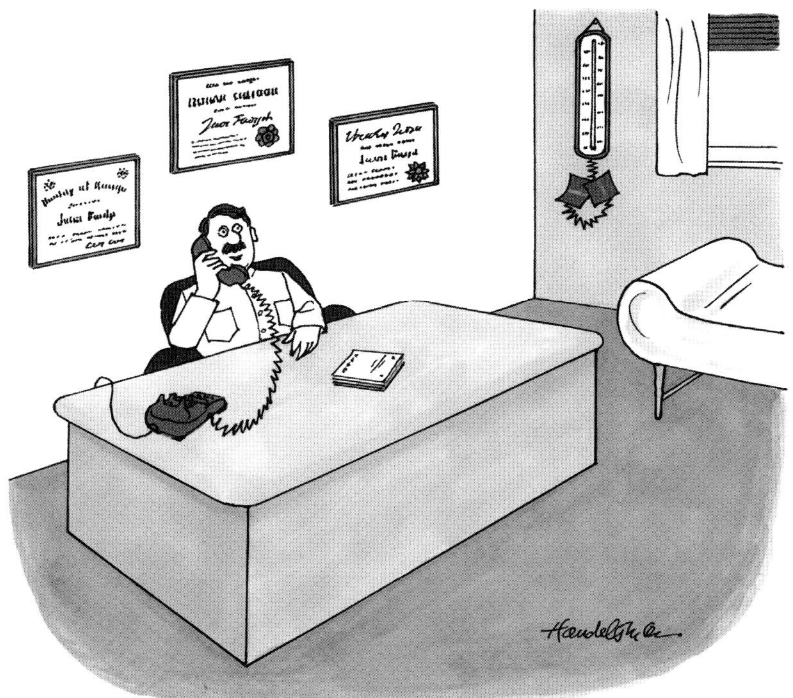

Avant d'en venir au suicide assisté, madame Rose,
donnons encore une chance à l'aspirine.

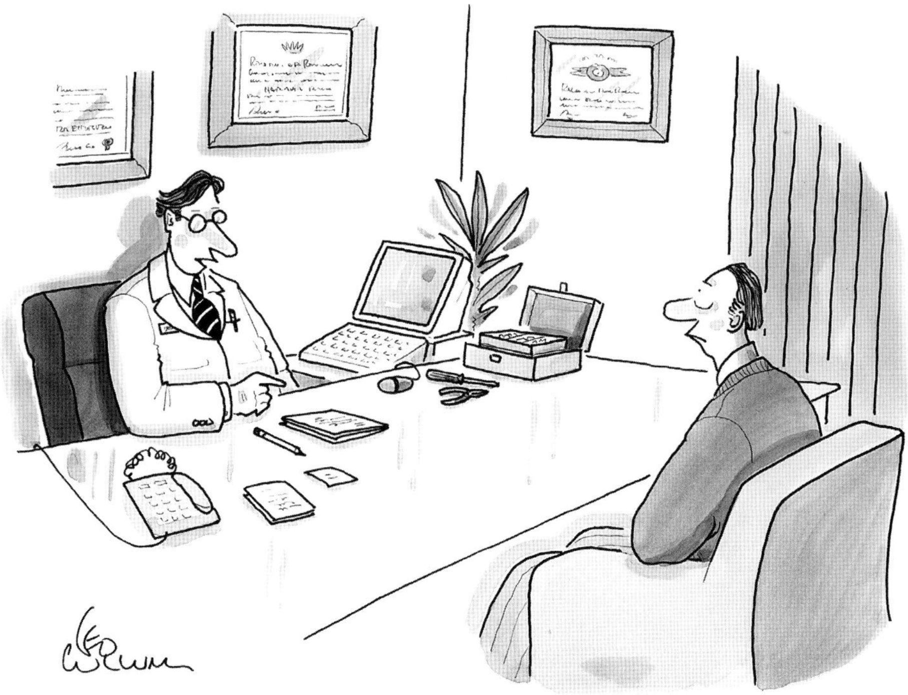

Je pourrais vous prescrire toute une panoplie d'anti-inflammatoires mais je ne suis que le réparateur informatique.

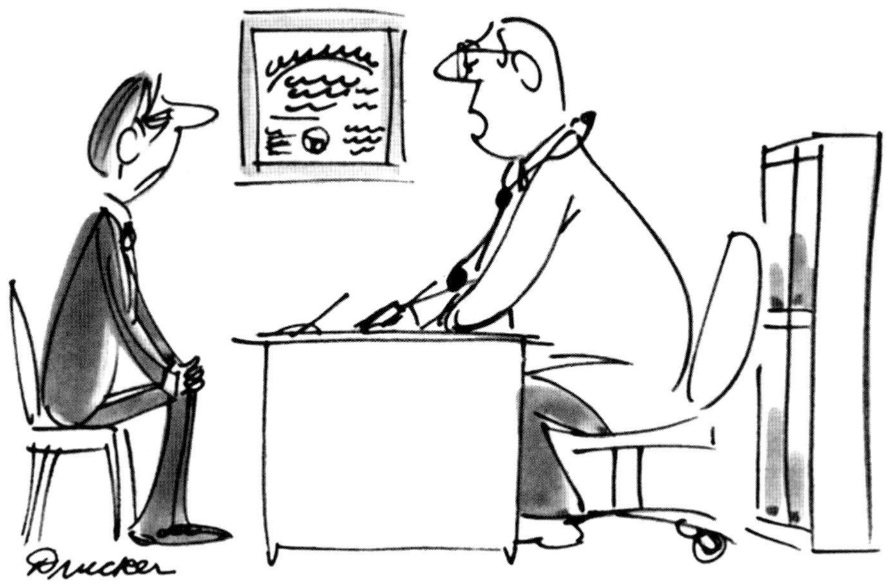

Ah ! J'oubliais : on laisse tomber le bio pendant quelque temps.

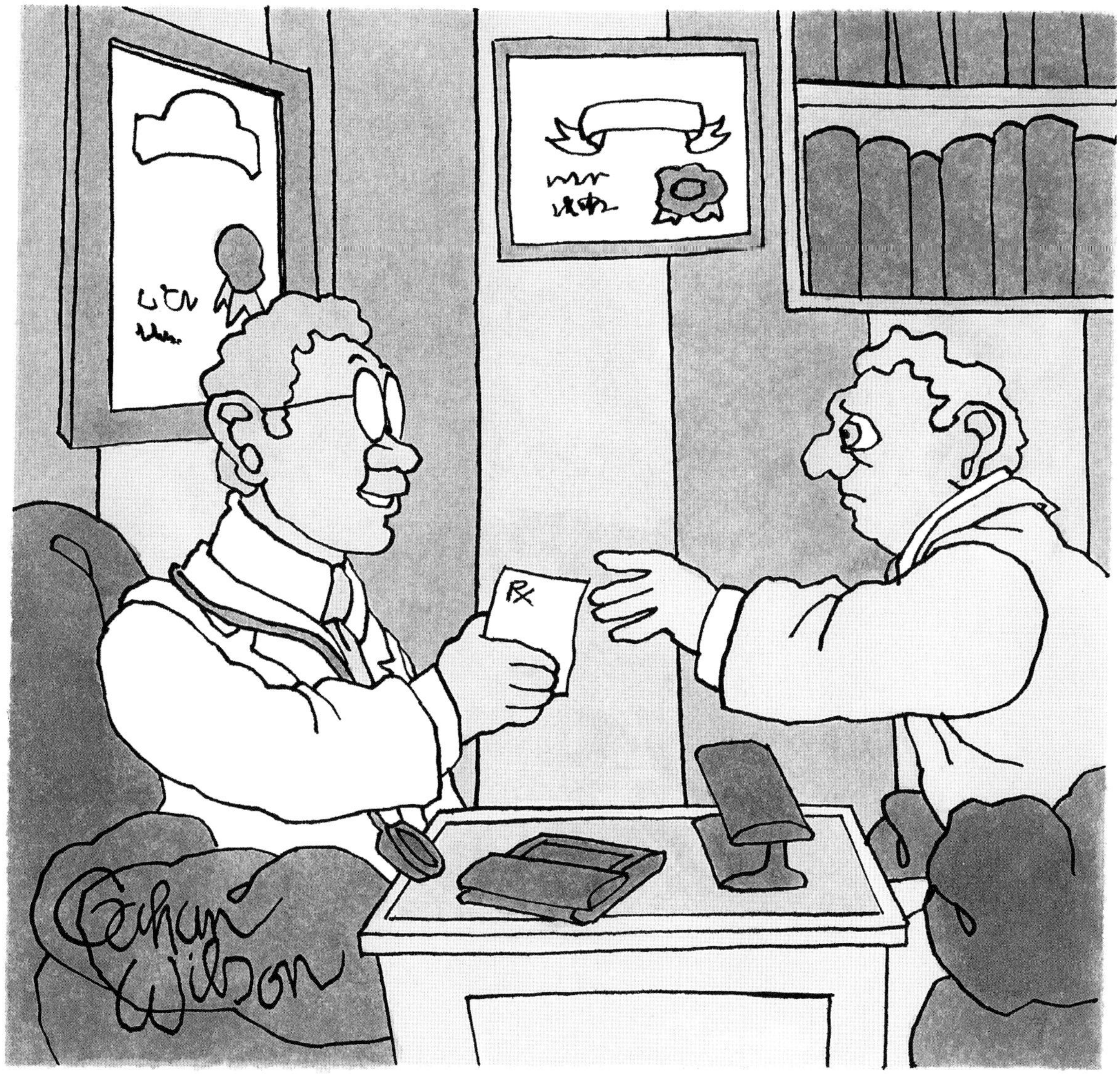

Et surtout ne vous inquiétez pas si le pharmacien vous regarde bizarrement quand il lira cette ordonnance.

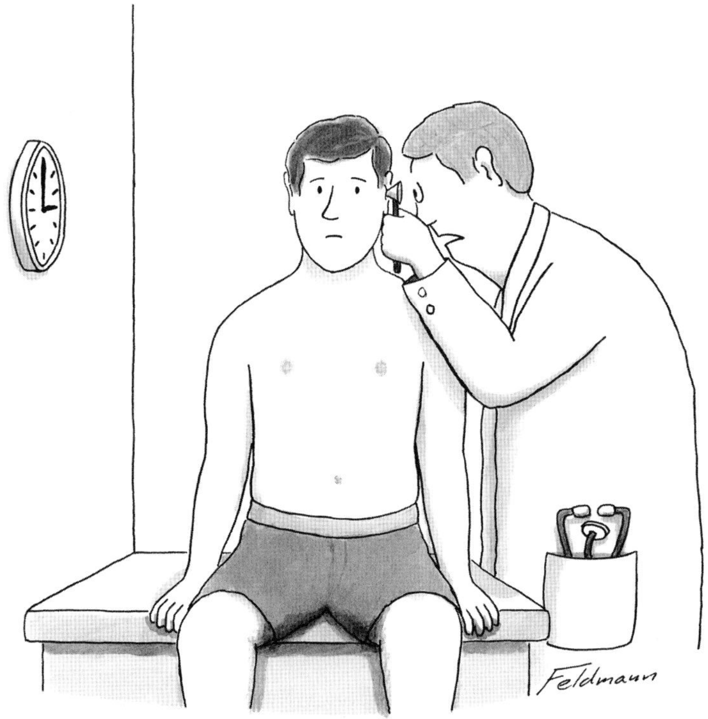

Mon Dieu ! Il est déjà 3 heures.

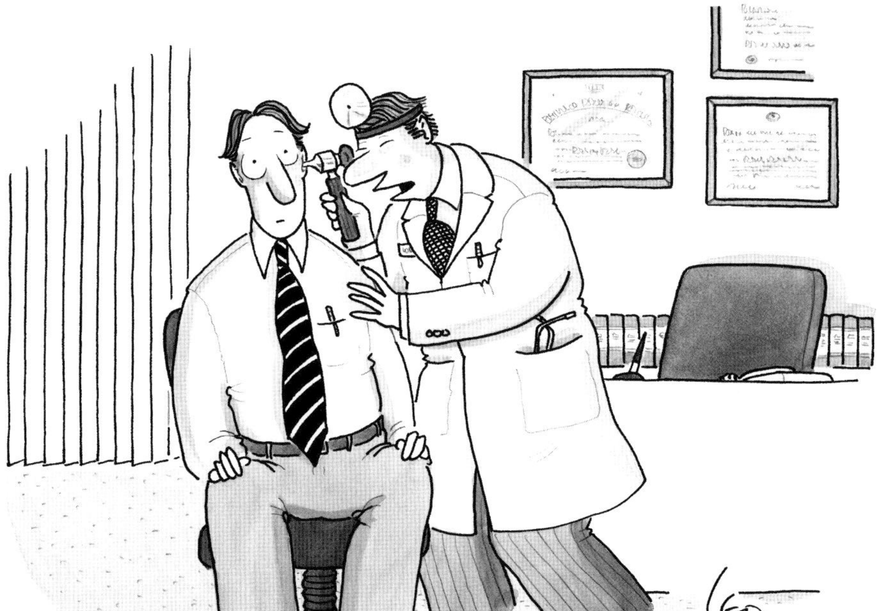

C'est peut-être une de ces bestioles qui s'introduisent dans votre oreille pour y pondre leurs œufs. Après, les œufs éclosent et les petites bêtes s'enfoncent dans votre… Non, c'est pas ça. Tout va bien.

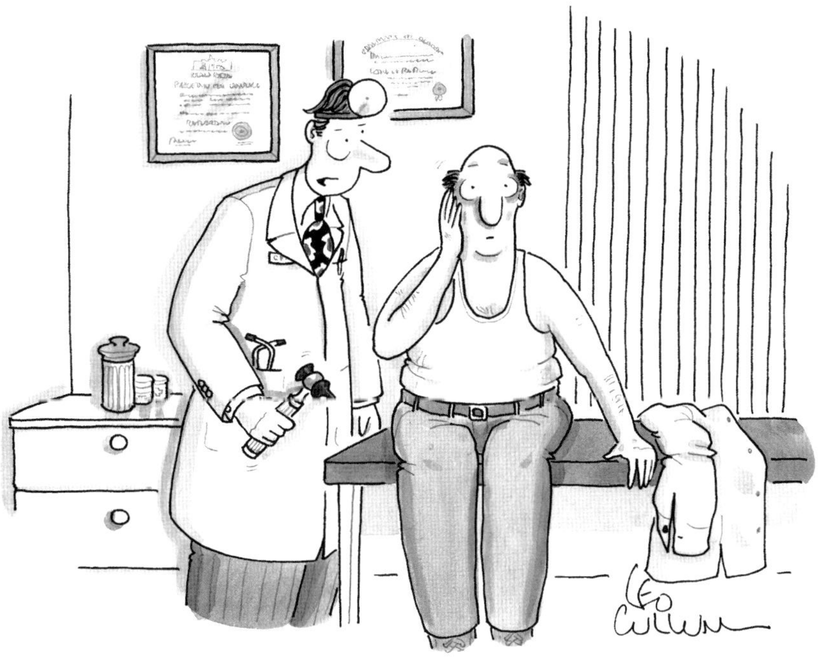

C'est bien que vous soyez venu. Je viens de vous perforer le tympan.

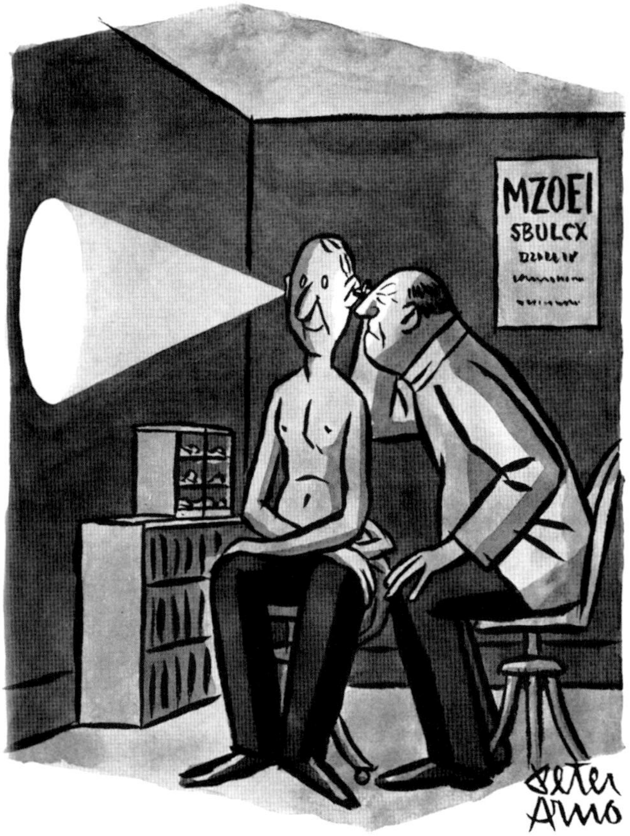

Hummm...

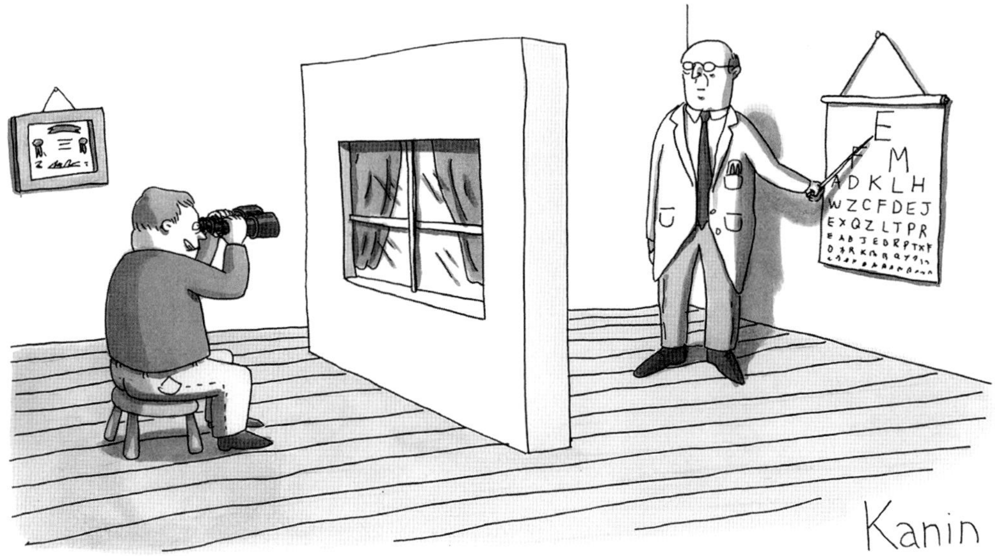

L'EXAMEN DU VOYEUR

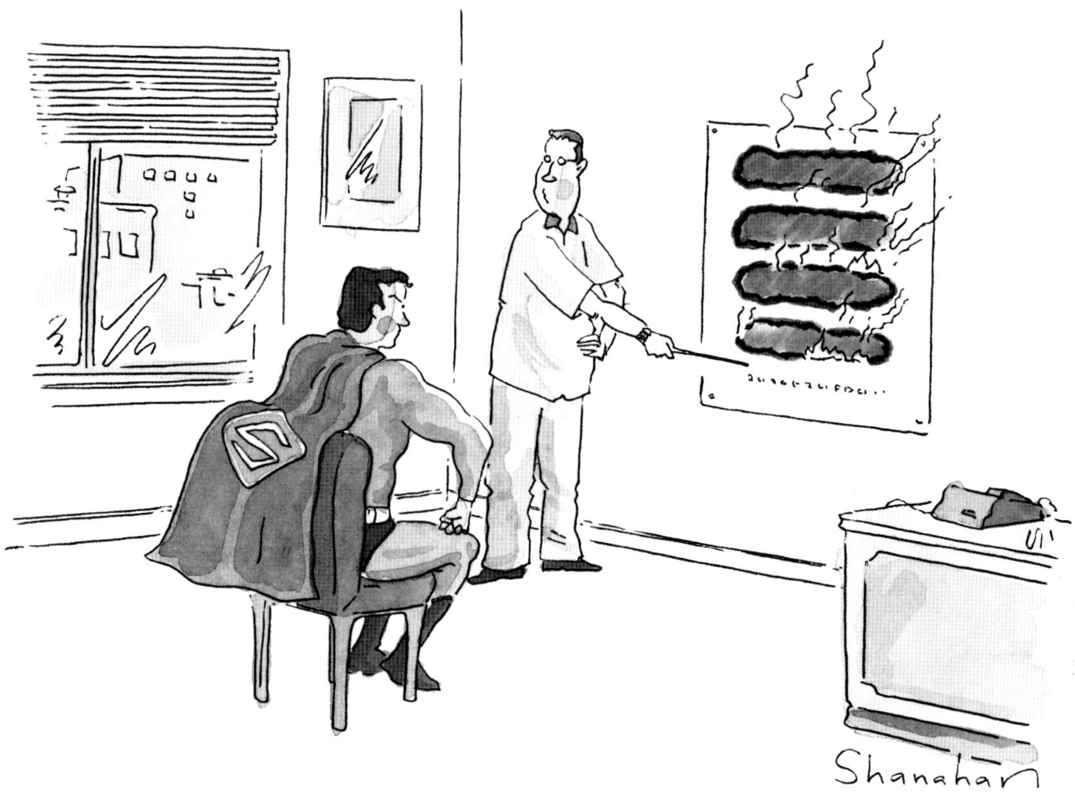

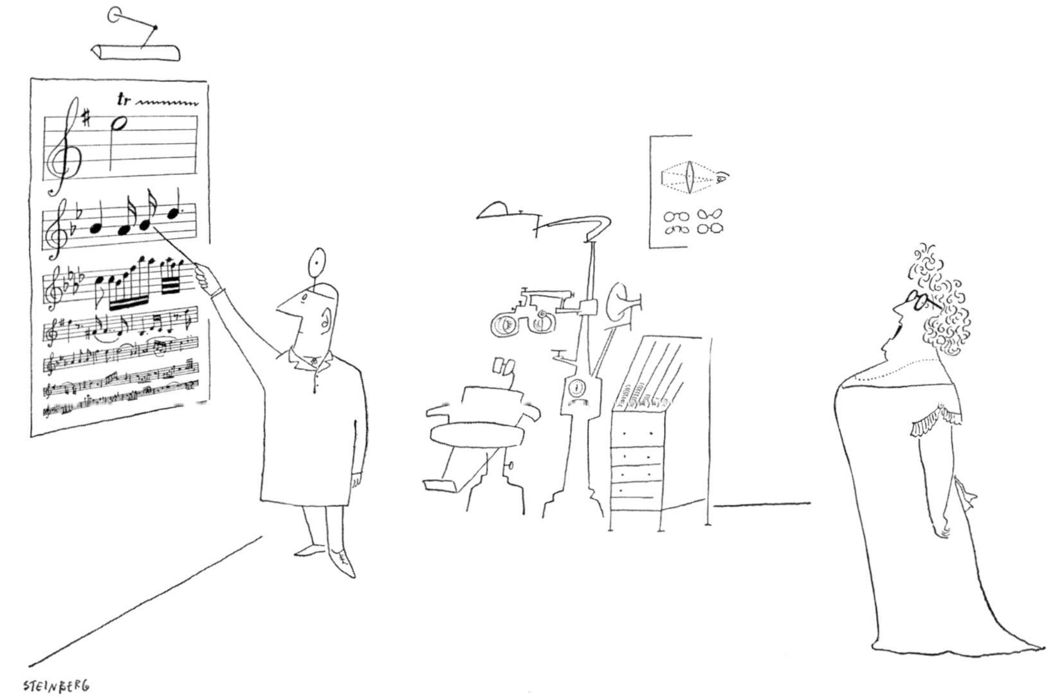

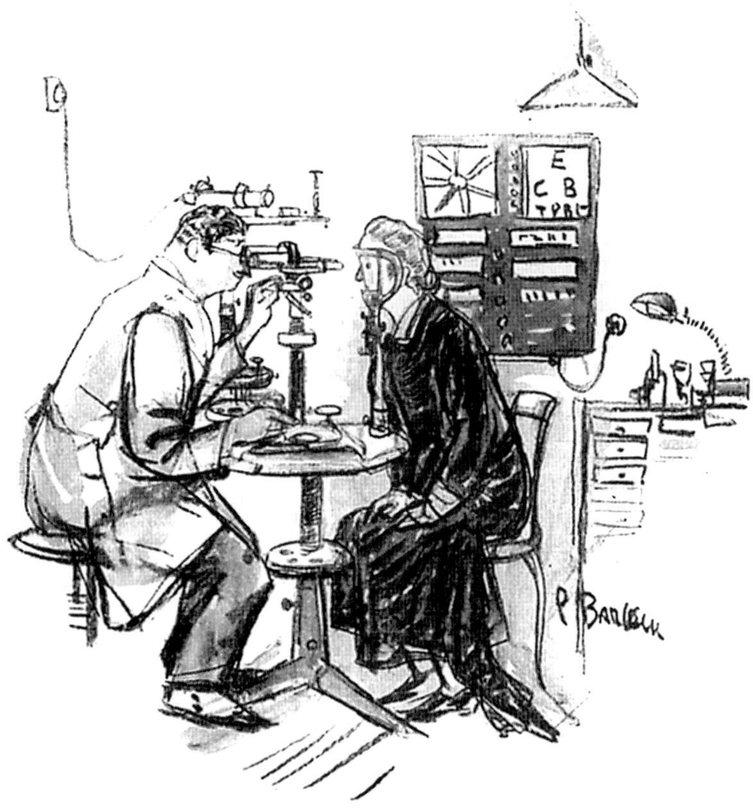

Vous avez les yeux bleus, c'est bien ça, madame Thomas ?

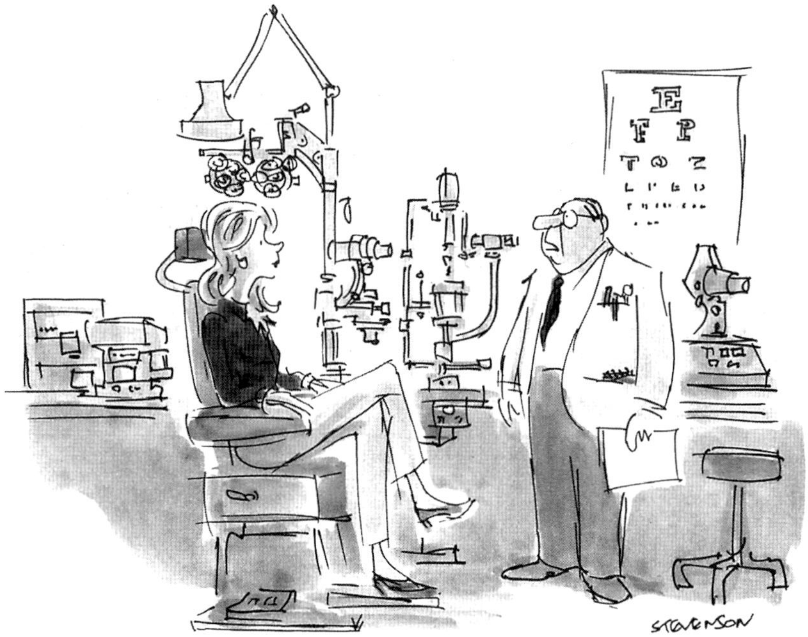

Croyez-moi, vous n'avez encore rien vu !

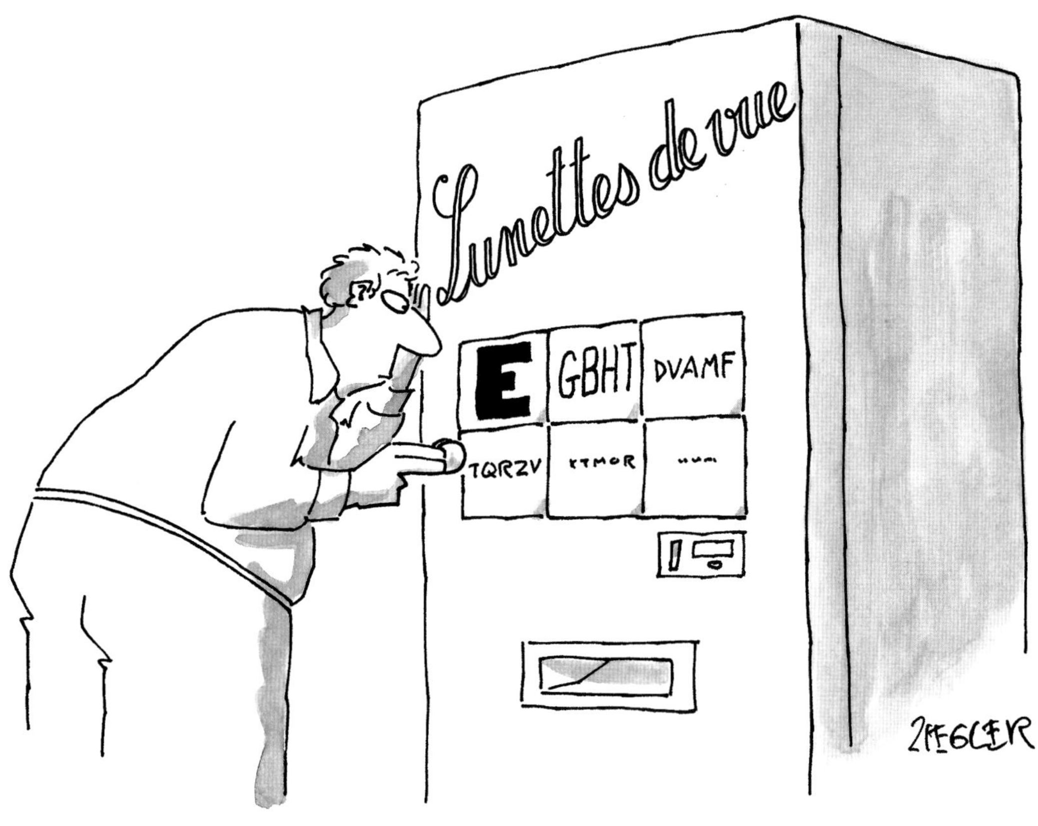

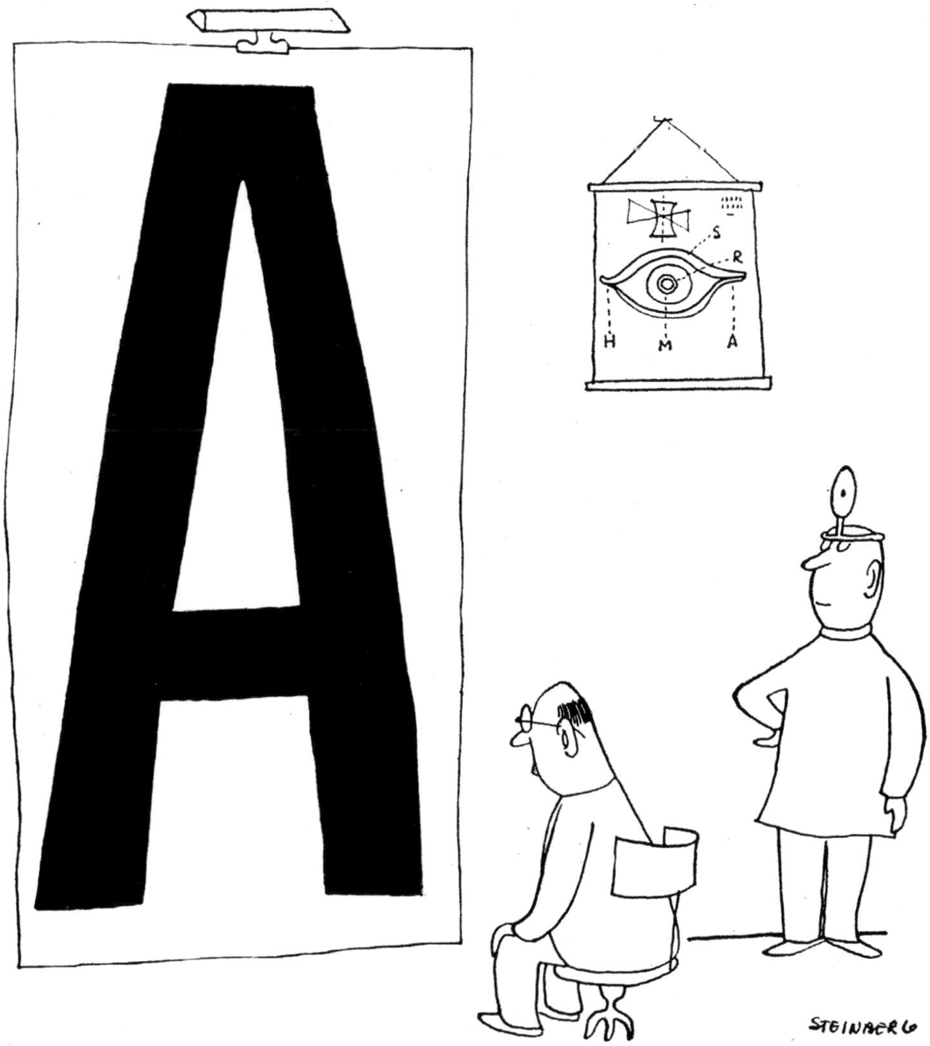
A
S
R
H
M
A
STEINBERG

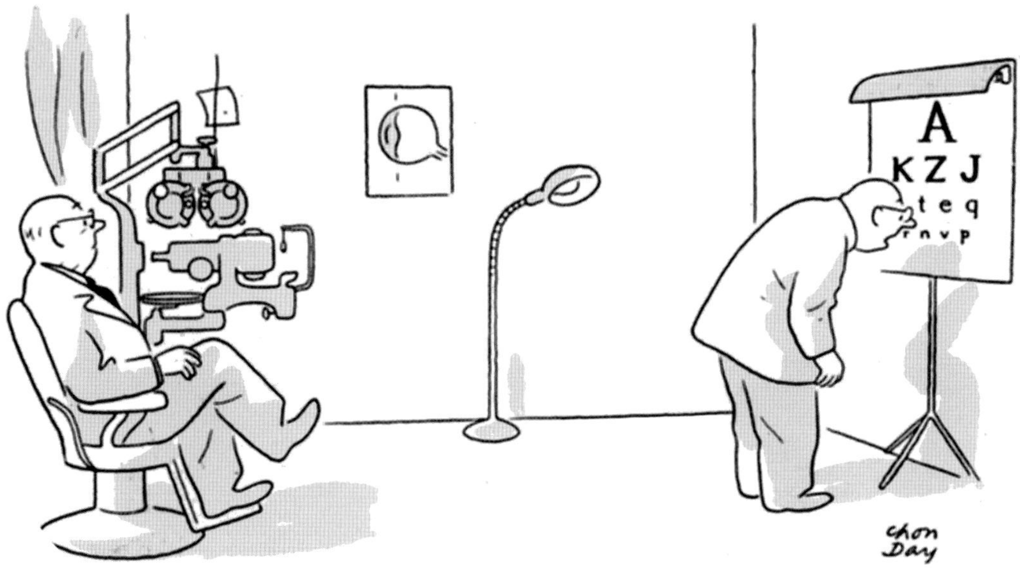

Ça alors ! C'est bien un « n » ! J'ai toujours cru que c'était un « m » !

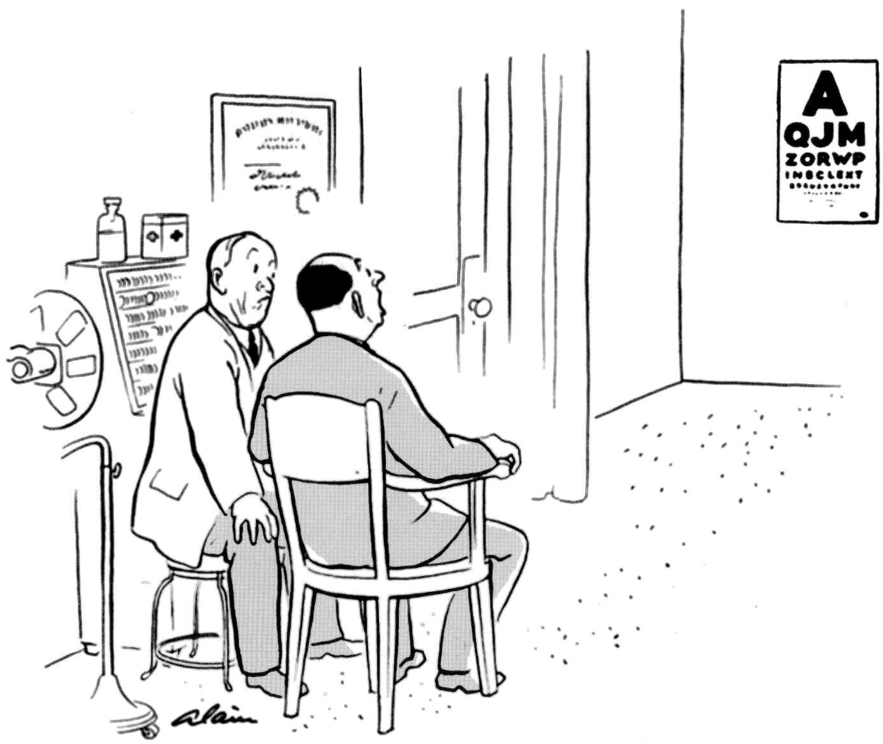

A, Q, J, M, Z, O, R, W, P, I, N, B, C, L, E, X, T, R, D, G,
U, S, V, K, F, H, A, Y, M, T, V, A, N, Z, B, Y, C, P, L, X, D,
W, F, G, J, C, E, H, Q, R, Y, B, I, L, N, T, V, U,
Tableau d'acuité visuelle imprimé à New York.

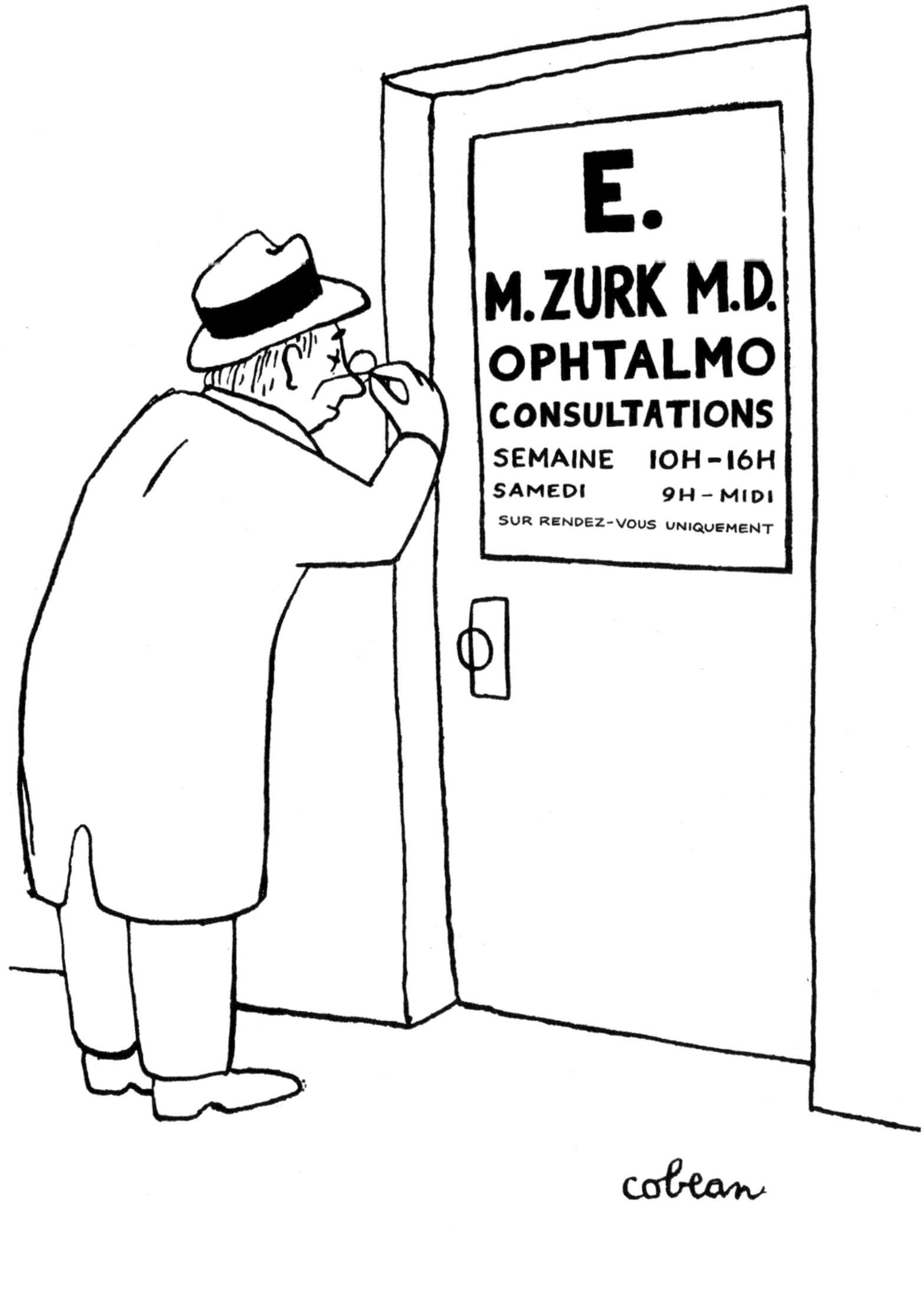
E.
M. ZURK M.D.
OPHTALMO
CONSULTATIONS
SEMAINE 10H-16H
SAMEDI 9H-MIDI
SUR RENDEZ-VOUS UNIQUEMENT
cobean

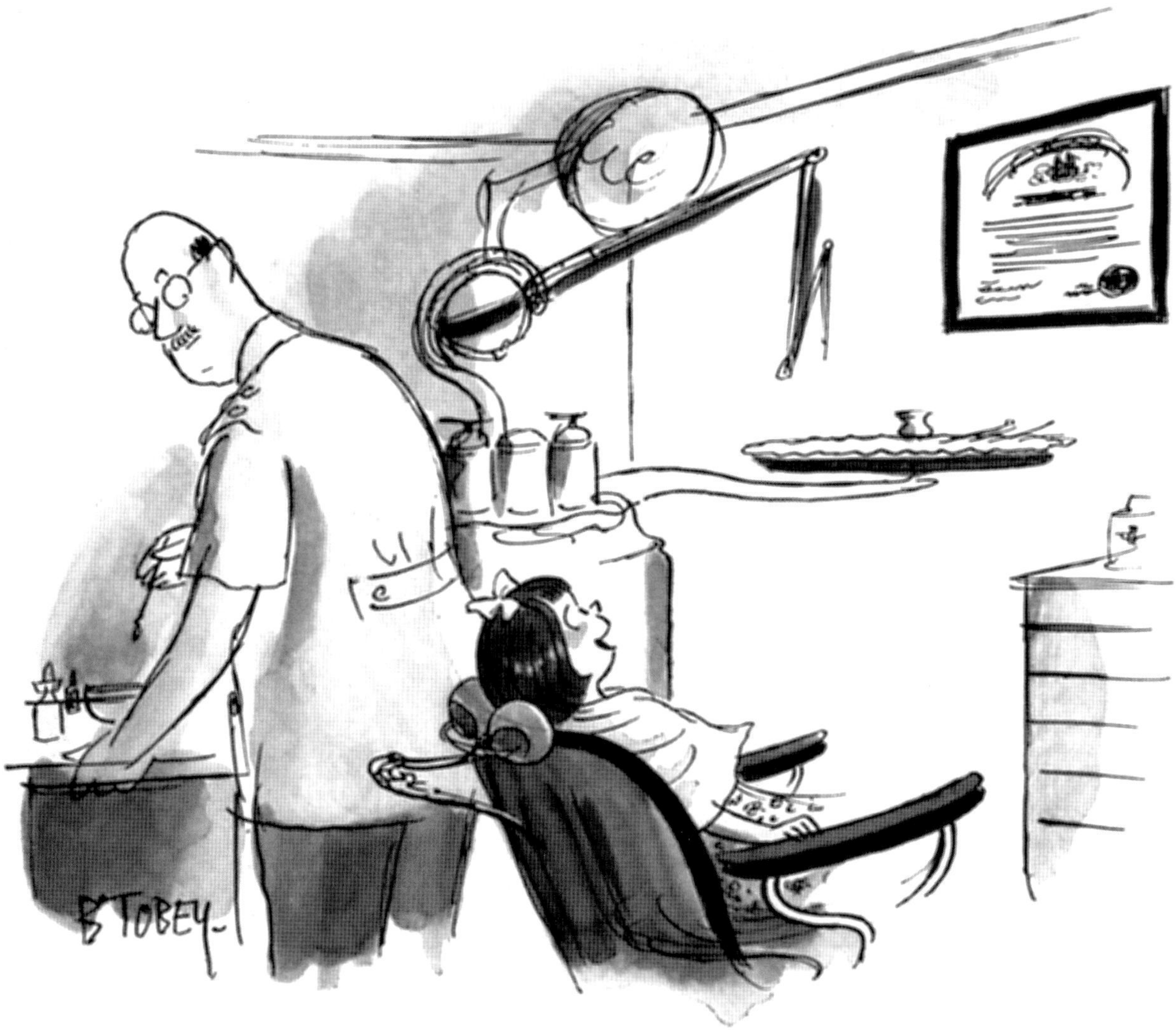

Vous voulez que je récite votre diplôme les yeux fermés ?

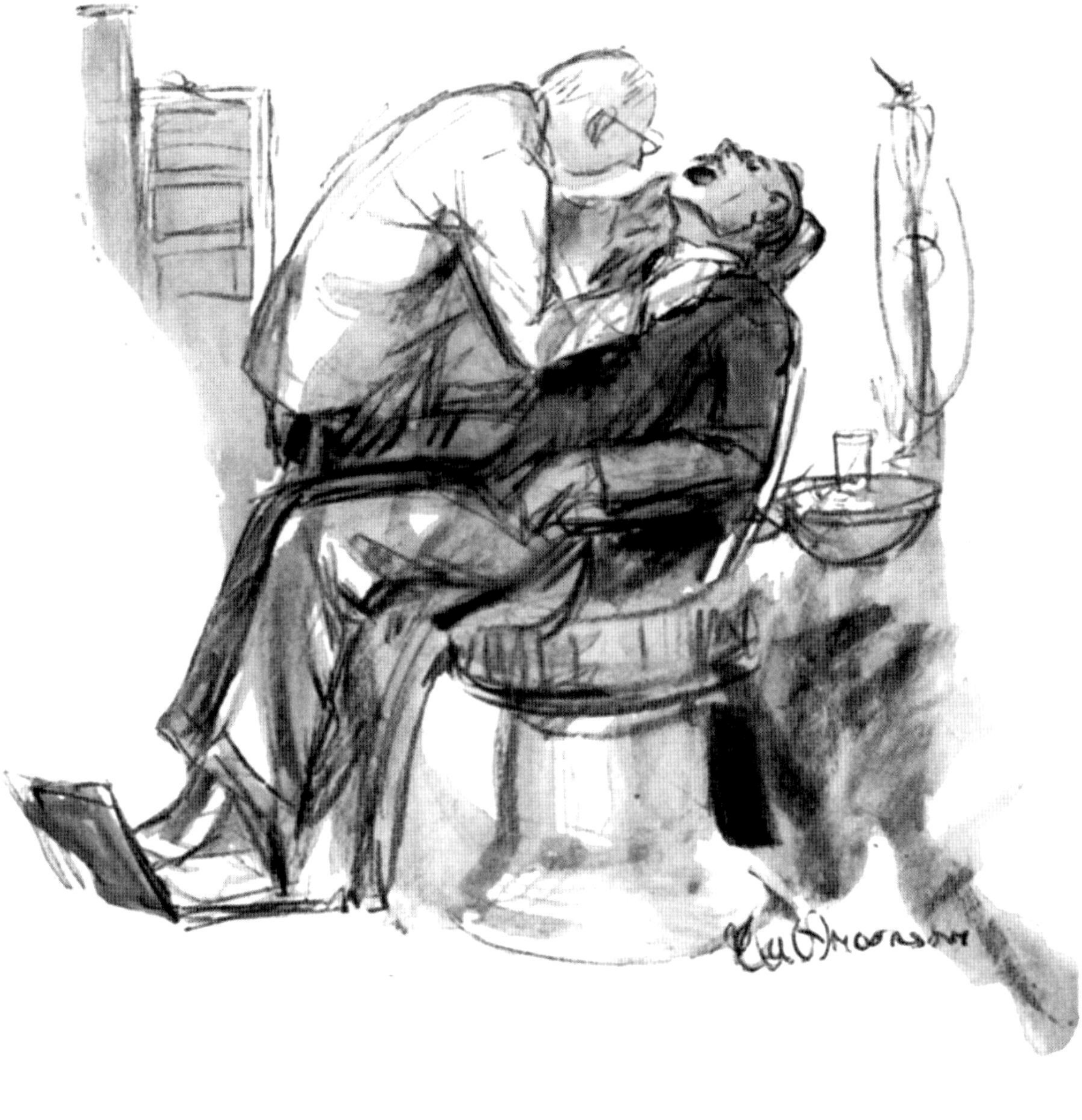

Ah oui, ça y est, je vous remets.

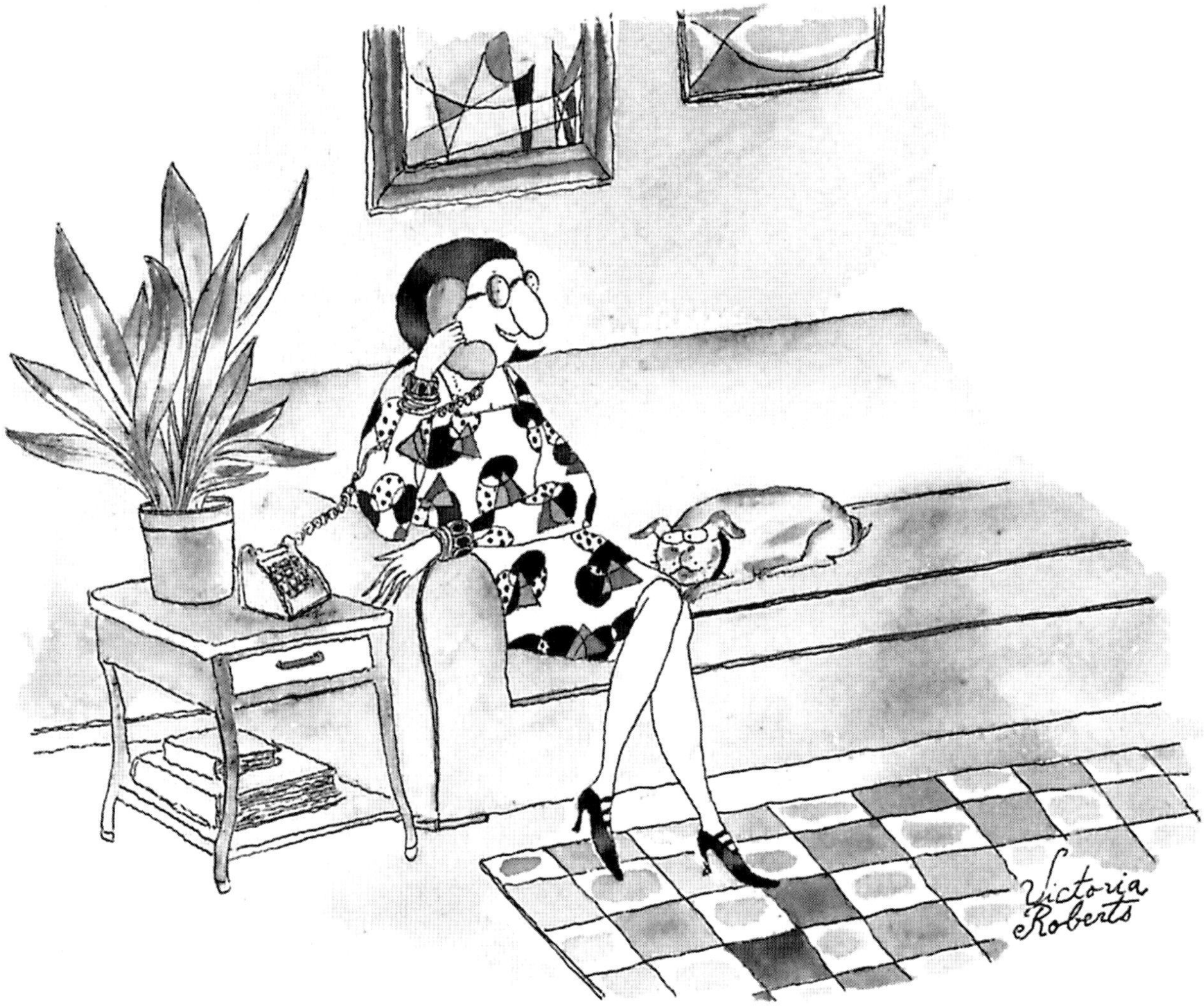

J'ai eu un bel anniversaire ! Mon dentiste m'a envoyé une carte.

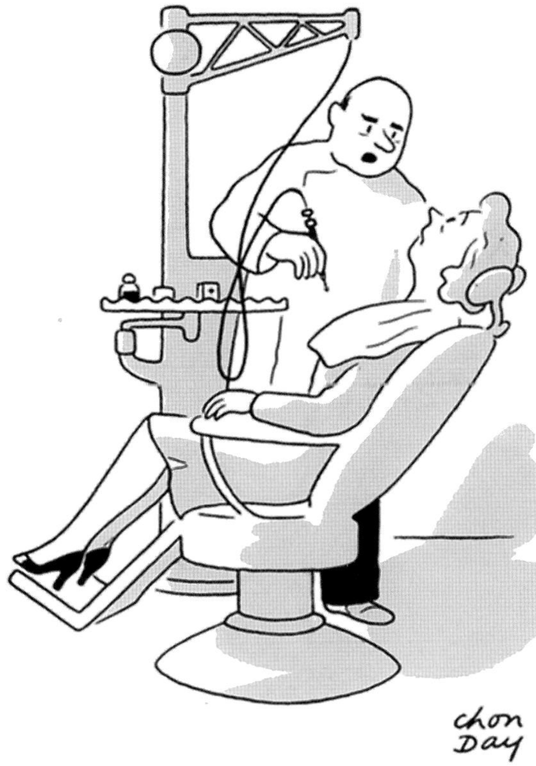

*Désolé, mais il est possible
que ça vous fasse crier un petit peu.*

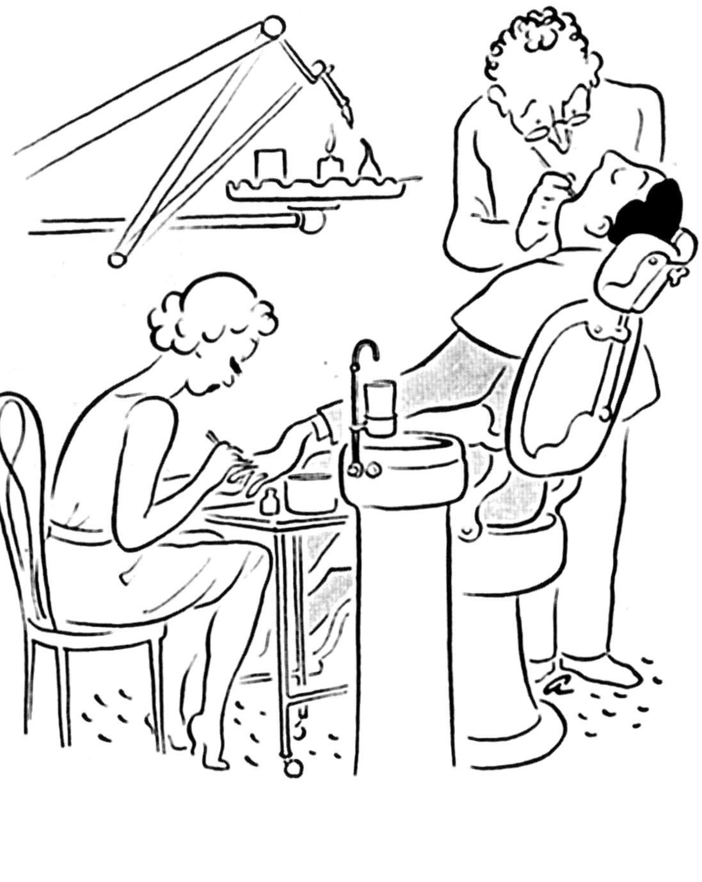

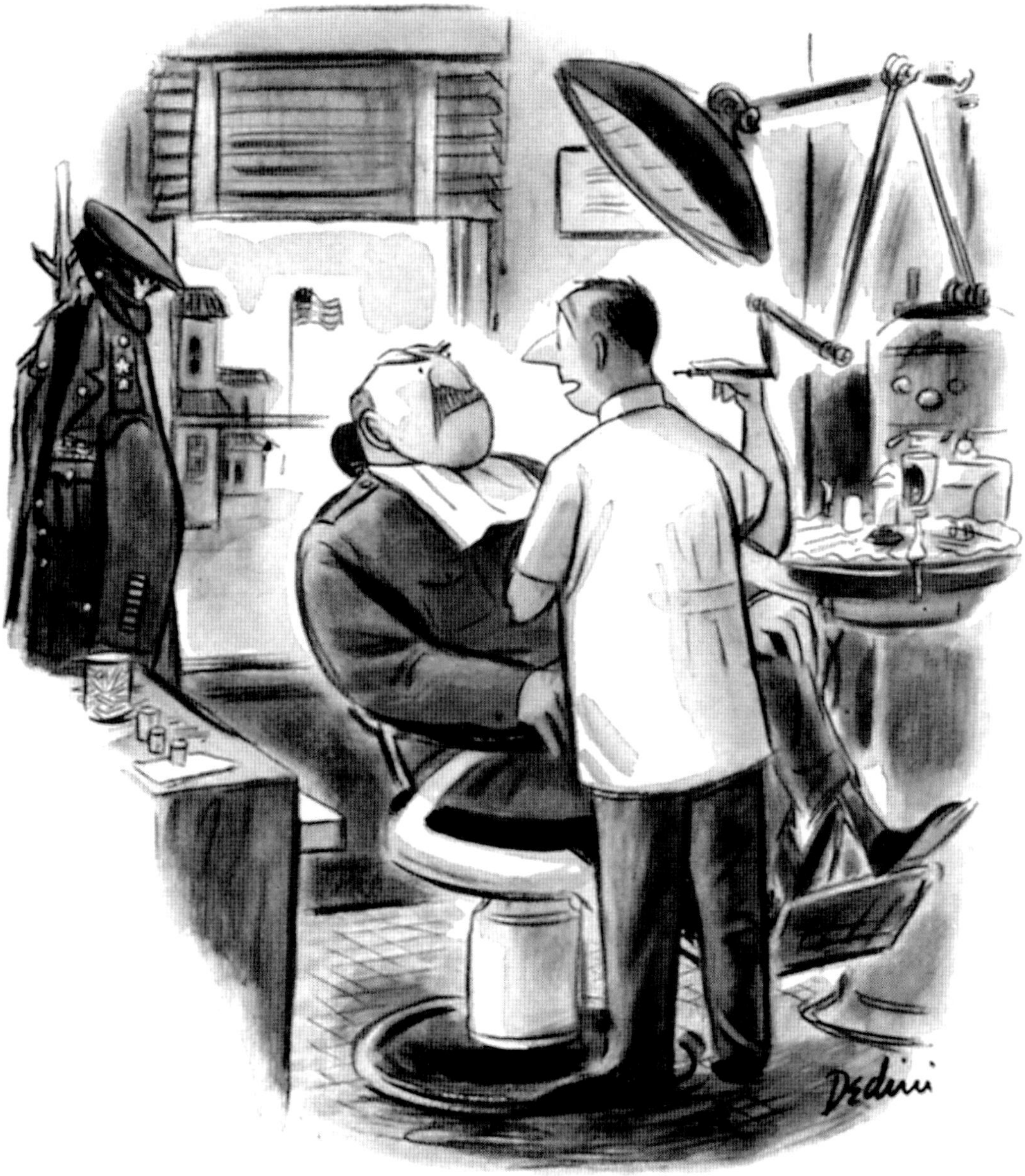

Qu'est-ce que je risque si je vous fais mal ?

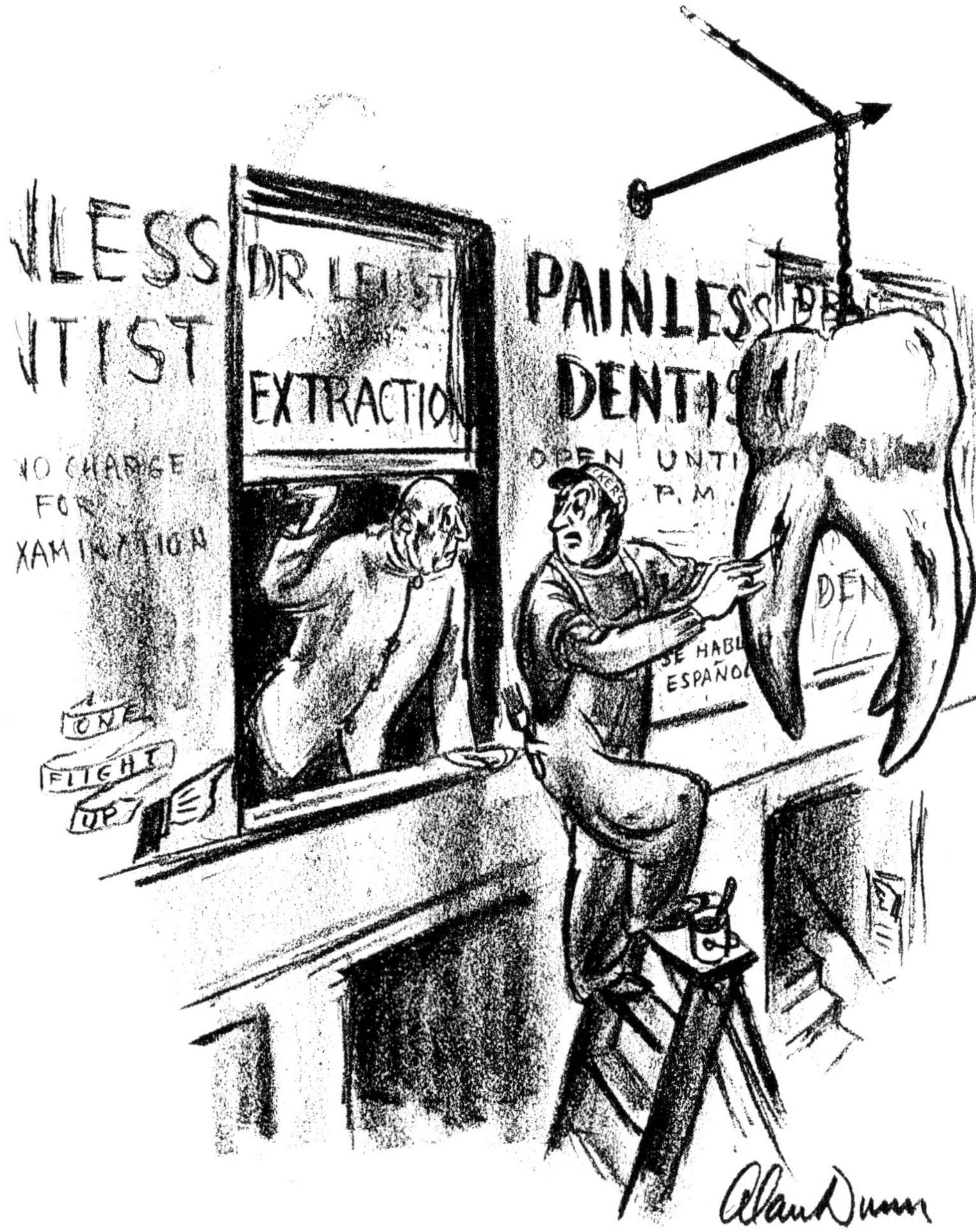

Il ne faut pas vous étonner si vous avez des problèmes avec des racines comme ça.

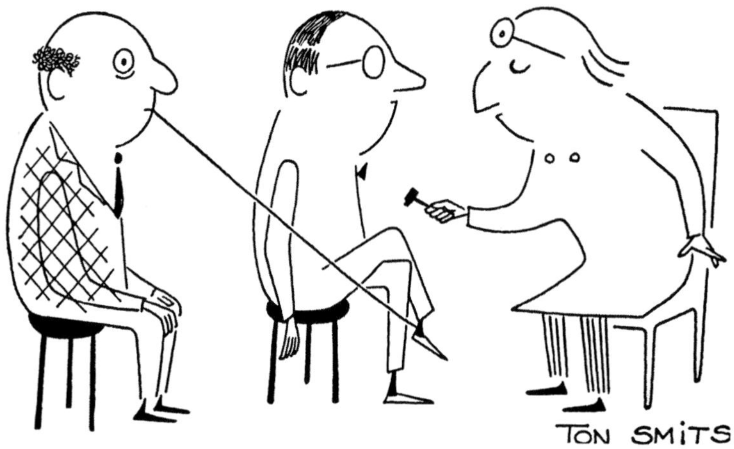
TON SMITS

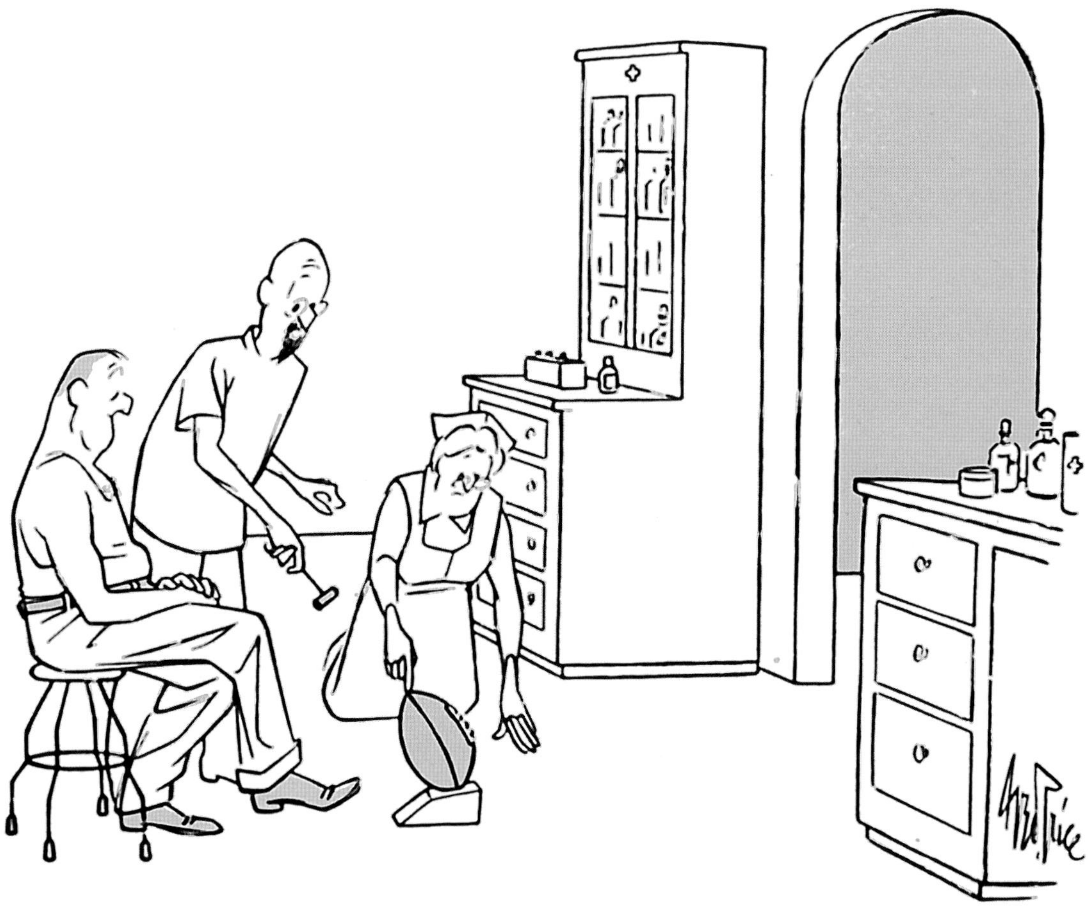

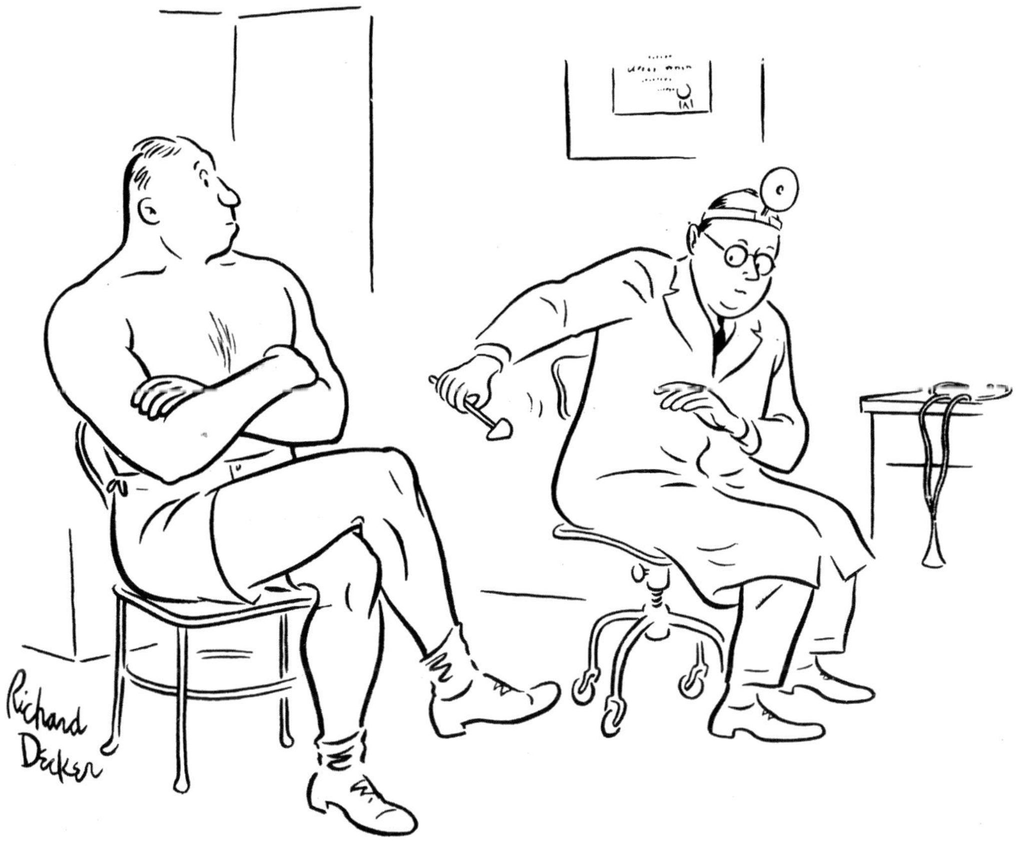
Richard Decker

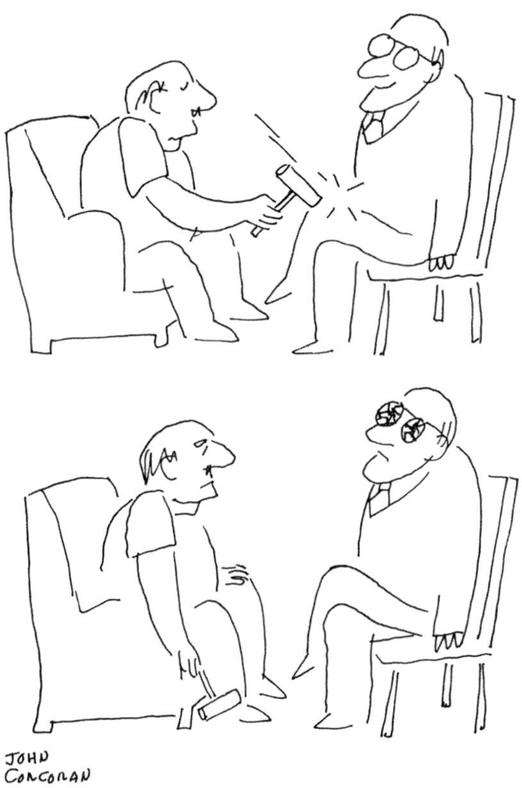
JOHN CORCORAN

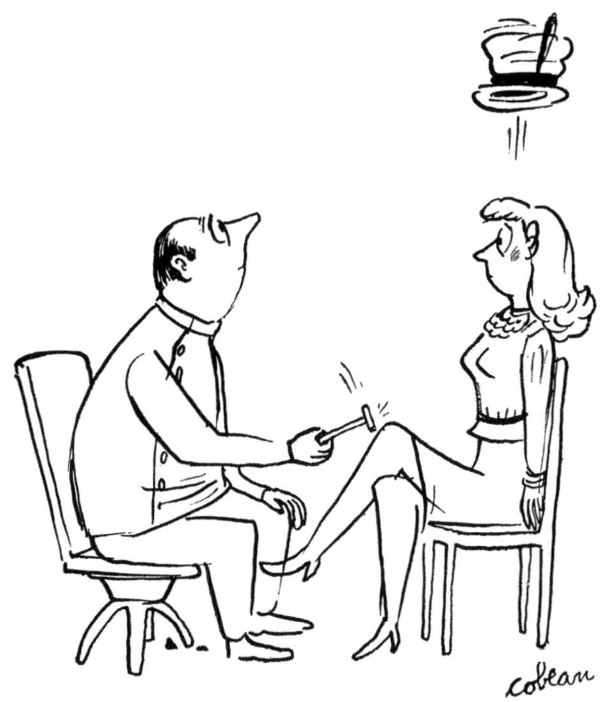
cobean

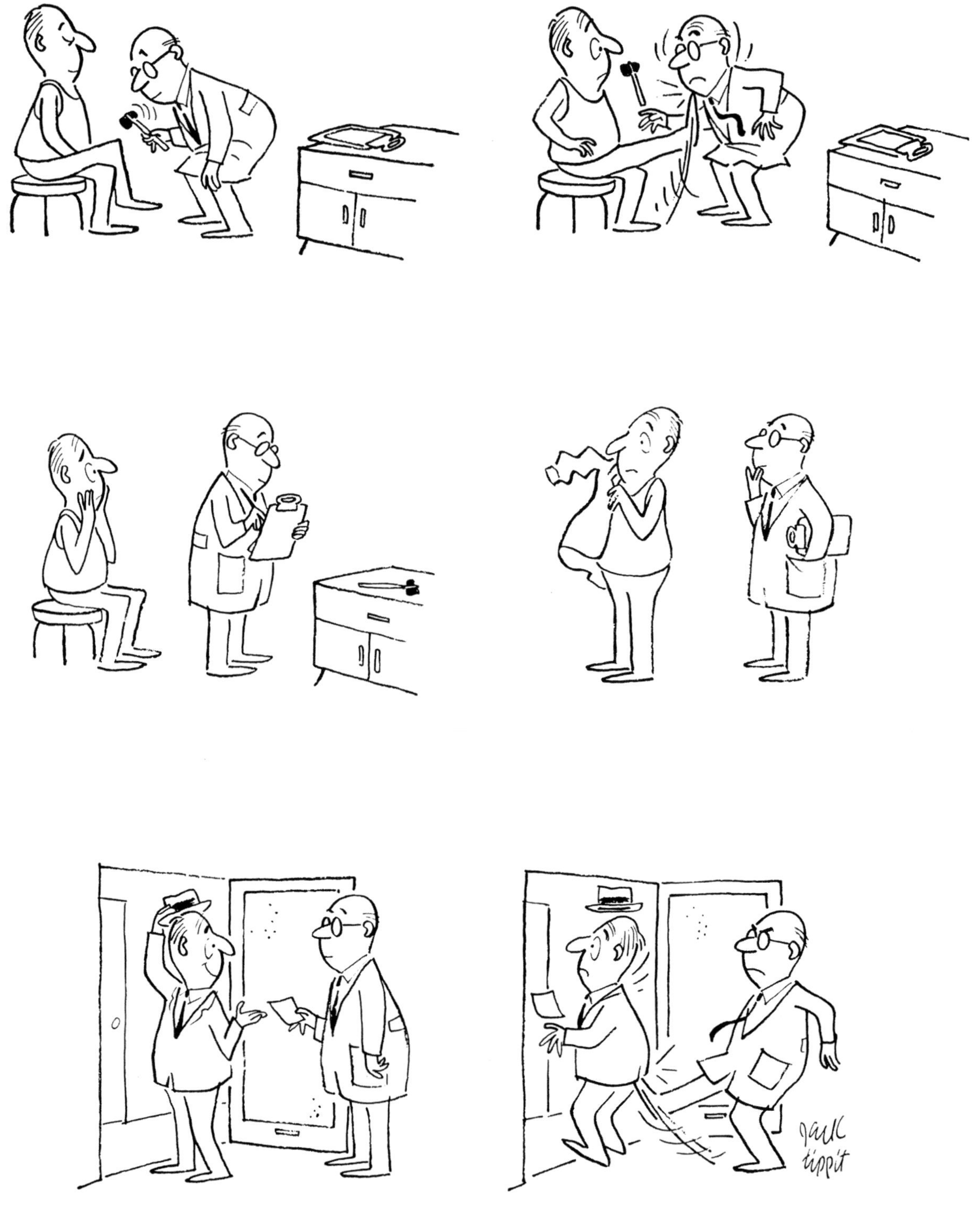
Jack
Tippit

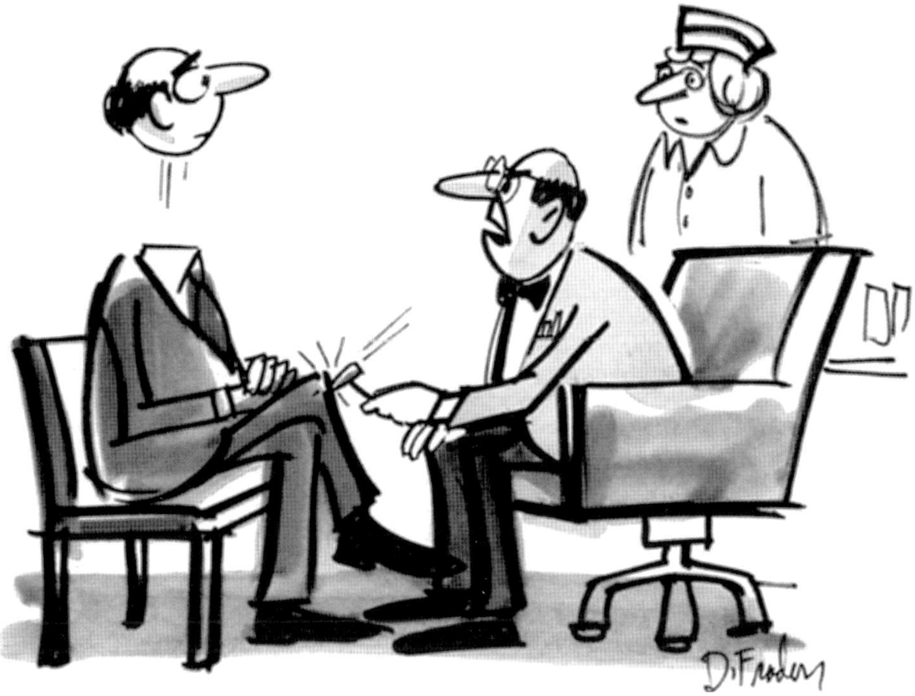

Zut ! Je suppose évidemment que vous allez me poursuivre pour faute professionnelle !

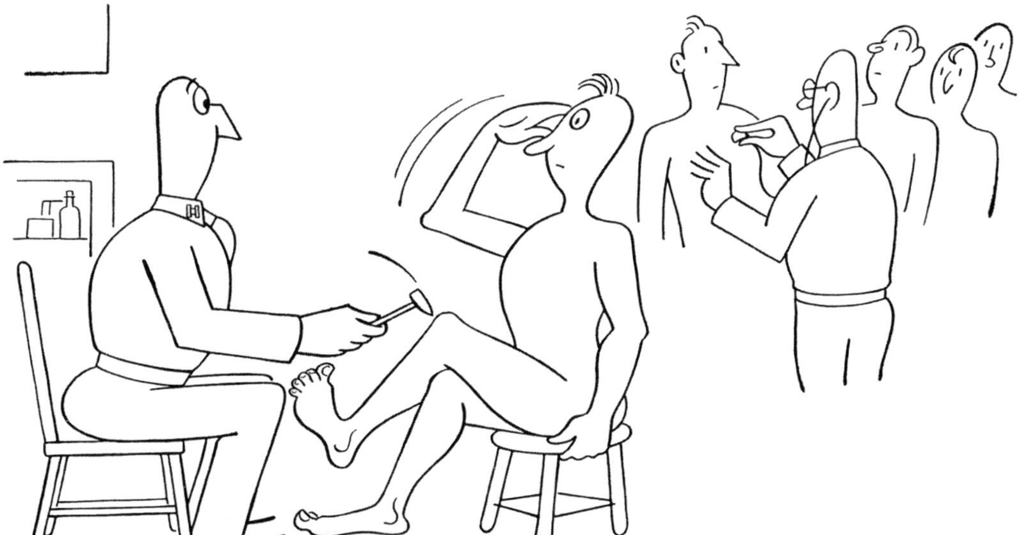

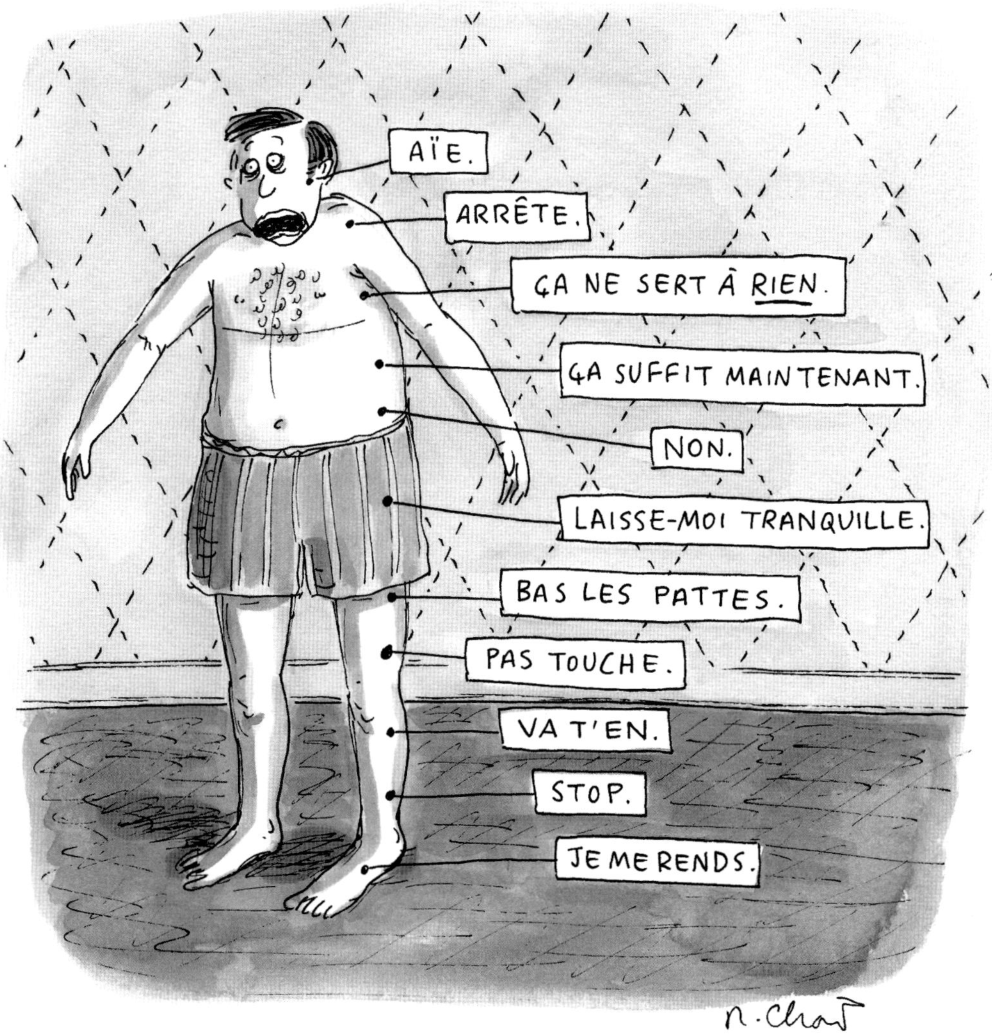

LES POINTS D'INACUPUNCTURE

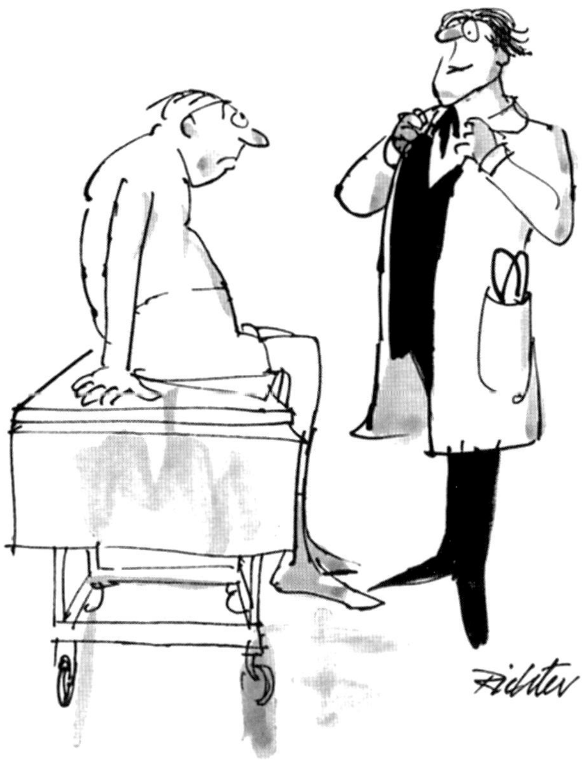

Apparemment, la médecine traditionnelle ne peut rien pour vous.
Mais vous avez de la chance, je suis un charlatan.

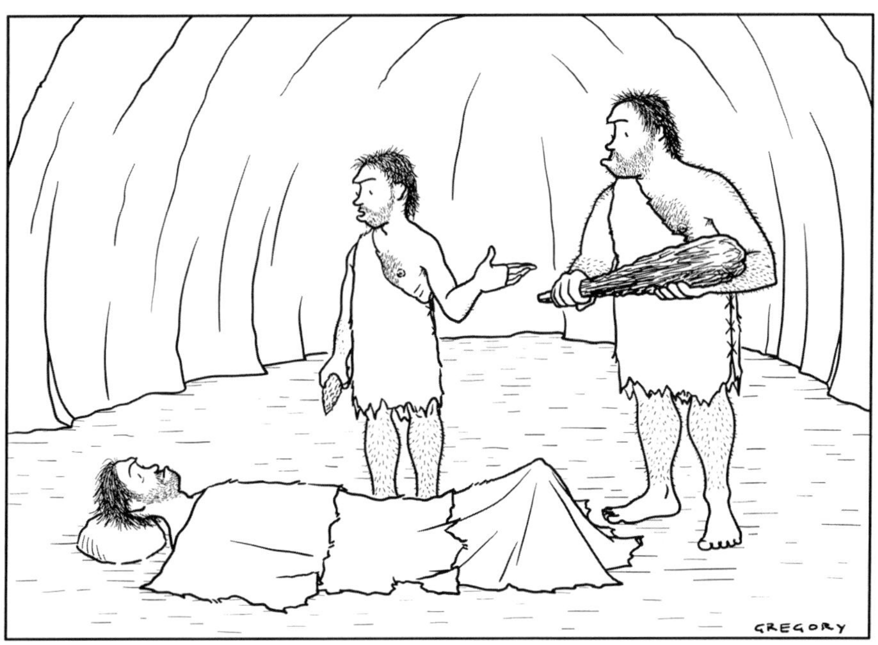

Je serai votre chirurgien, et voici l'anesthésiste.

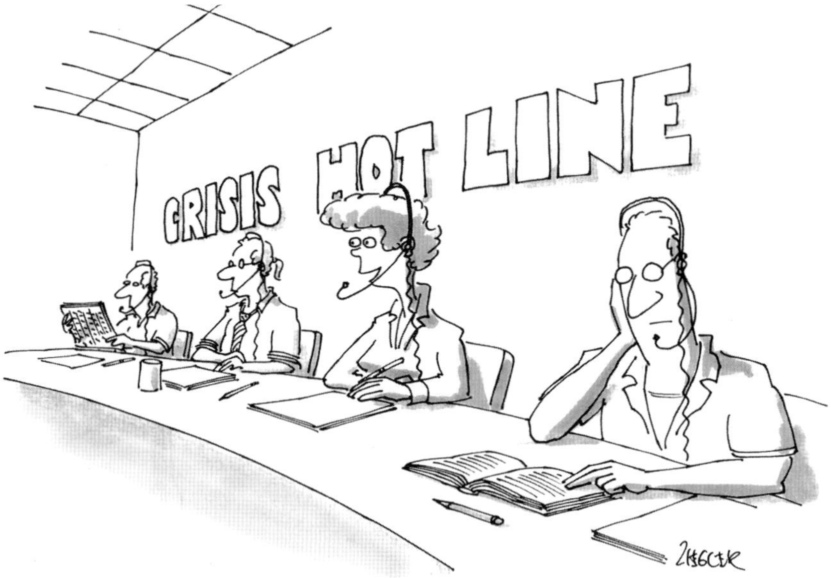

Soyez plus précis, je vous prie.
C'est pour un suicide assisté ou un suicide normal ?

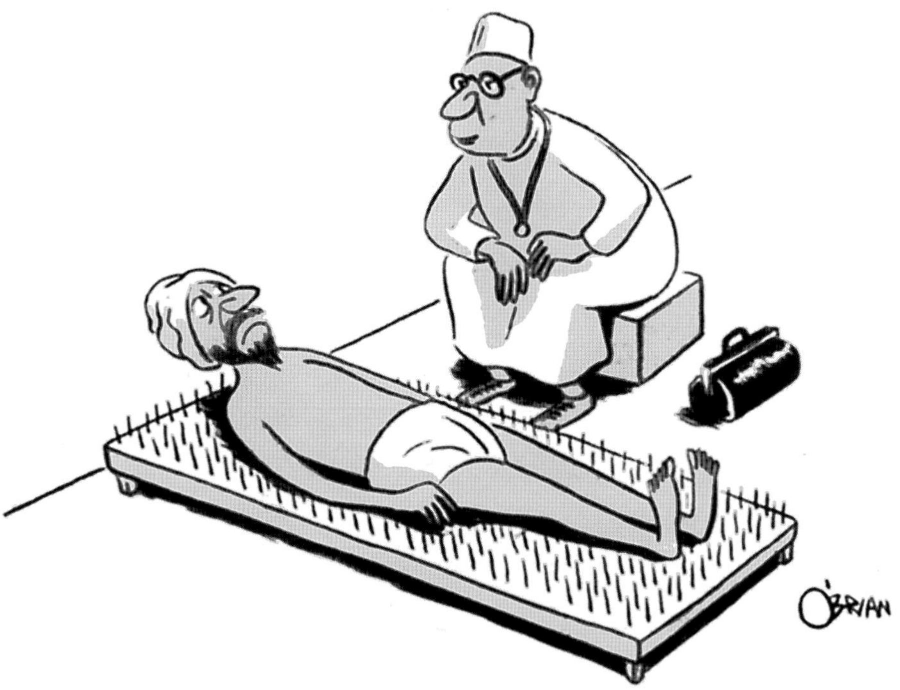

Dites-moi, où avez-vous mal ?

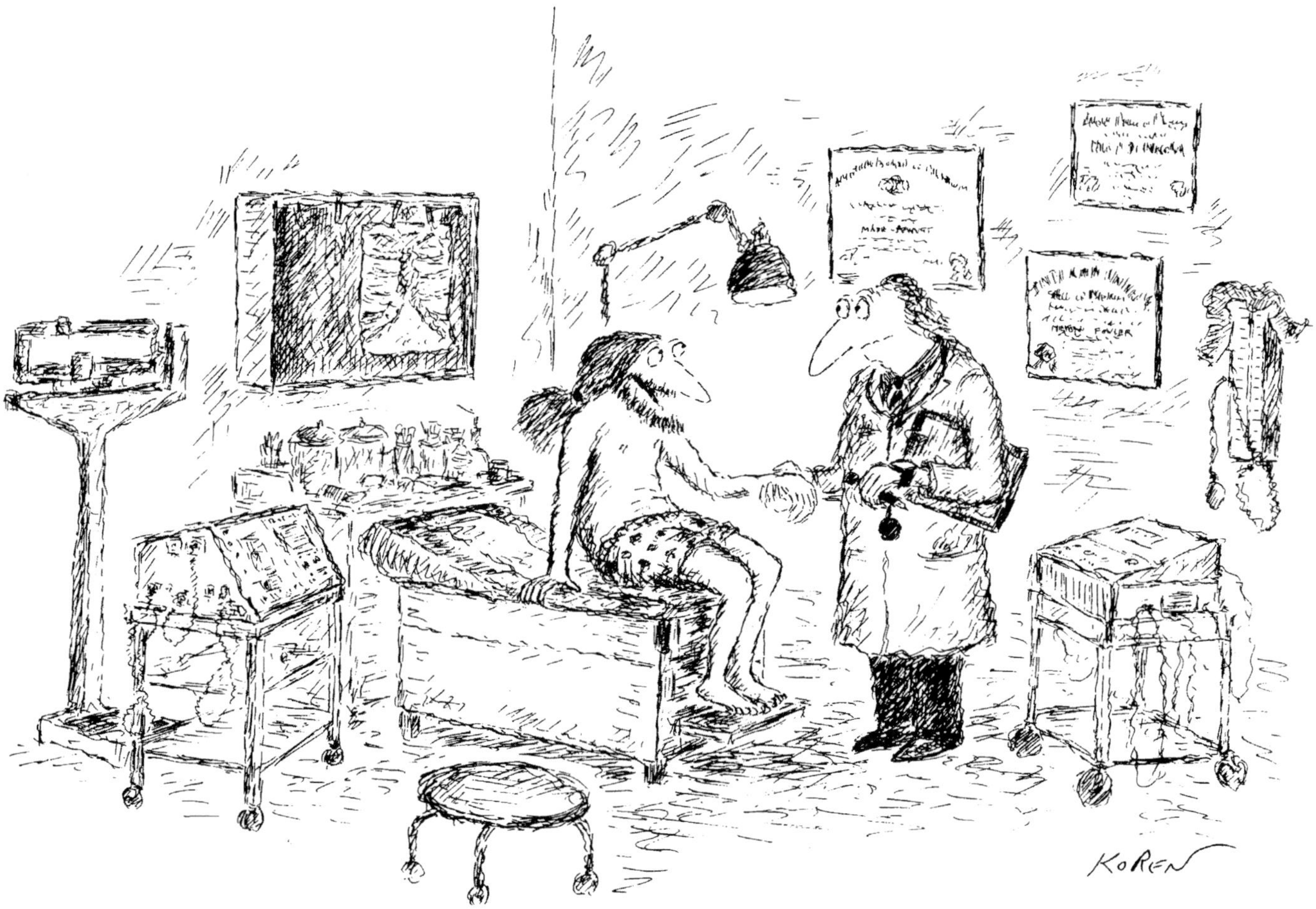

Je voulais donner une dernière chance à la médecine occidentale.

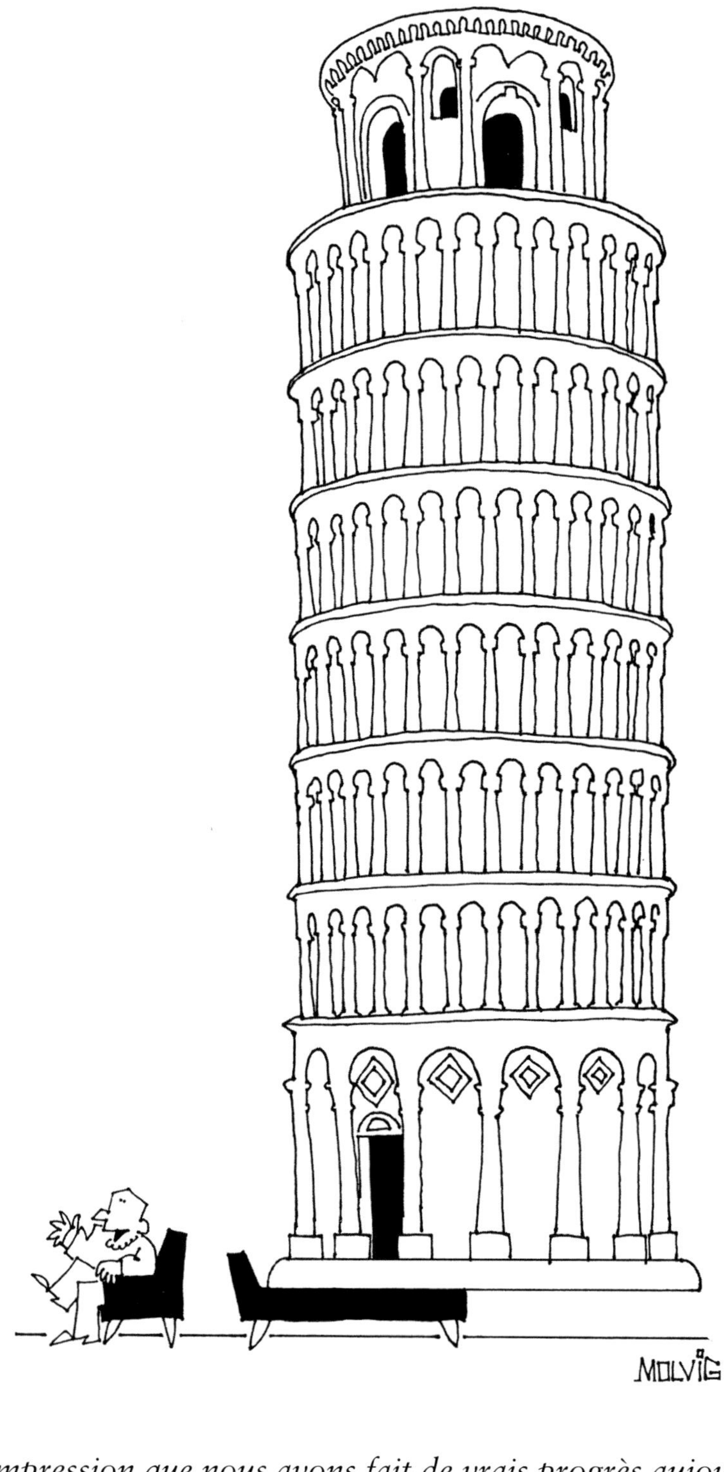

J'ai l'impression que nous avons fait de vrais progrès aujourd'hui.

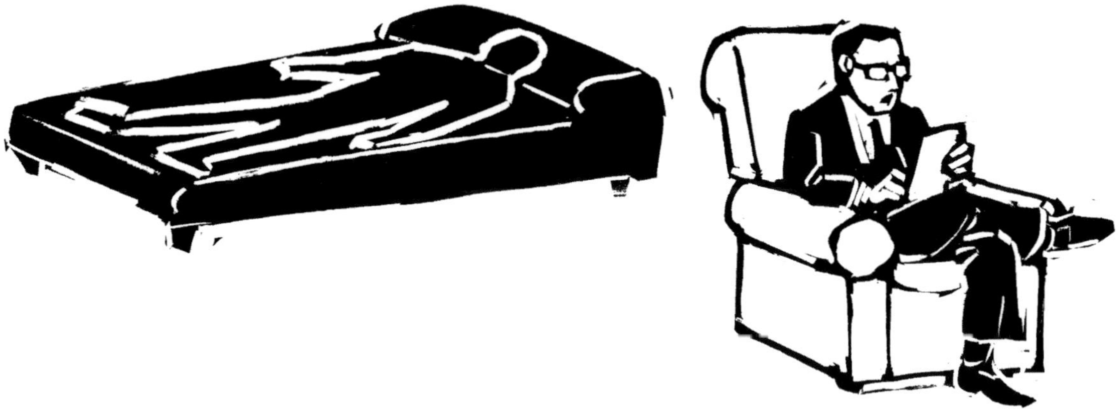

Vous êtes-vous toujours senti victime ?

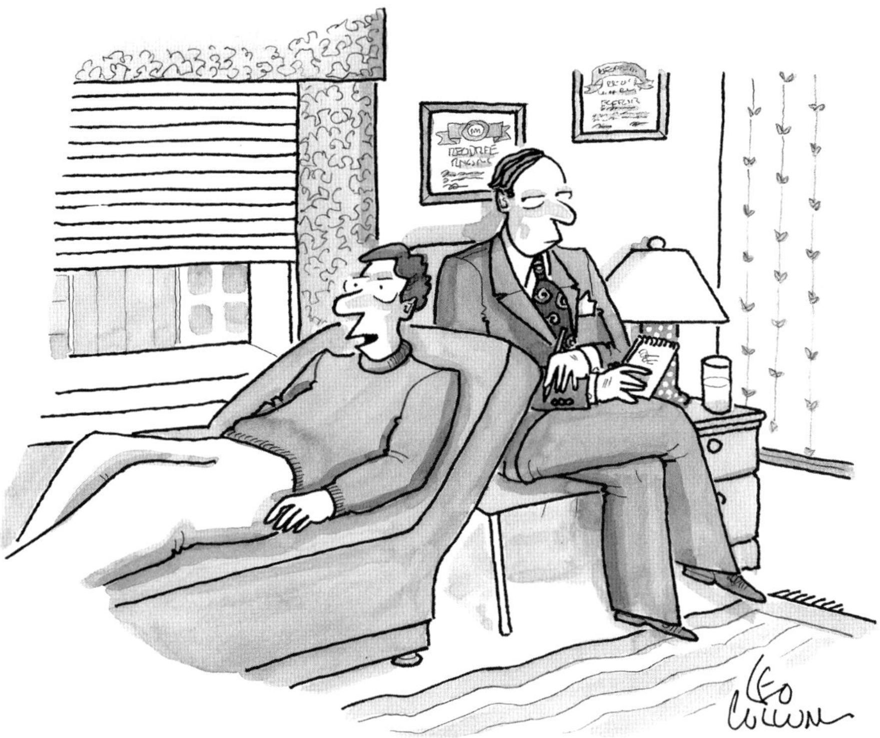

Et puis elle m'a dit : « Tu ne vas quand même pas aller chez le psy habillé comme ça ? »

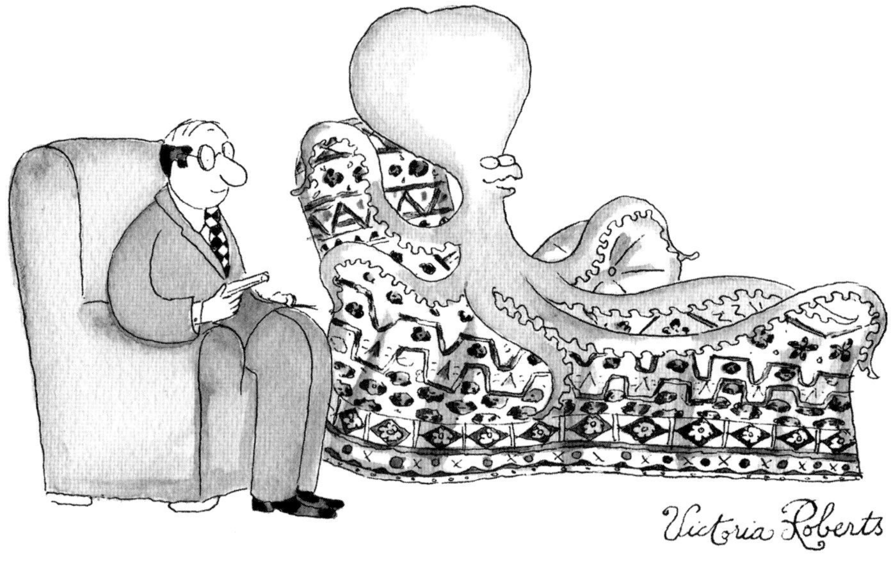

Je n'arrive pas à créer des liens solides.

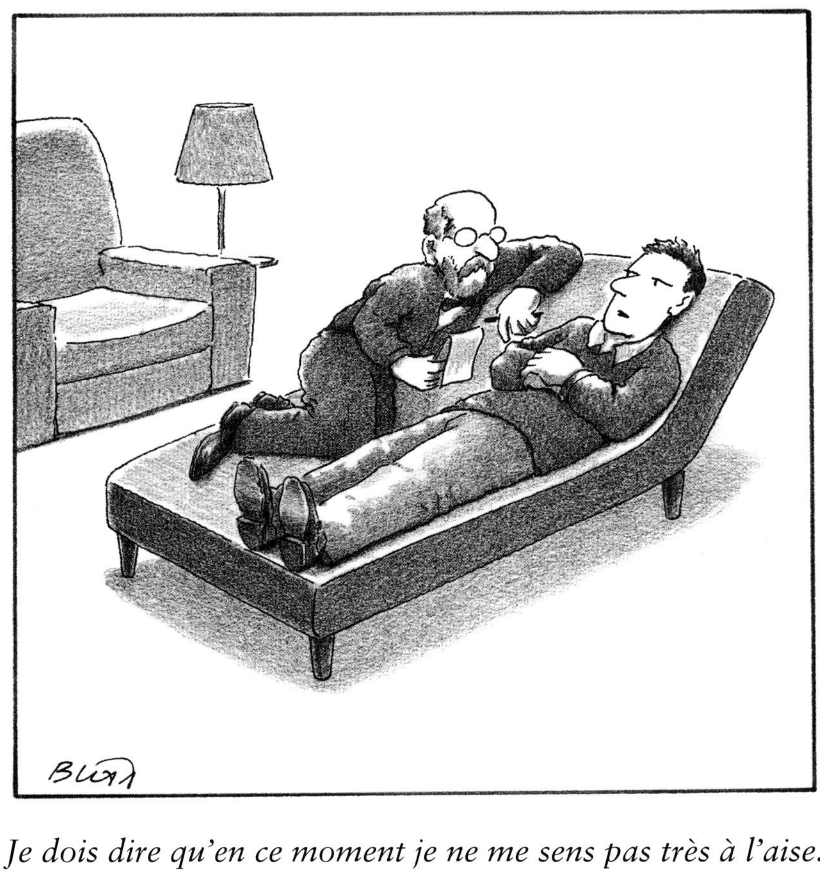

Je dois dire qu'en ce moment je ne me sens pas très à l'aise.

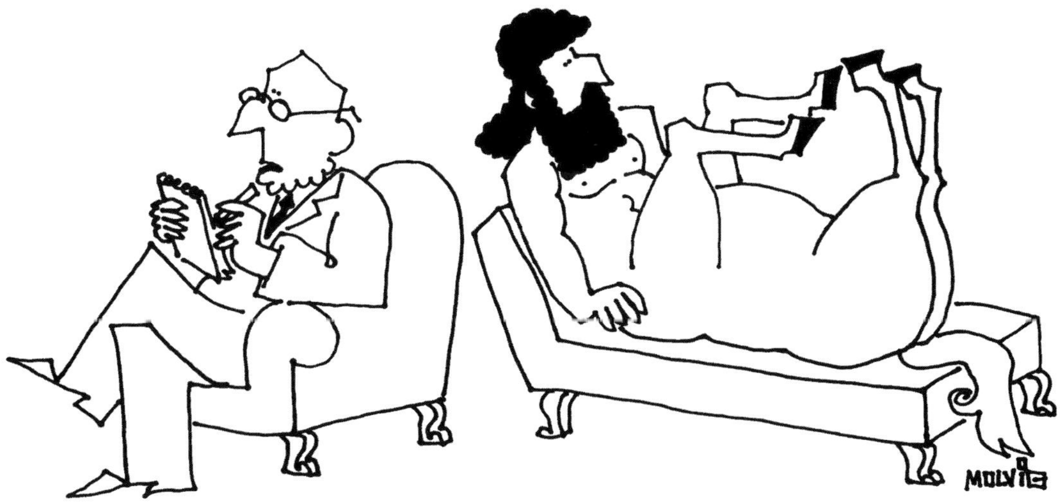

Quelque chose me dit que vous devriez aller voir un vétérinaire.

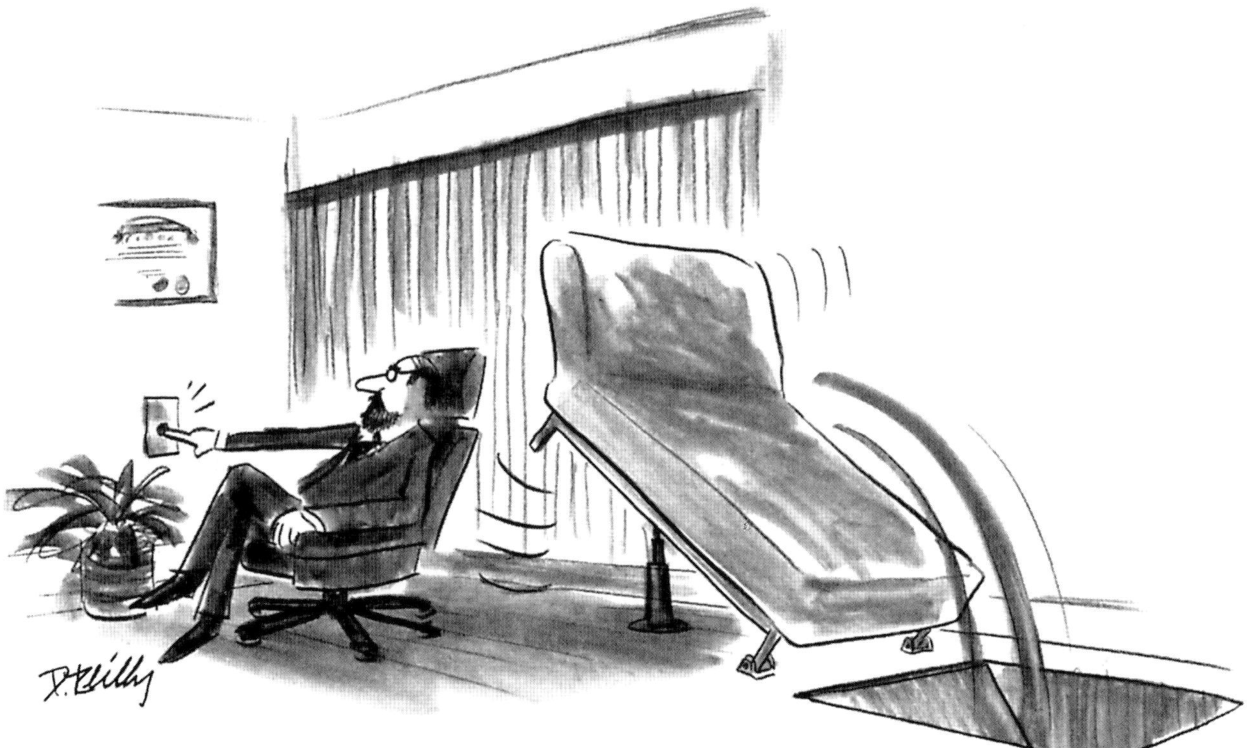

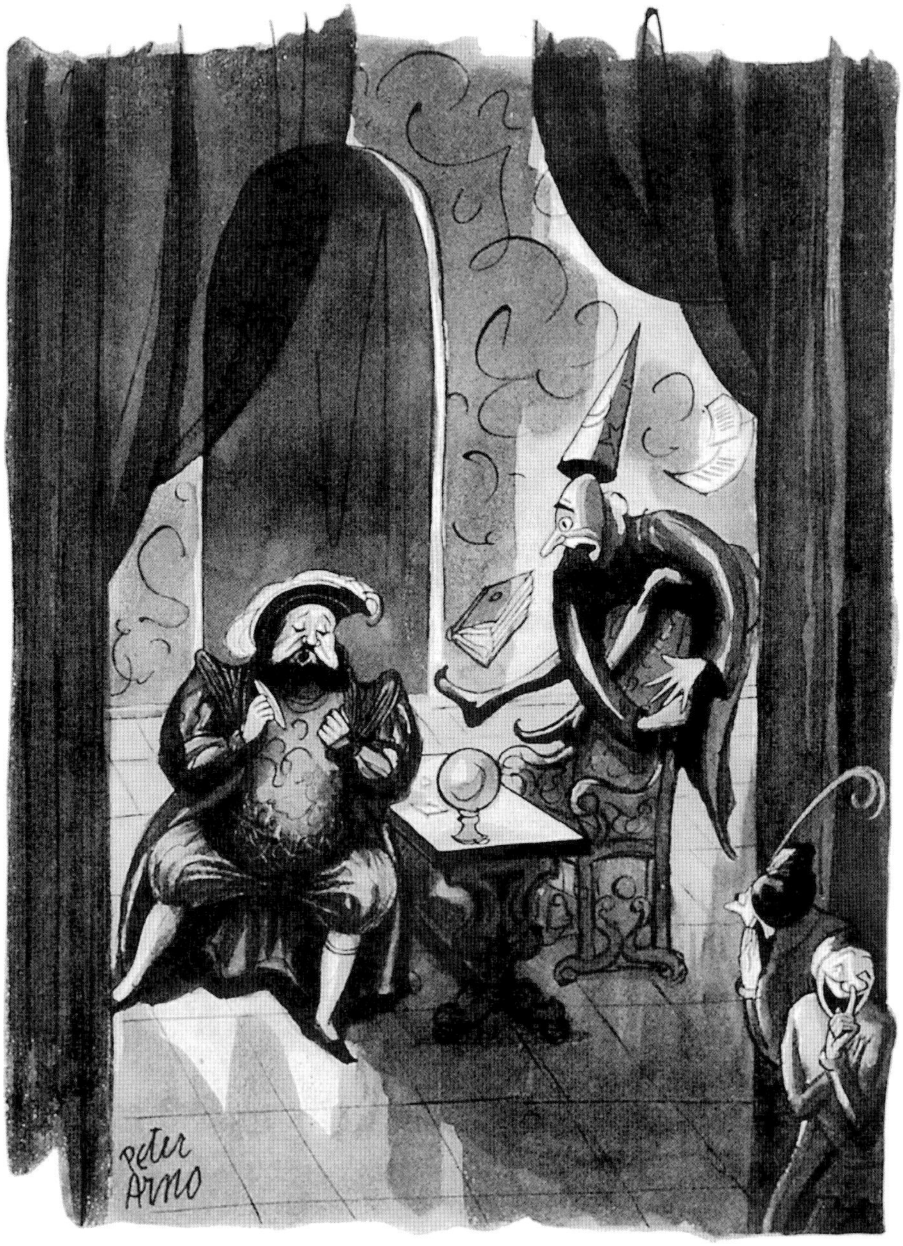

HENRY VIII ET SON PSY

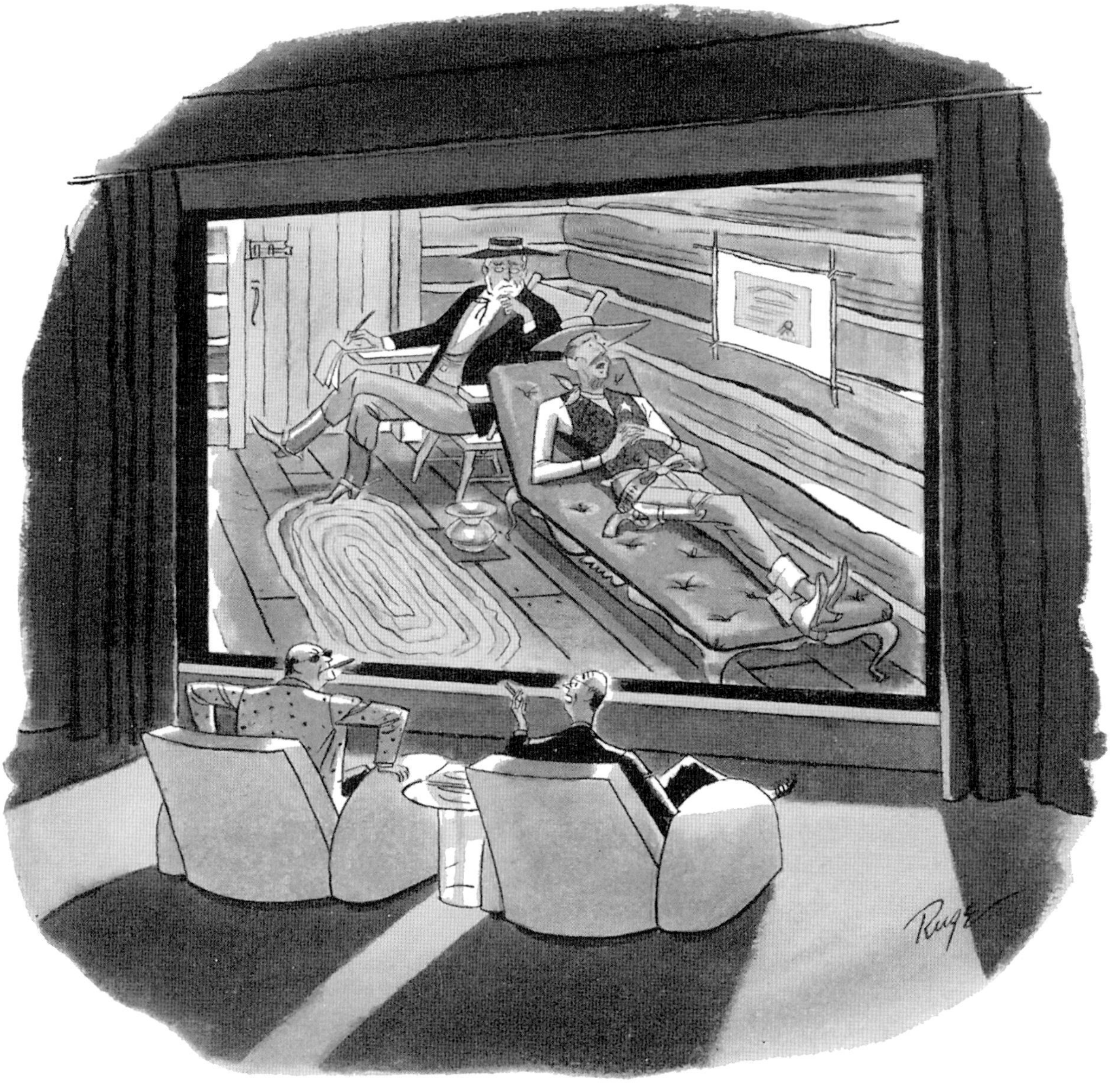

Mais enfin Jim, est-ce que oui ou non tu veux produire des westerns pour adultes ?

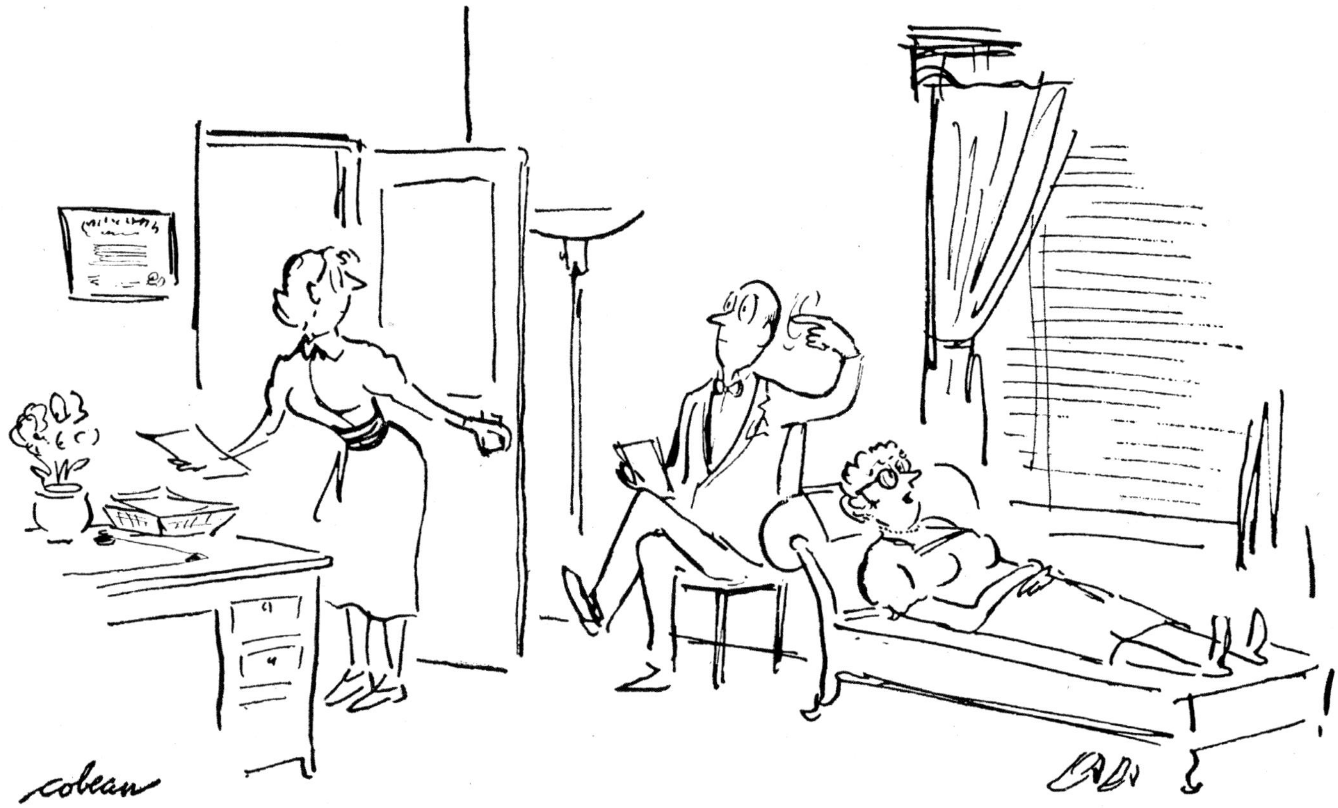
cobean

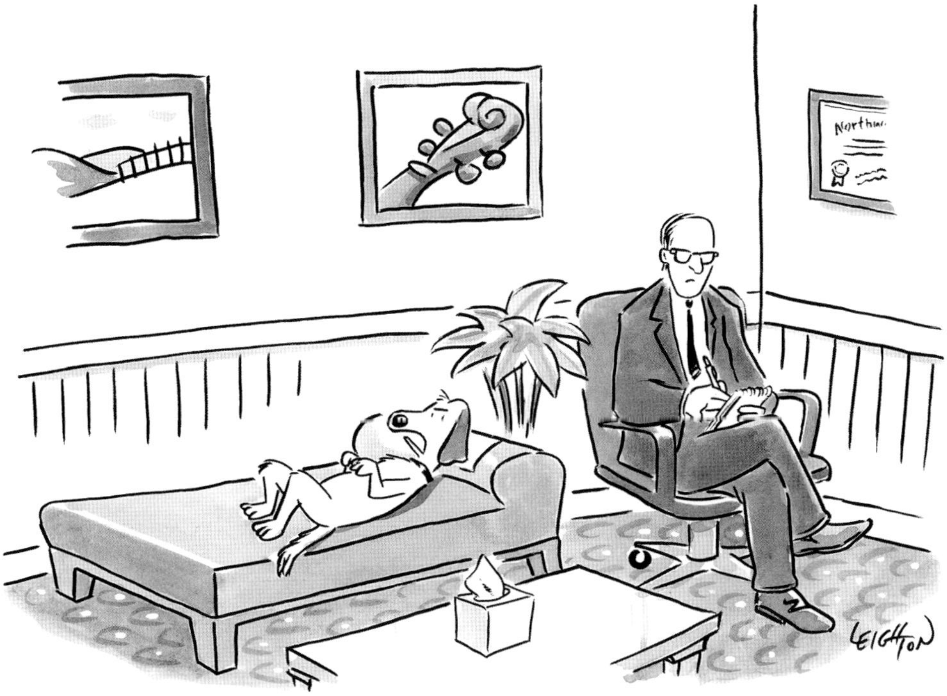

Dès que j'entends quelqu'un sonner à la porte,
c'est plus fort que moi!... ça me fait saliver.

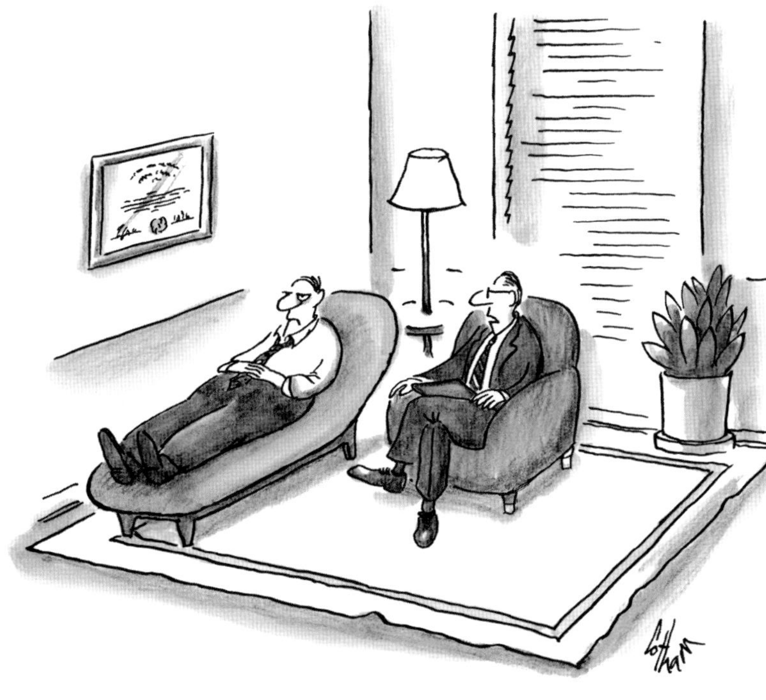

Si vous vous posez des questions sur votre santé mentale,
à mon avis, c'est le moment d'en parler.

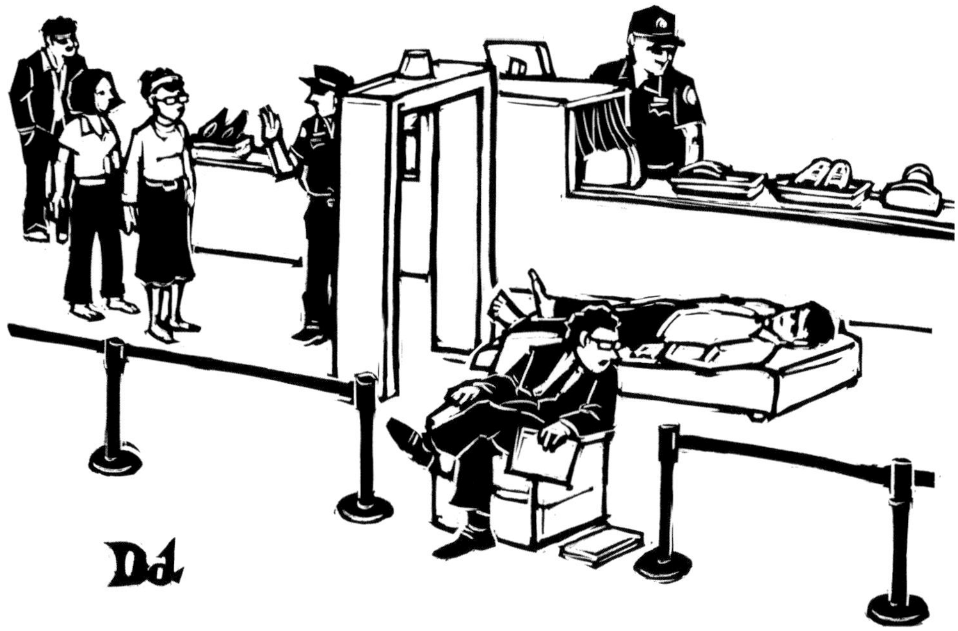

Allez, c'est bon. Au suivant !

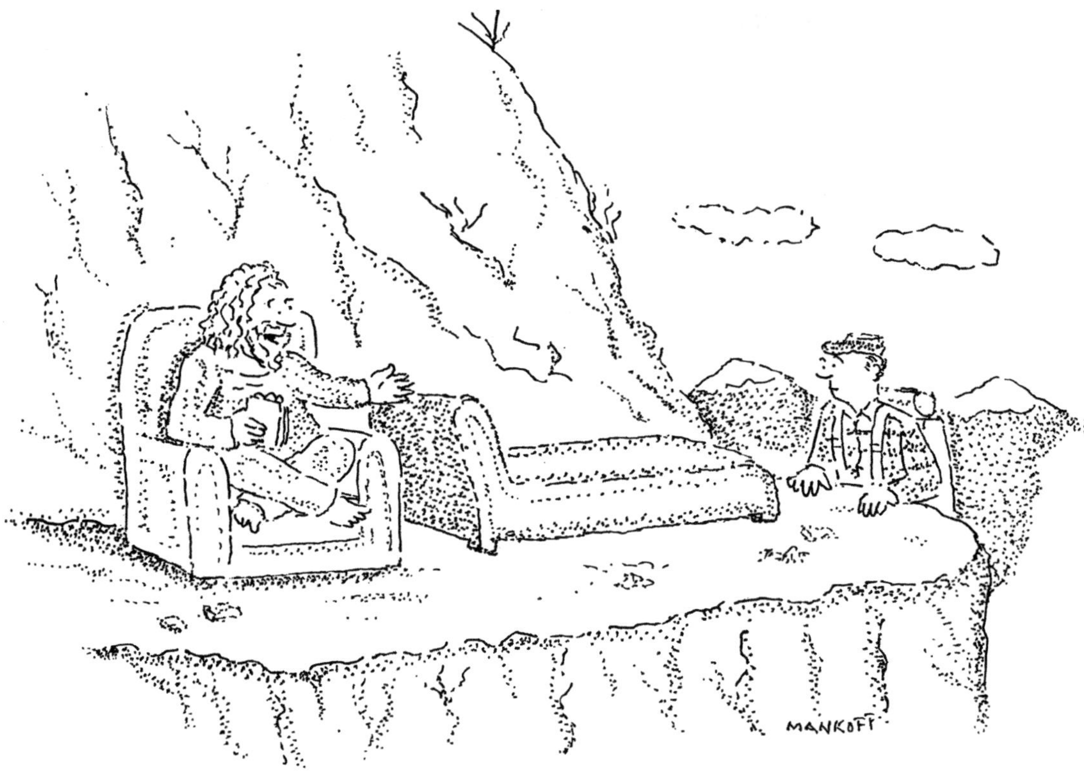

Vous pourriez repasser par l'accueil ?
Ma secrétaire a des formulaires à vous faire remplir.

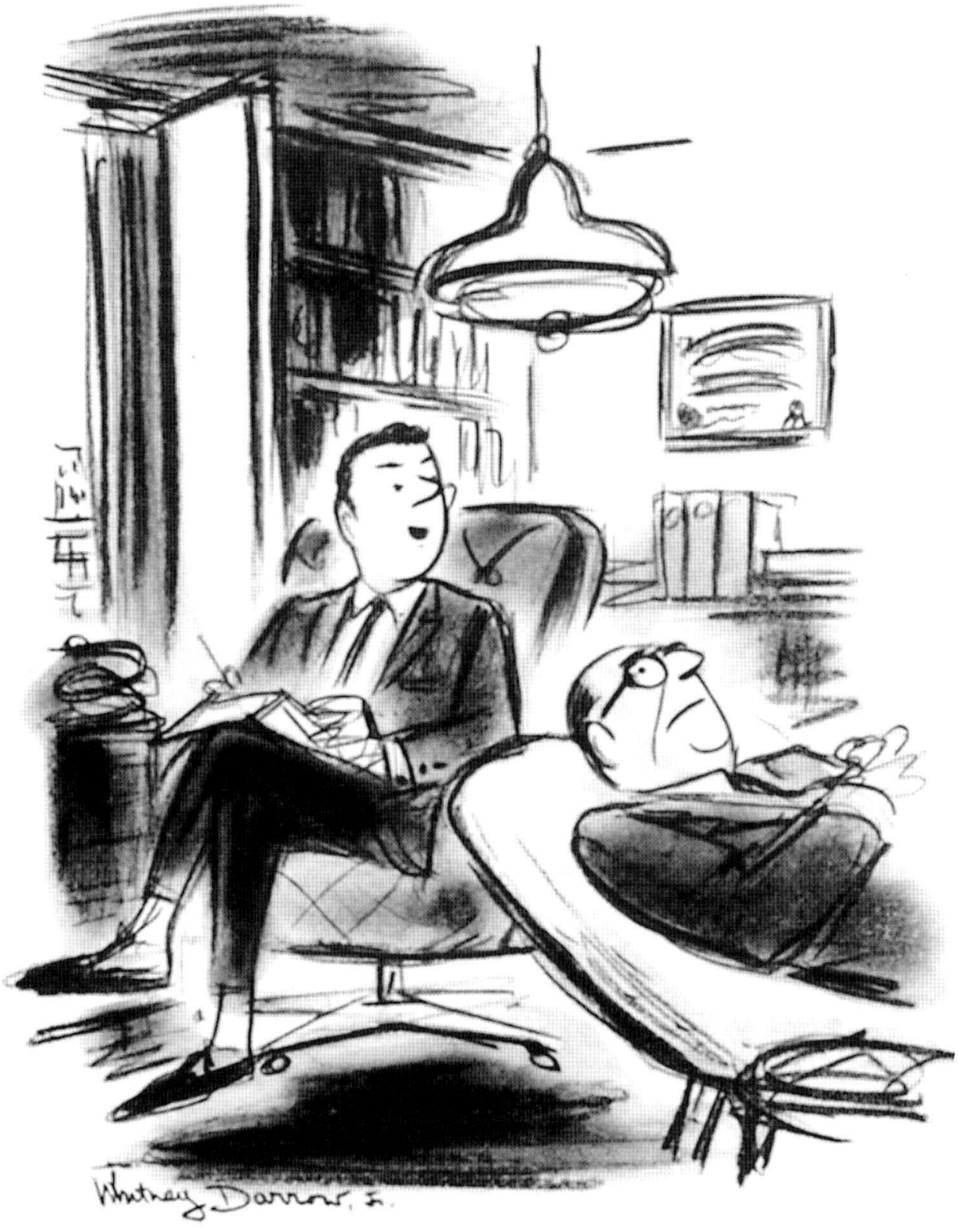

N'ayez aucune crainte, monsieur Martin, c'est tout à fait normal que je vous rappelle votre père.

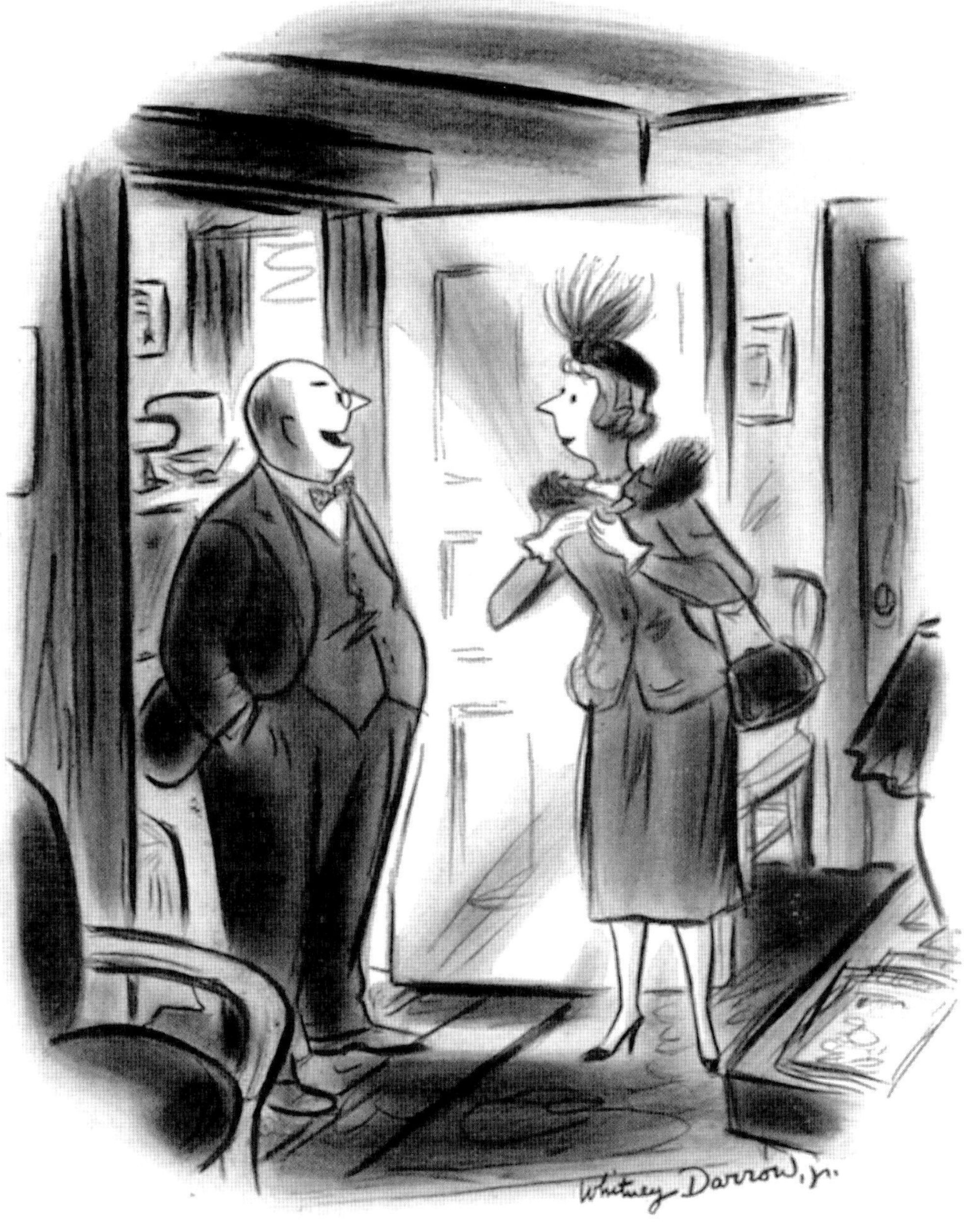

Je crois que nous sommes venus
à bout de votre kleptomanie, madame Barclay.
Mais en cas de rechute, pourriez-vous me mettre de côté
un joli petit réveil ? Ça me ferait plaisir...

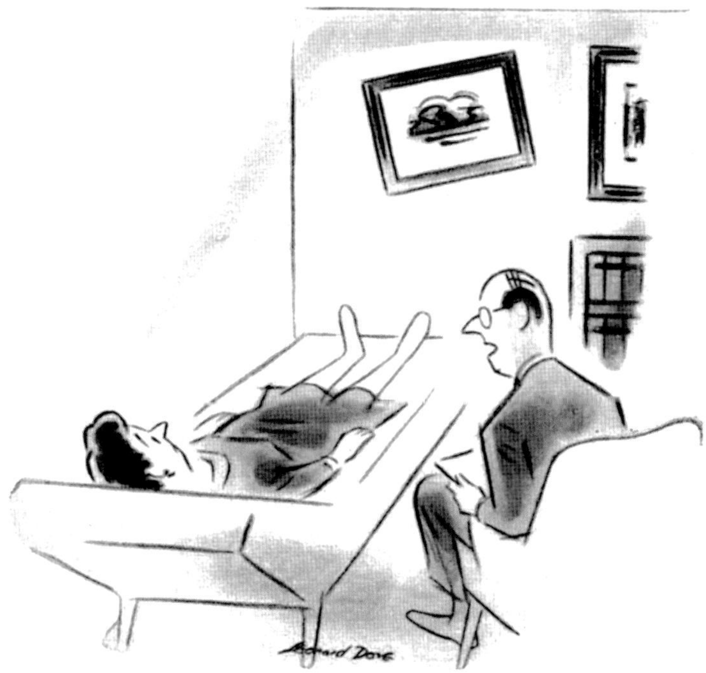

*On dirait qu'il y a quelque chose
qui vous perturbe aujourd'hui.*

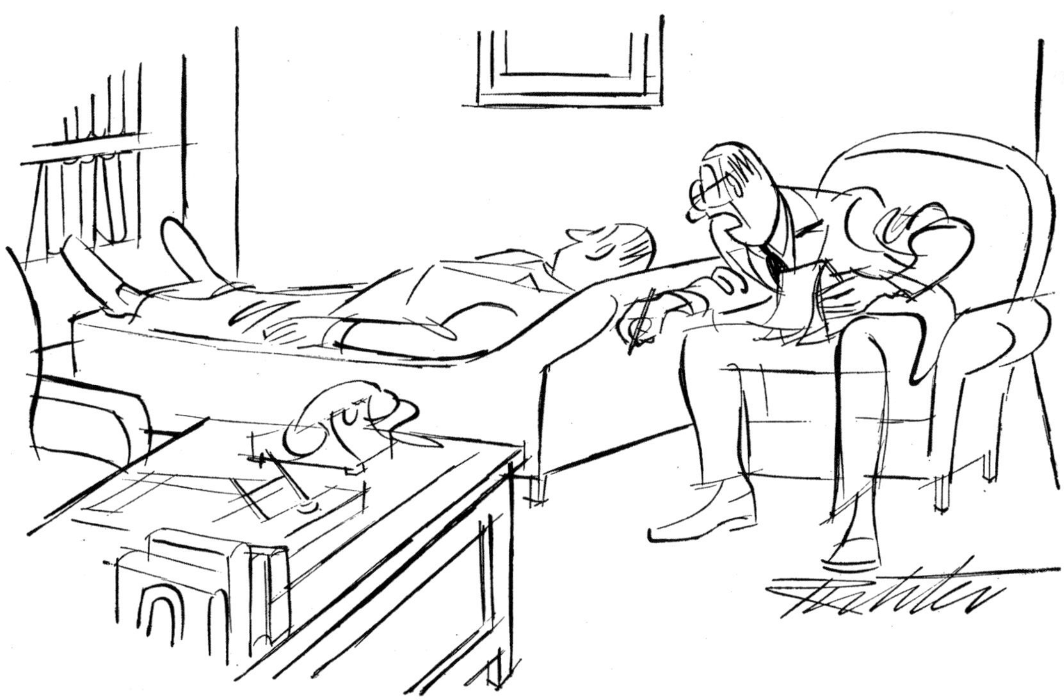

Quoi ! Espèce de vieux dégueulasse !

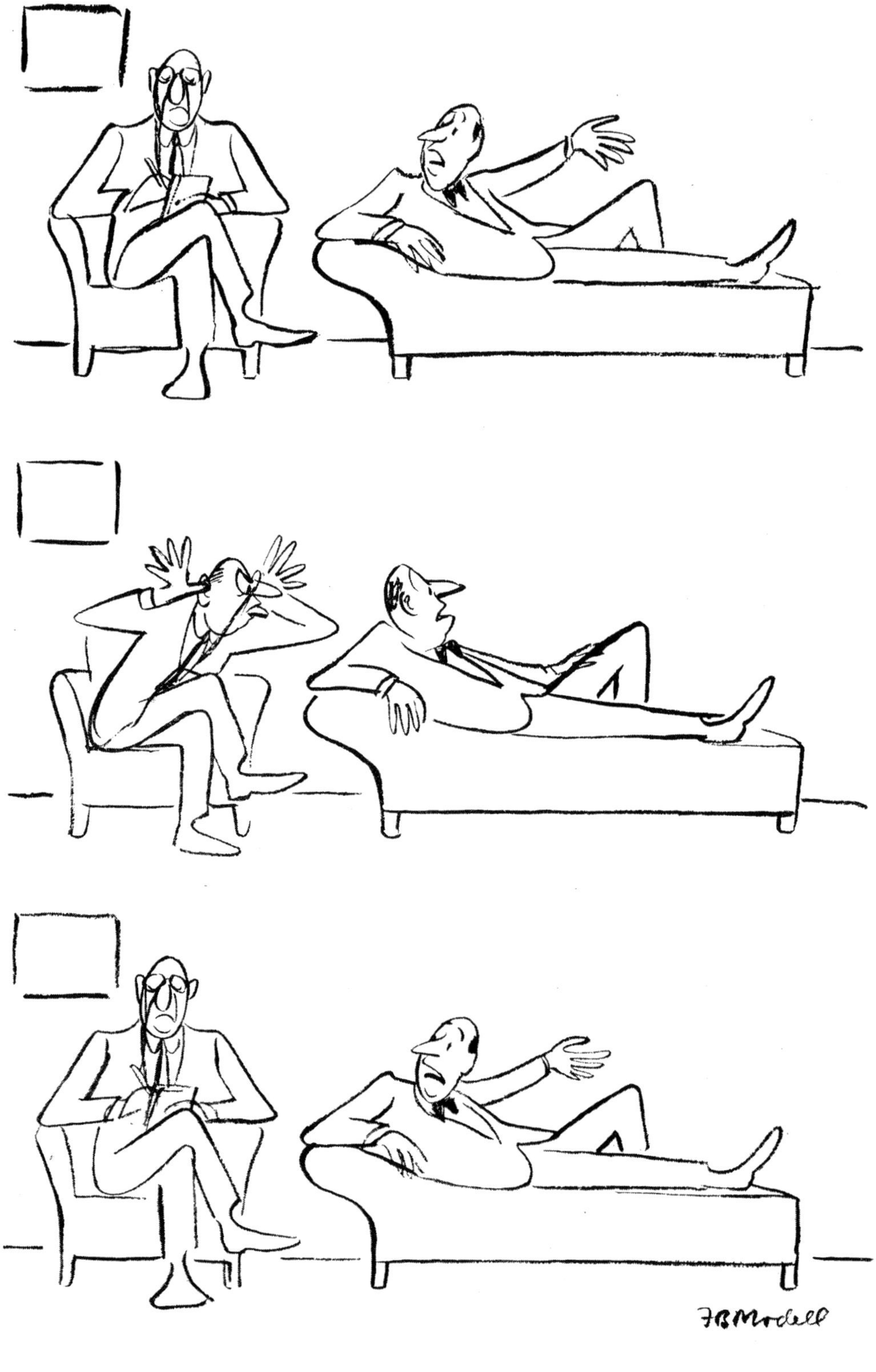
FBModell

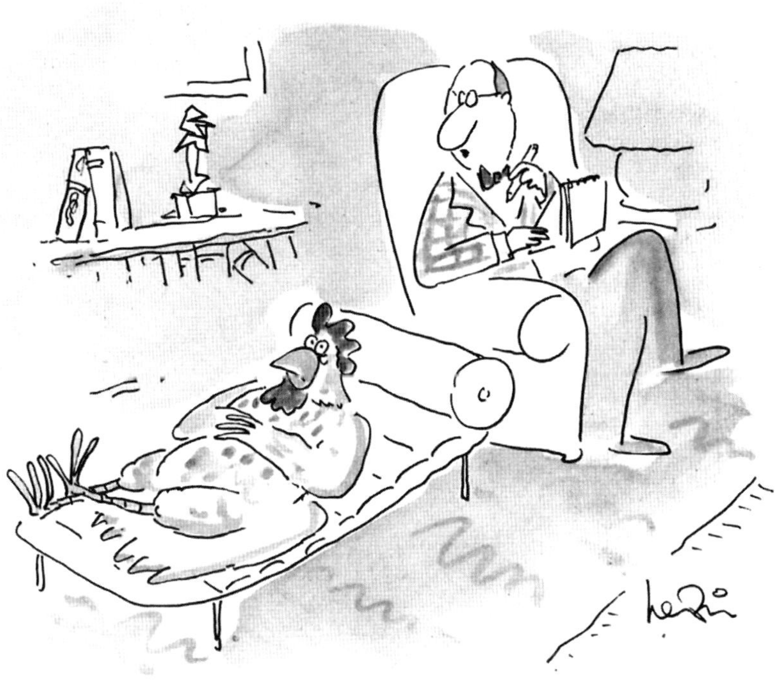

À votre avis, pourquoi avez-vous traversé la route ?

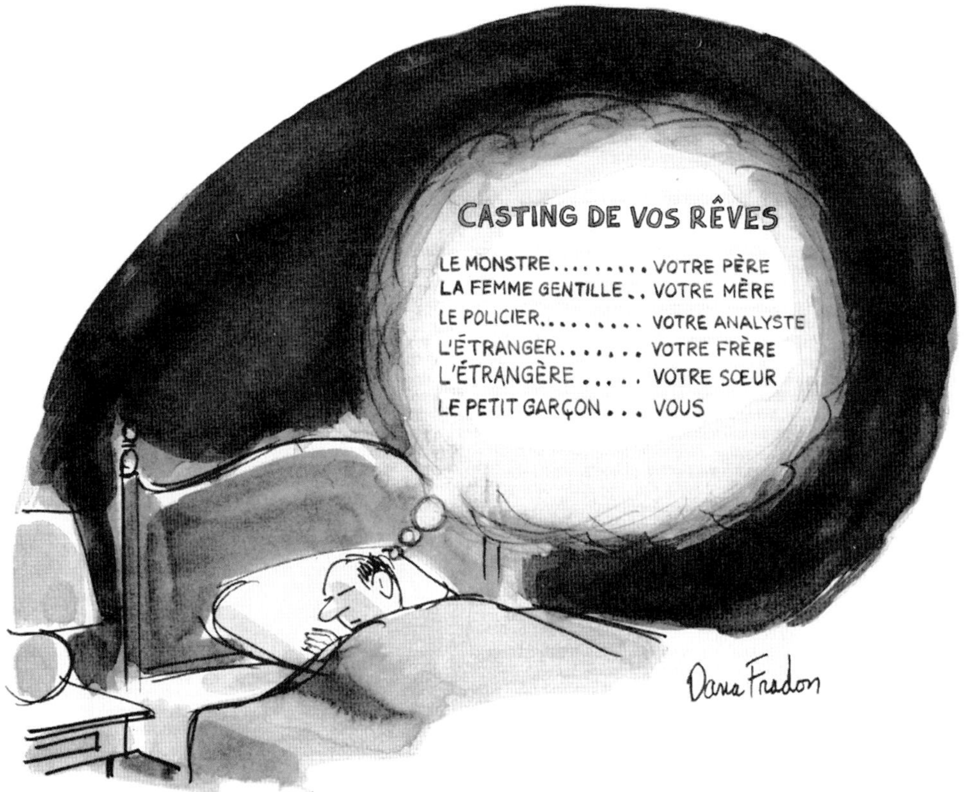
CASTING DE VOS RÊVES
LE MONSTRE......... VOTRE PÈRE
LA FEMME GENTILLE .. VOTRE MÈRE
LE POLICIER......... VOTRE ANALYSTE
L'ÉTRANGER....... VOTRE FRÈRE
L'ÉTRANGÈRE ..... VOTRE SŒUR
LE PETIT GARÇON ... VOUS

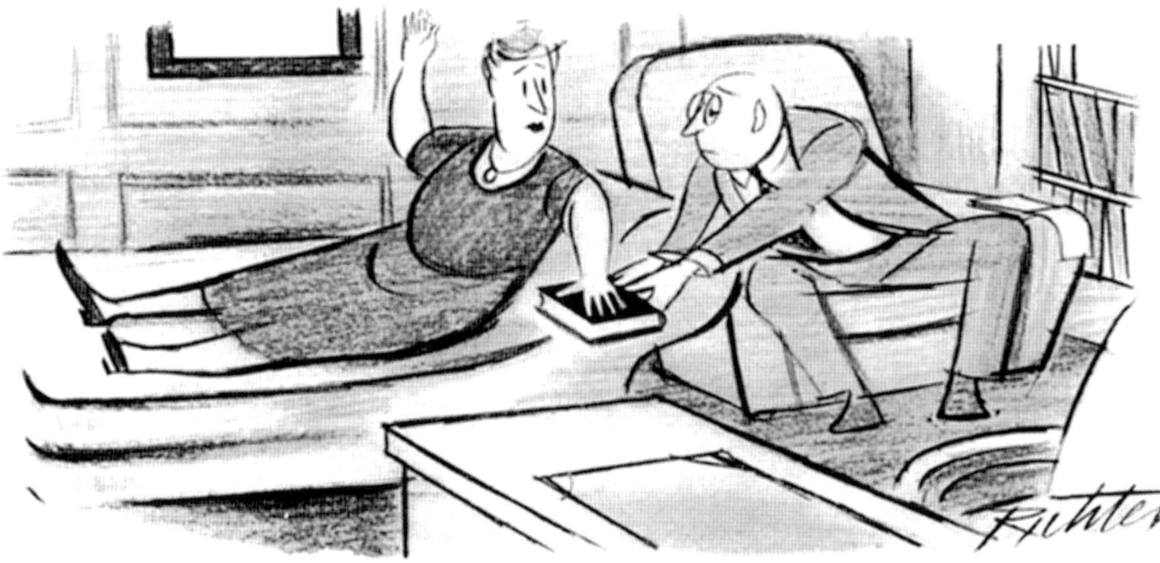
Richter

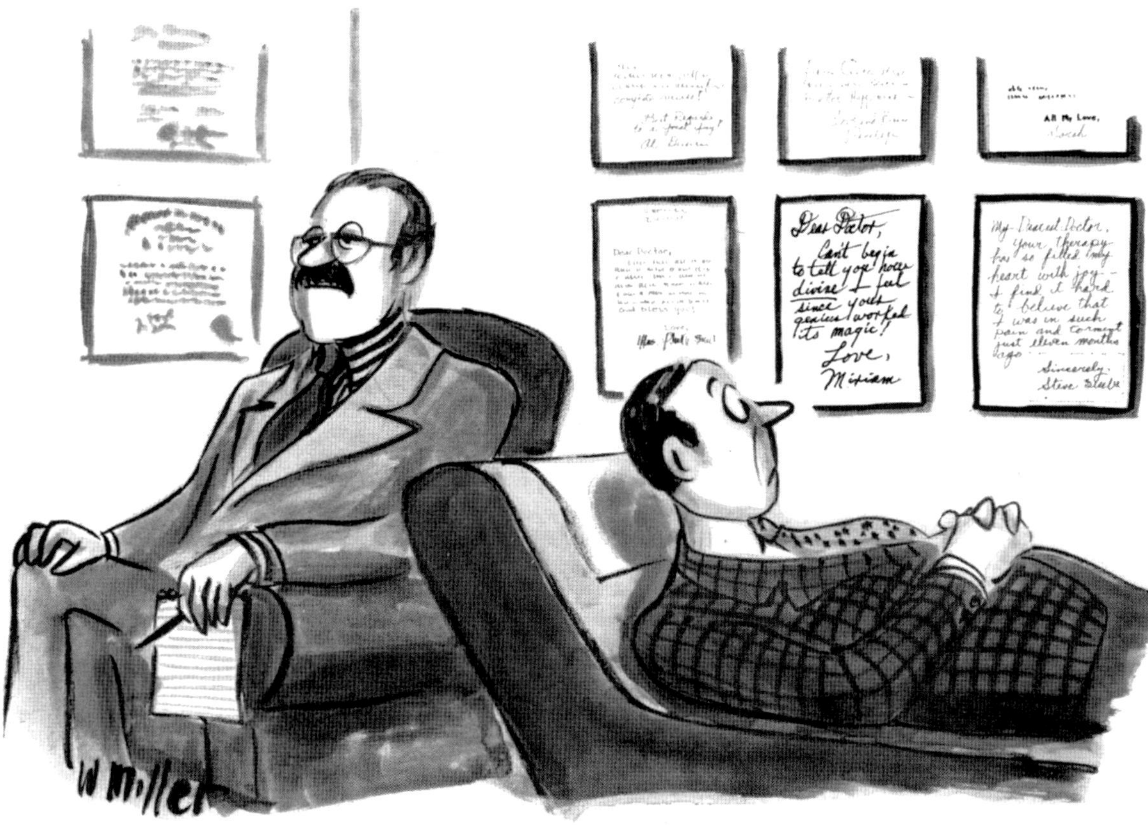
Dear Doctor,
All My Love,
Dear Doctor,
Can't begin to tell you how divine I feel since your genius worked its magic!
Love,
Miriam
My Dearest Doctor,
your therapy has so filled my heart with joy —
I find it hard to believe that I was in such pain and torment just eleven months ago.
Sincerely,
W Miller

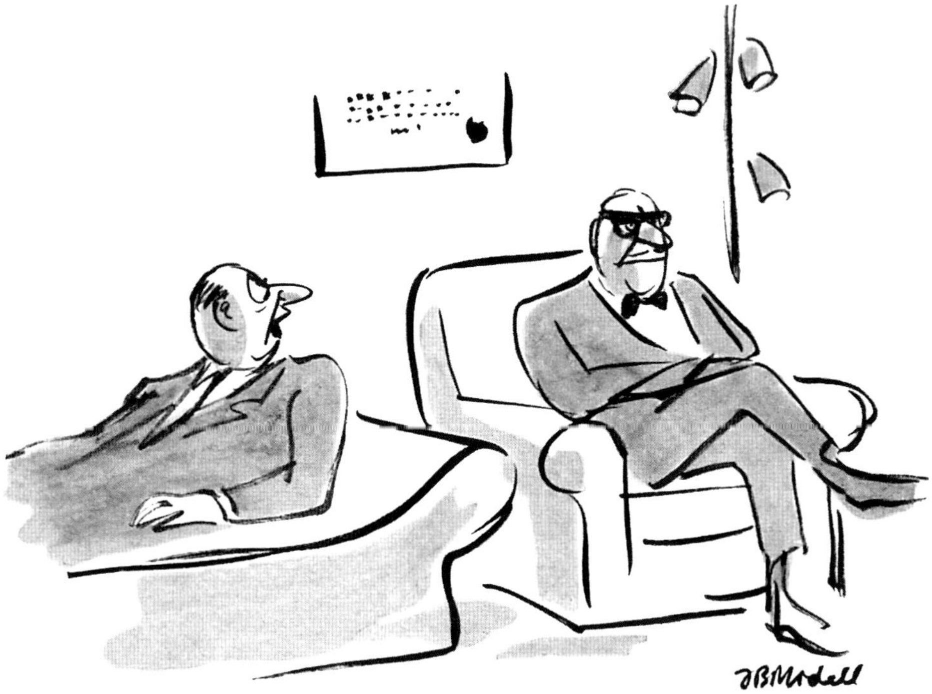

Écoutez, j'ai assez de problèmes avec le présent !
Je ne vais pas en plus m'occuper de mon passé !

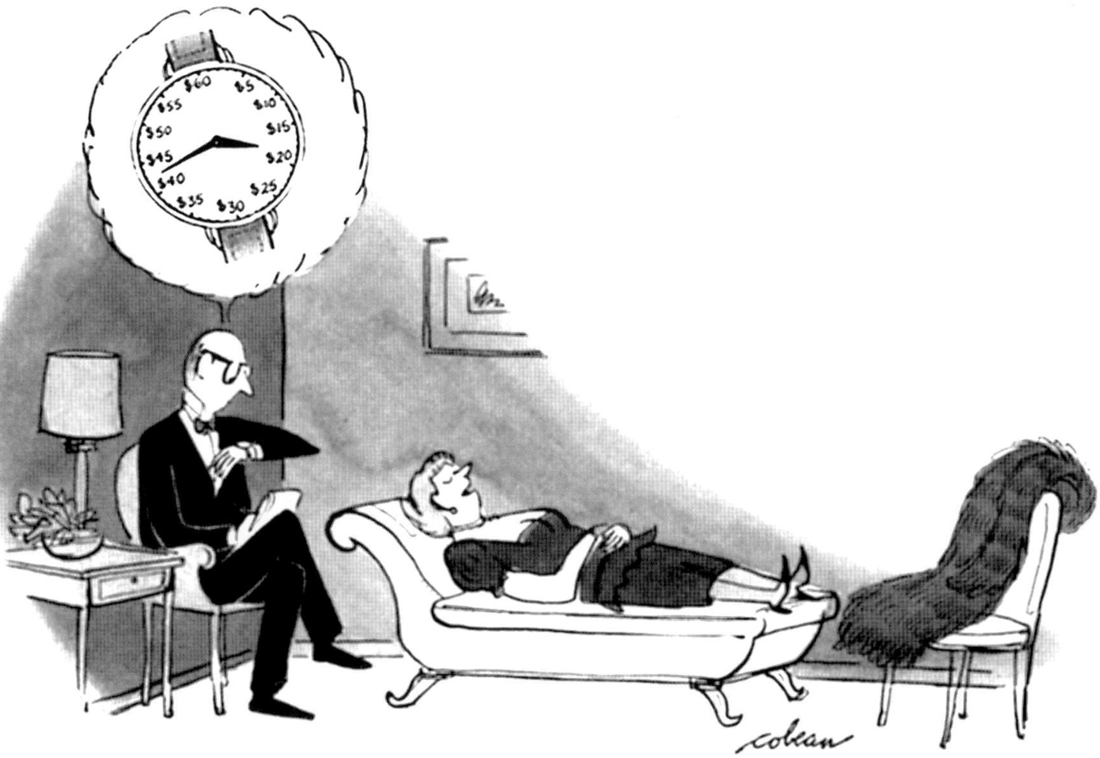

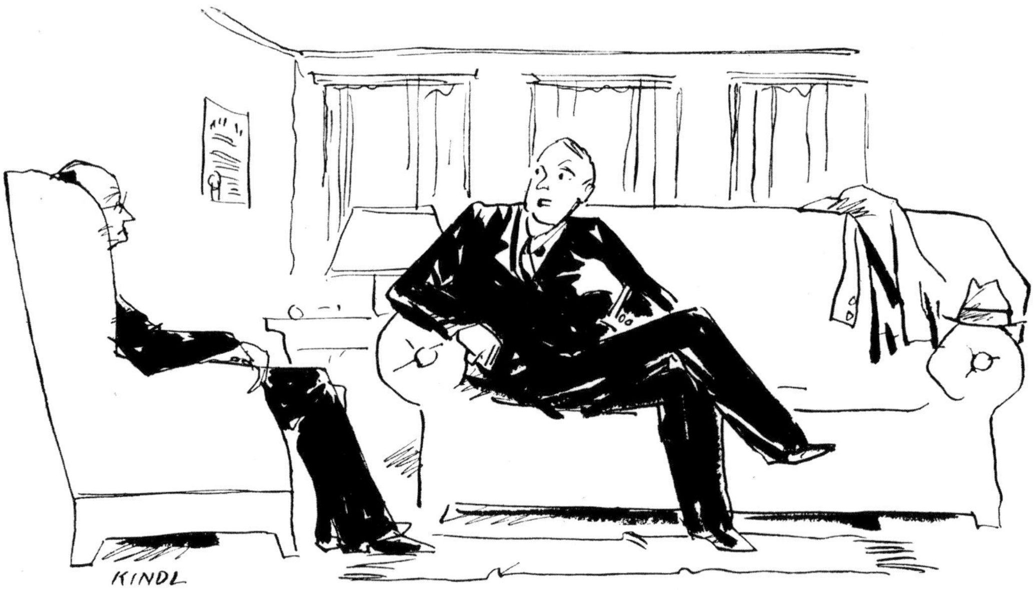

Vous ne croyez pas, docteur, que pour progresser
je devrais reprendre ma relation fusionnelle avec ma mère ?

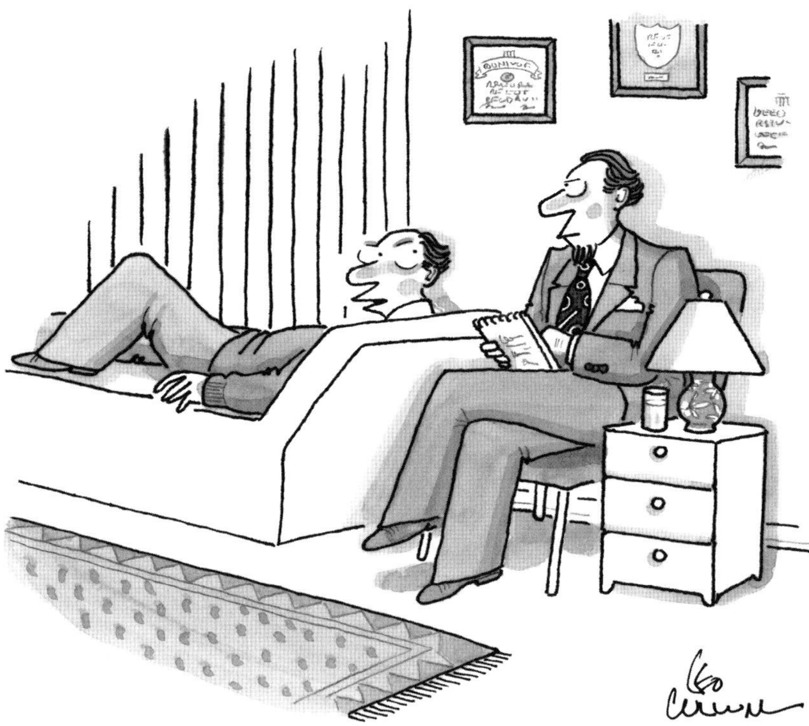

En ce qui concerne vos honoraires, j'ai enfin appris à dire « Non ».

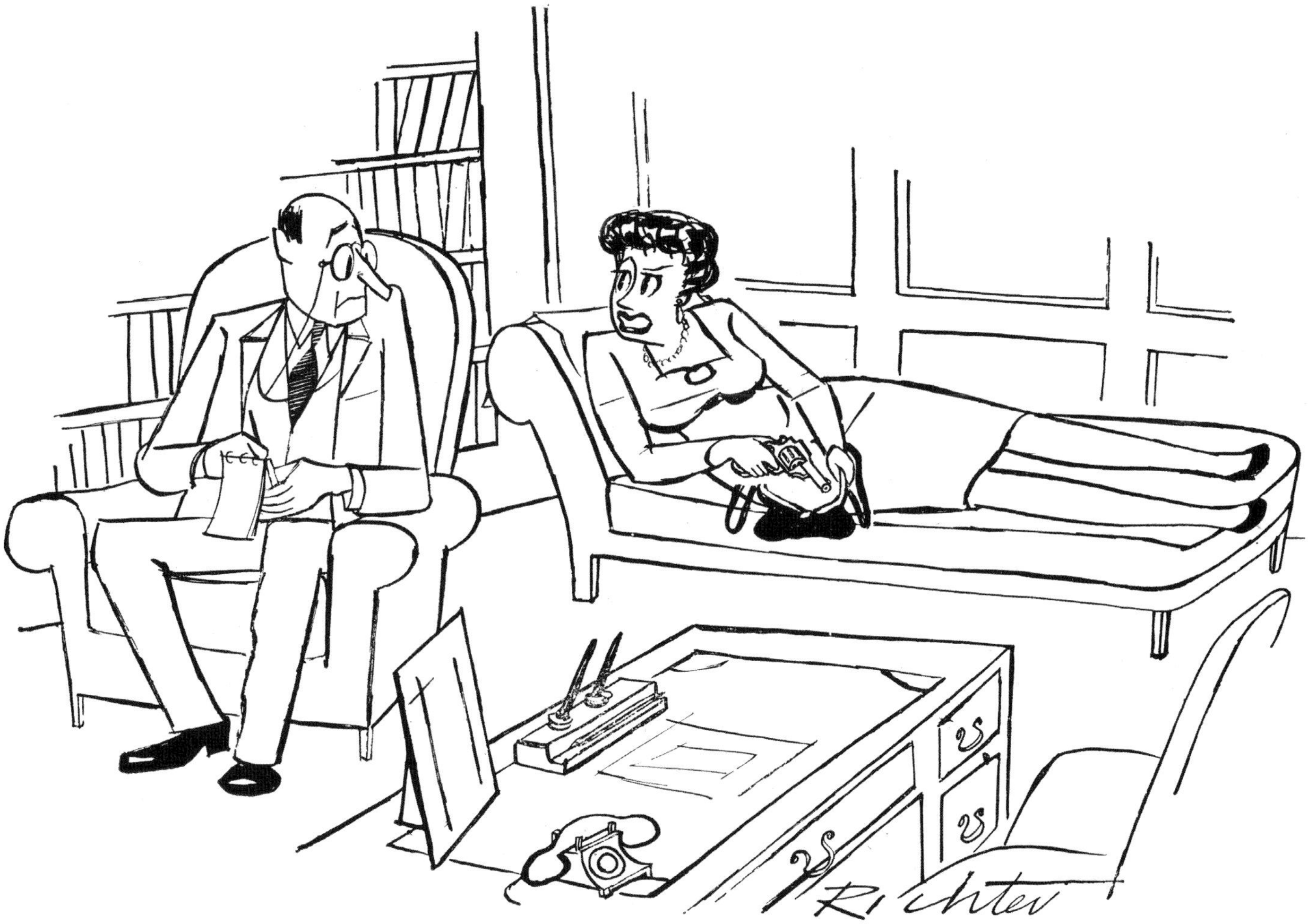

Vous m'avez fait beaucoup de bien, docteur. Mais maintenant vous en savez trop.

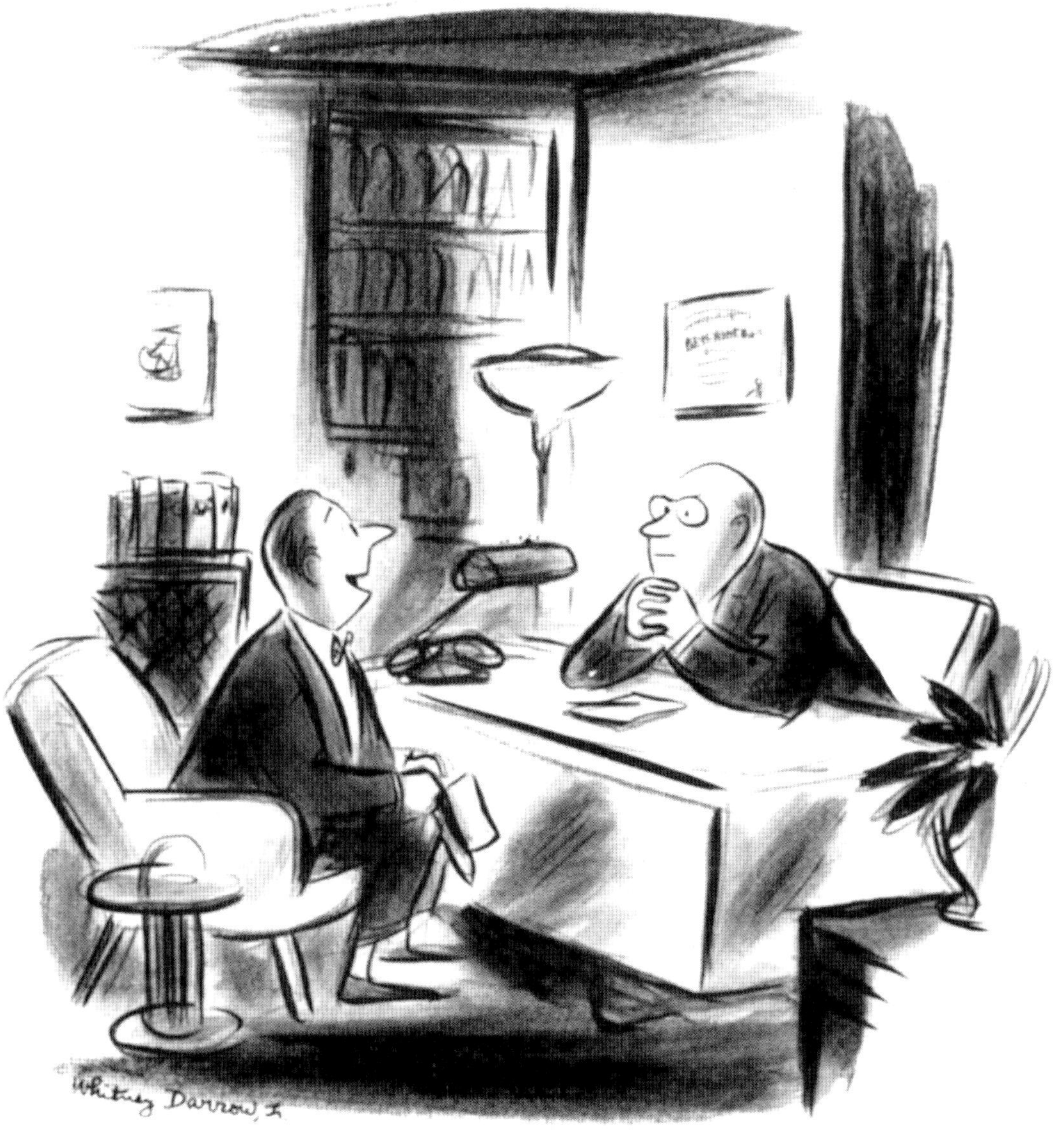

Le problème, c'est que je me sens inférieur
par rapport à ceux qui, je le sais, me sont inférieurs.

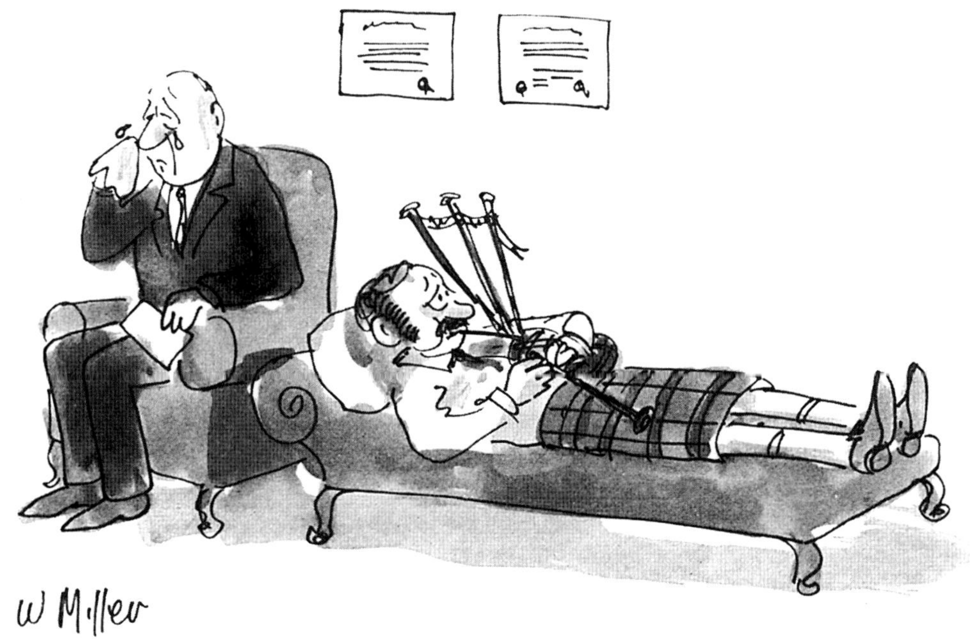

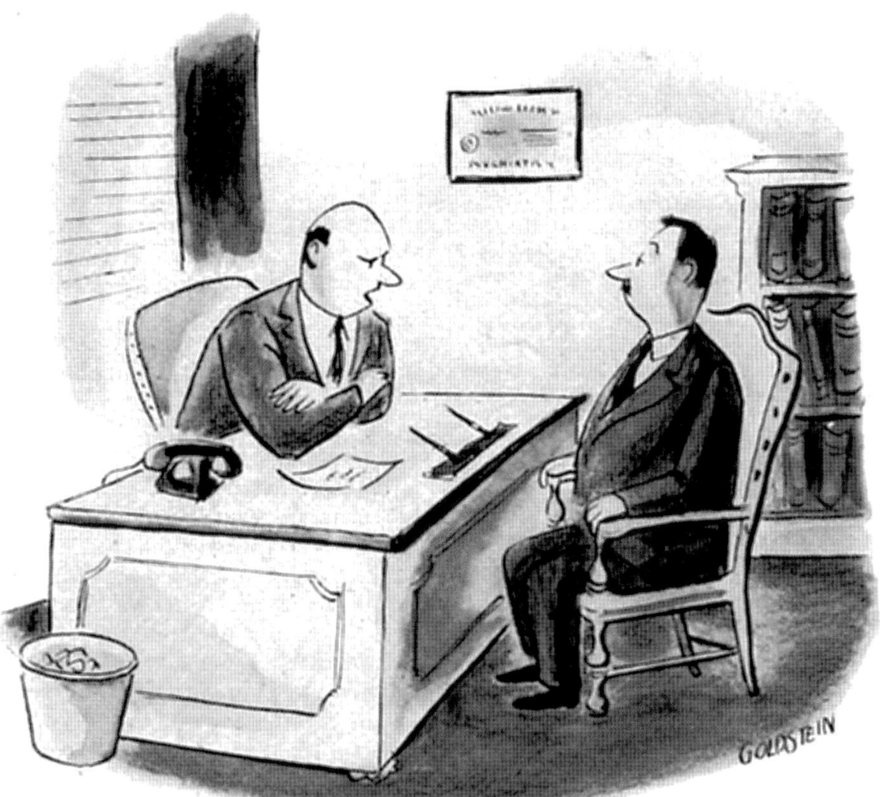

La première chose que vous devez comprendre,
c'est que ce complexe d'infériorité vaut bien celui de votre voisin.

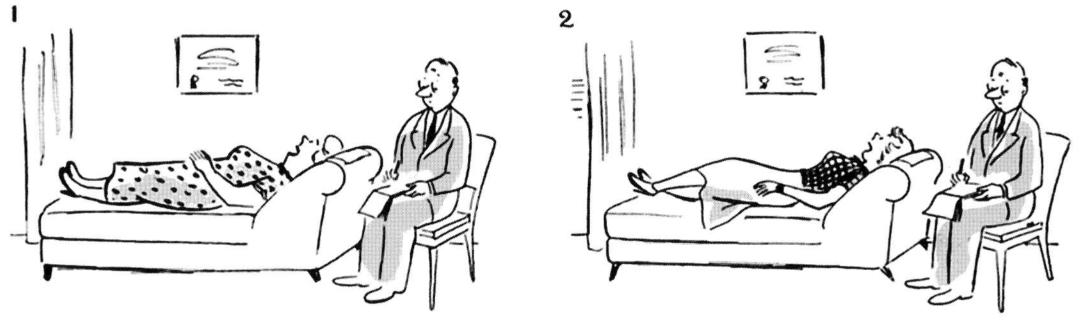
1
2

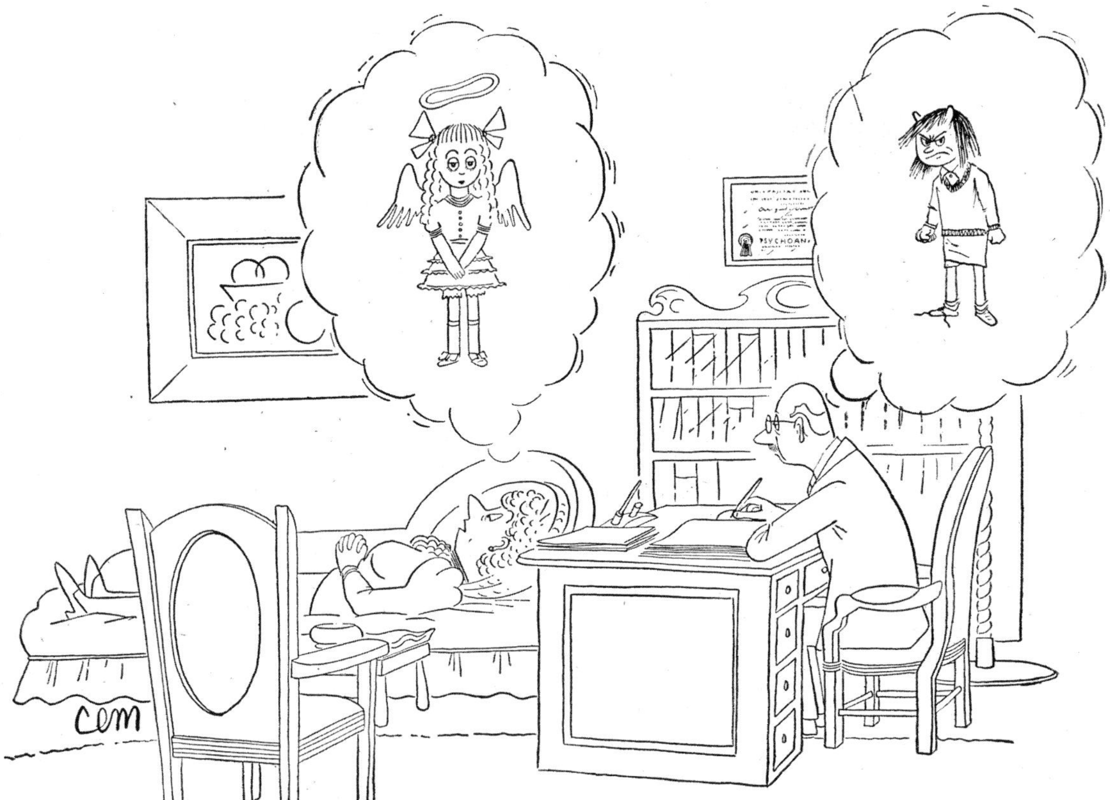
PSYCHOAN
CEM

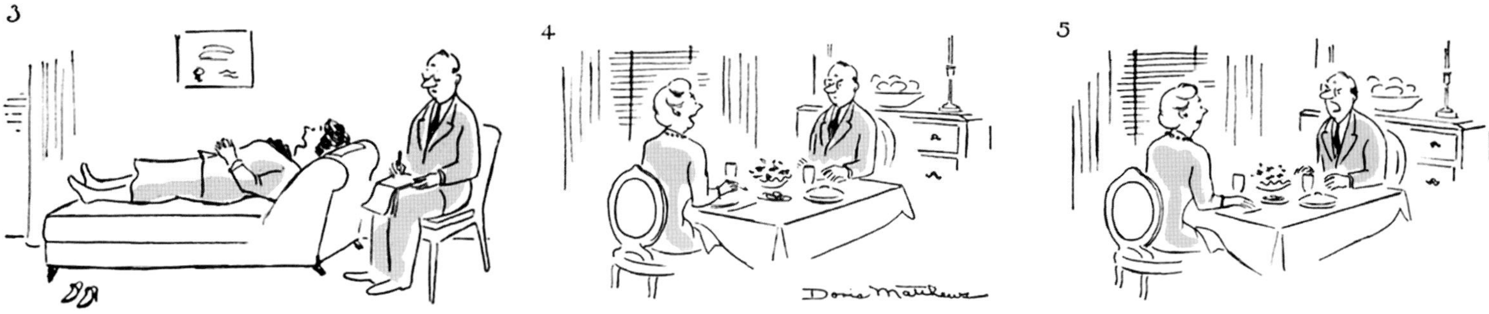

Oh ! La ferme !

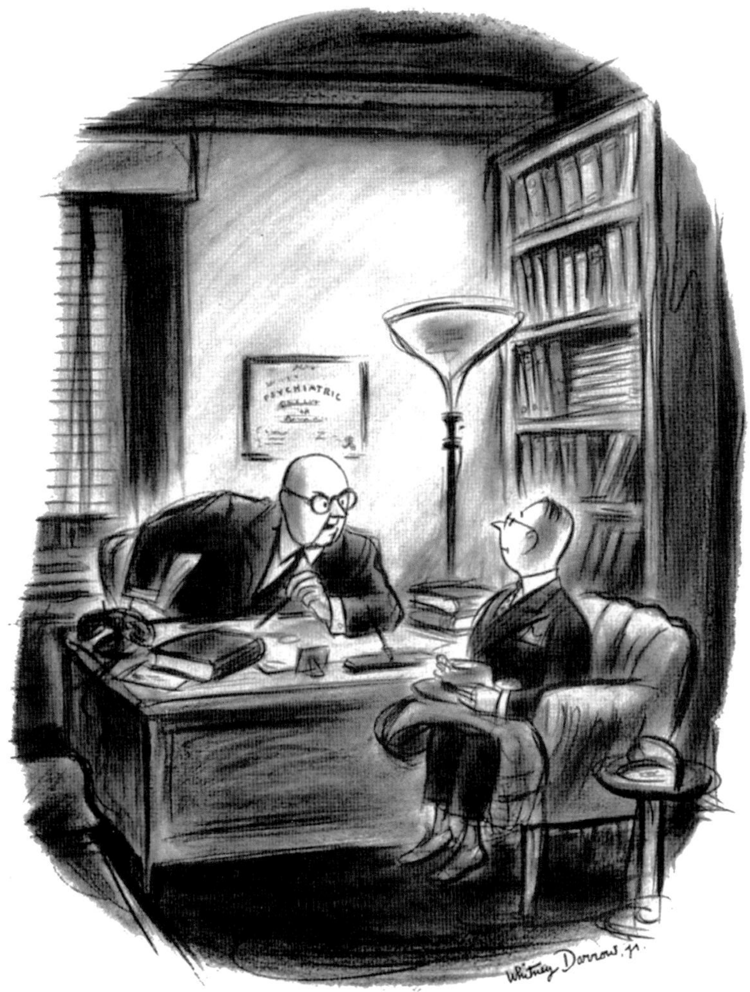

Napoléon était petit, Staline était petit, Polanski est petit...

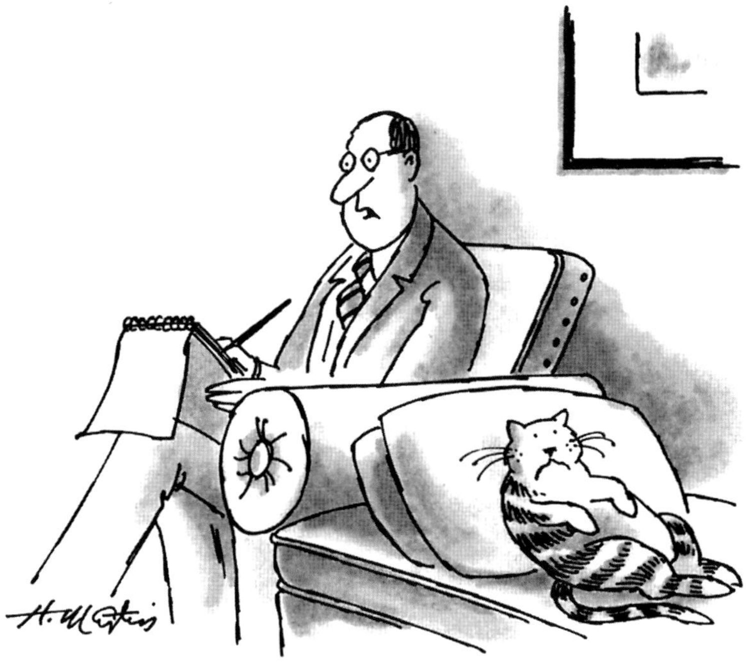

Vous n'avez pas à culpabiliser, croyez-moi. Vous avez bien mérité la fortune qu'elle vous a léguée en la rendant très heureuse quand elle était en vie.

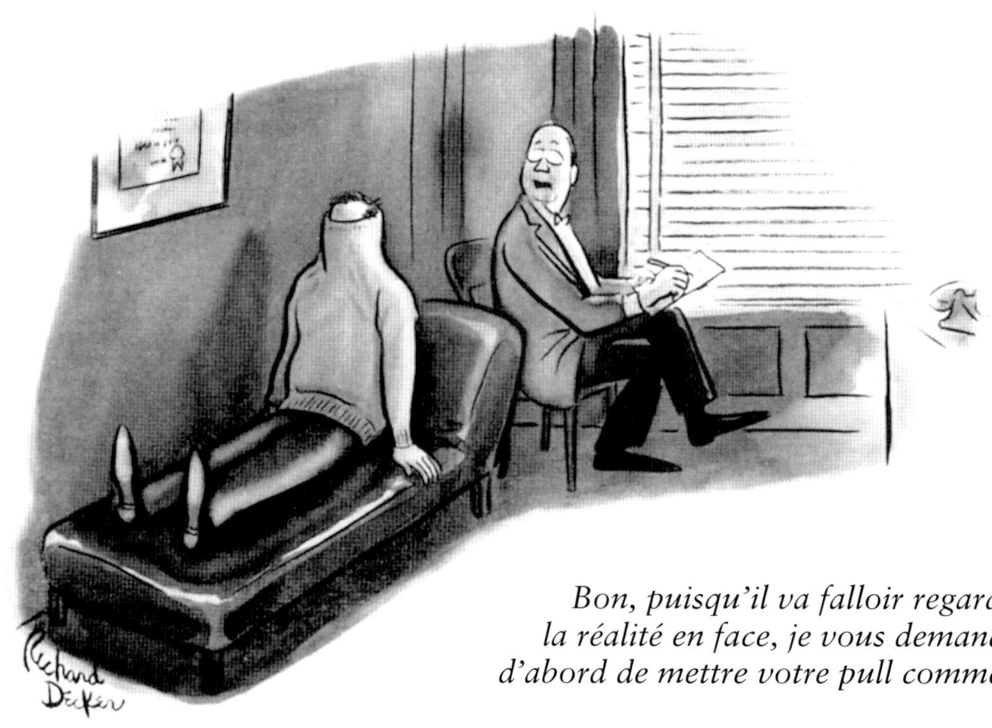

Bon, puisqu'il va falloir regarder la réalité en face, je vous demanderai d'abord de mettre votre pull comme il faut.

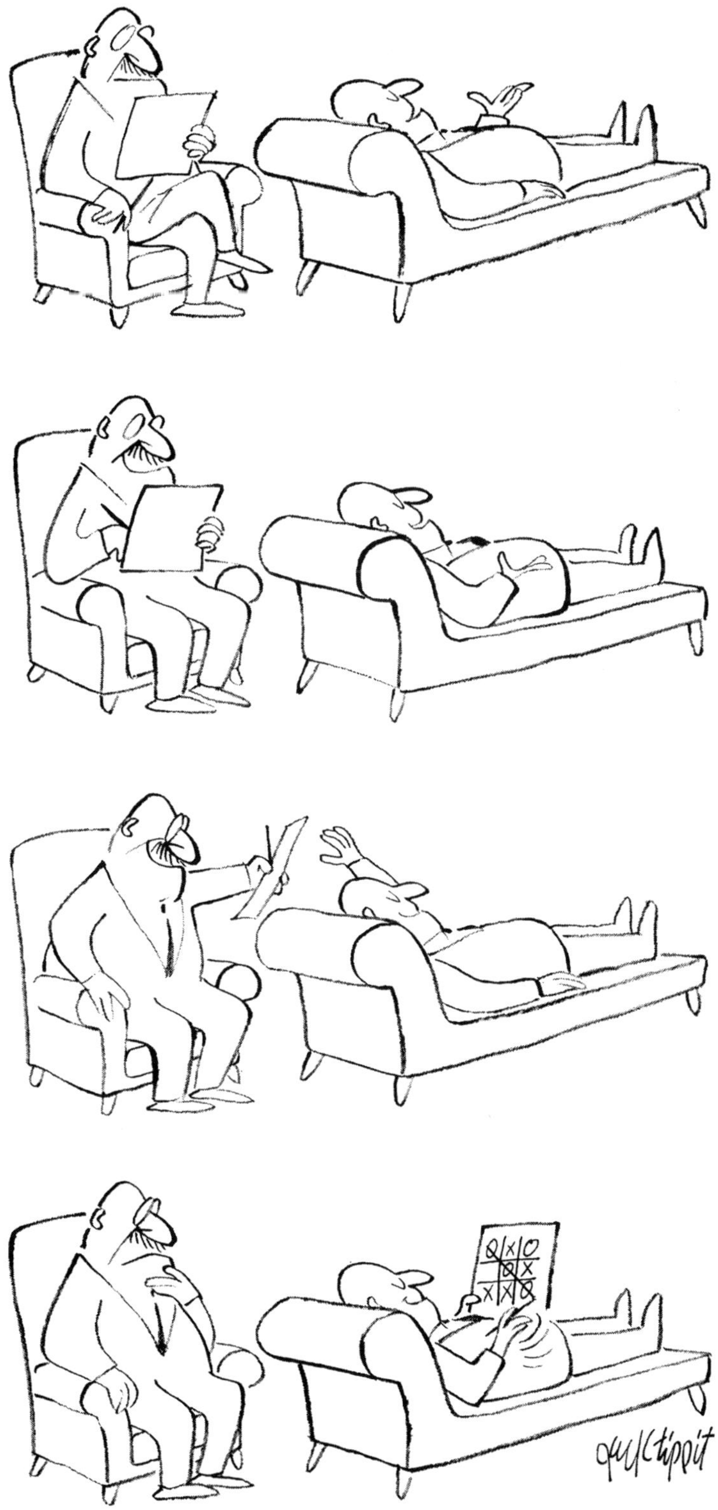

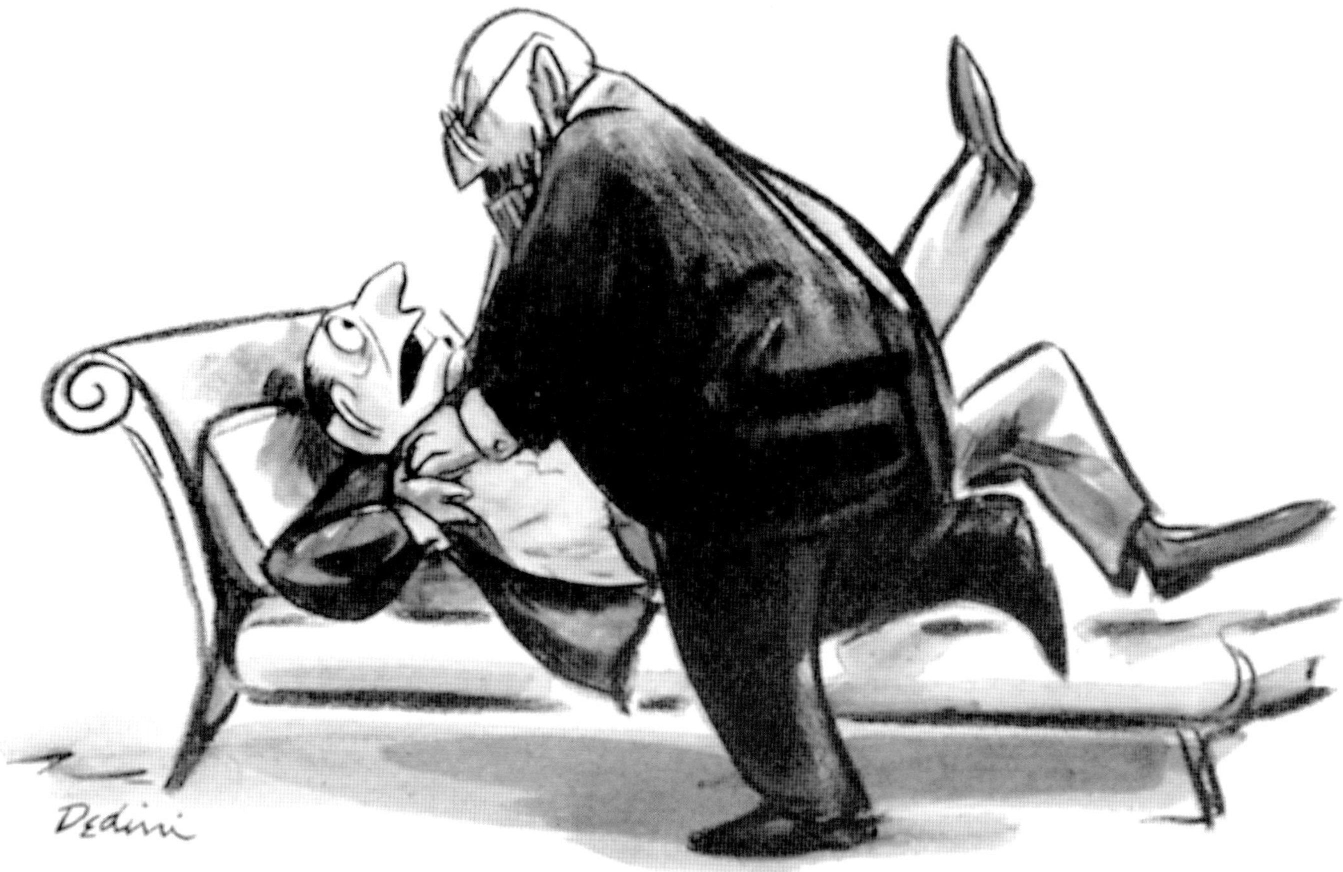

Vous voyez ? Même vous, vous me détestez.

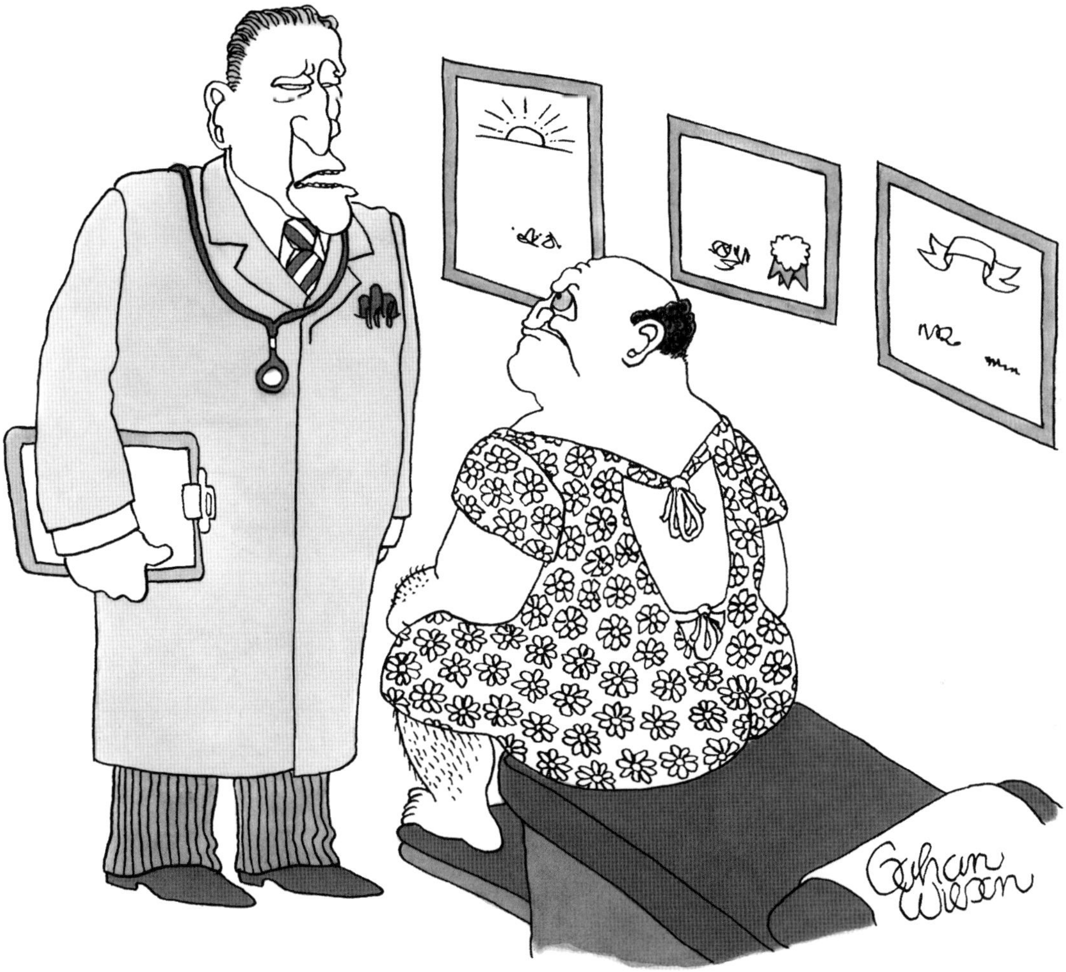

Eh oui, monsieur Keifer, l'humiliation fait partie du traitement.

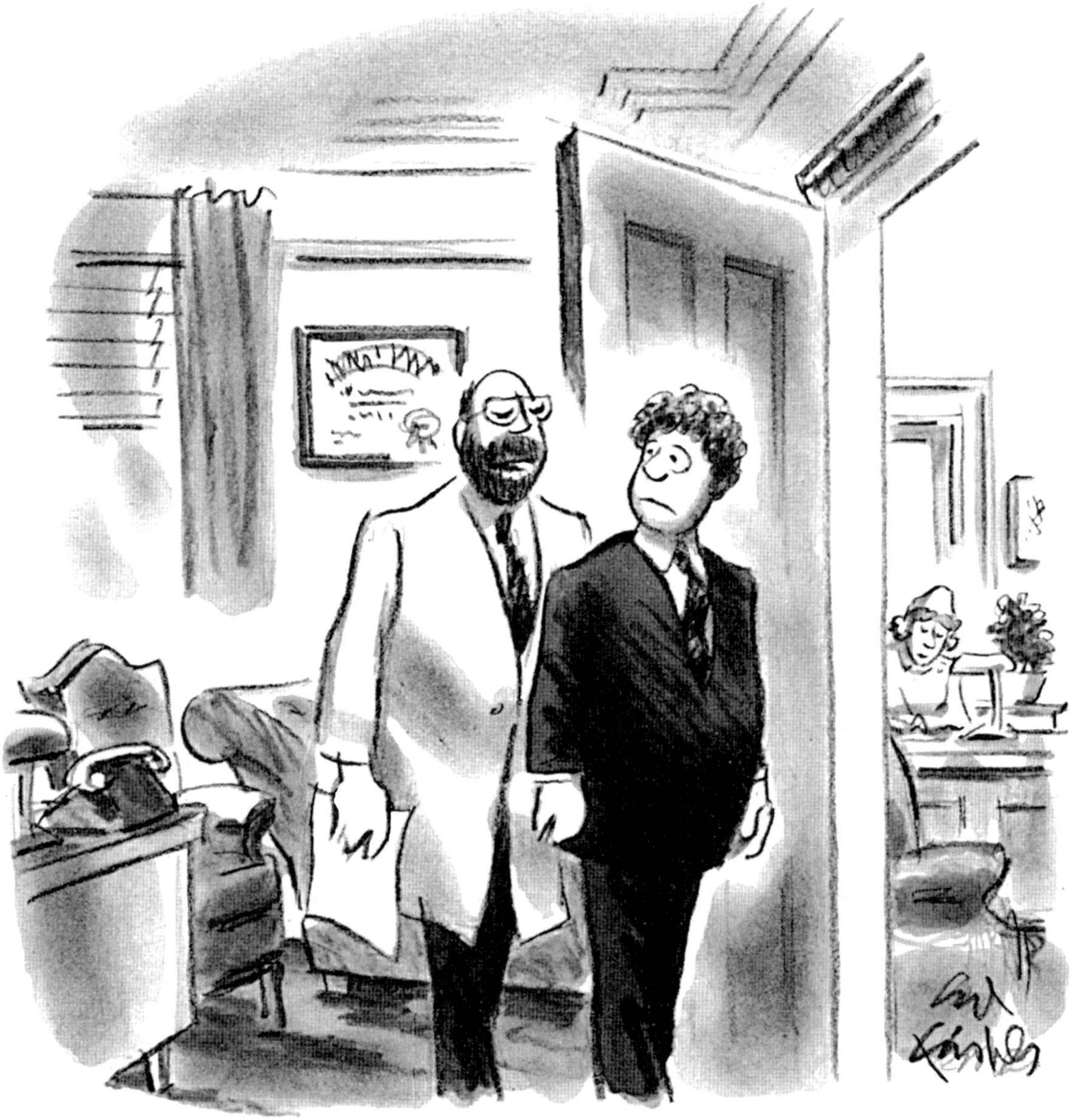

Je vois... crises d'angoisse, envies indéfinissables, insomnies, tristesse parce que le monde va mal, accès de colère. C'est tellement fréquent. On en est tous là mon bon monsieur !

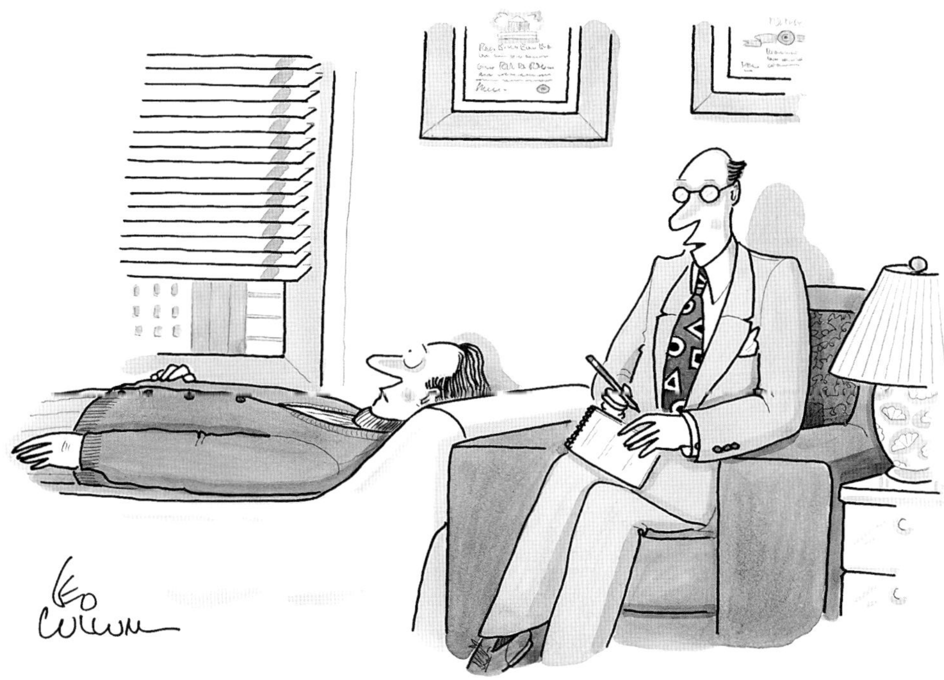

Vous avez tellement de problèmes que je vais être obligé de réajuster mes honoraires.

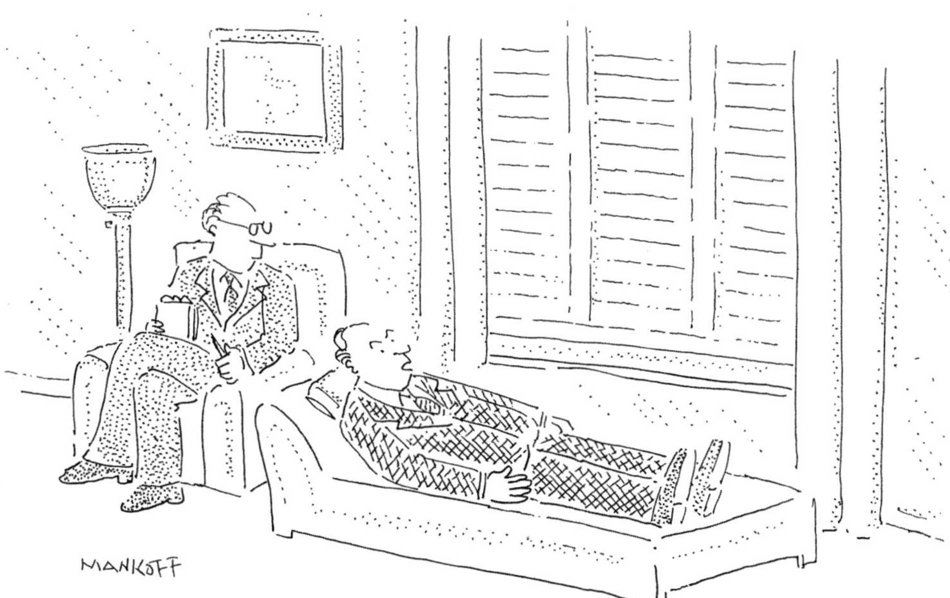

Bon… J'ai enfin fait connaissance avec ma sexualité – c'est dégoûtant.

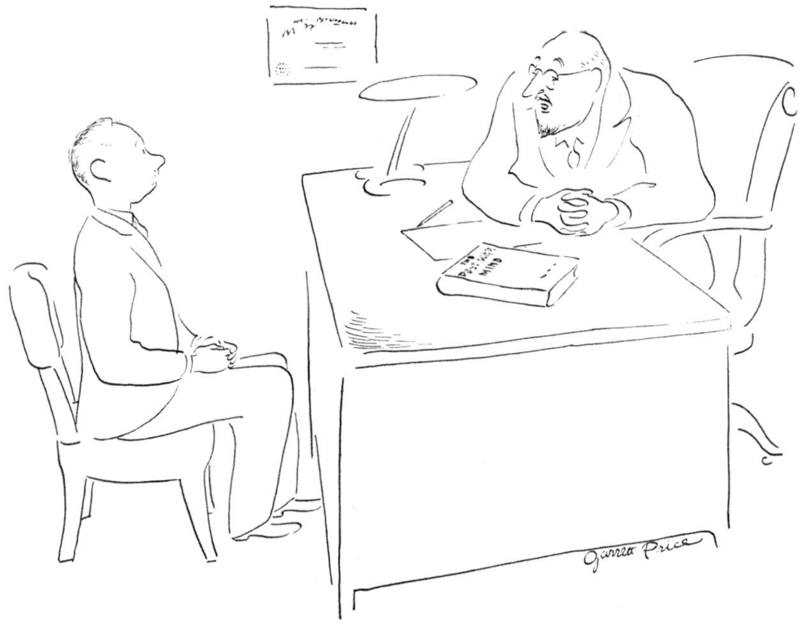

N'oubliez jamais ça : les gens ont autant peur de vous que vous avez peur d'eux.

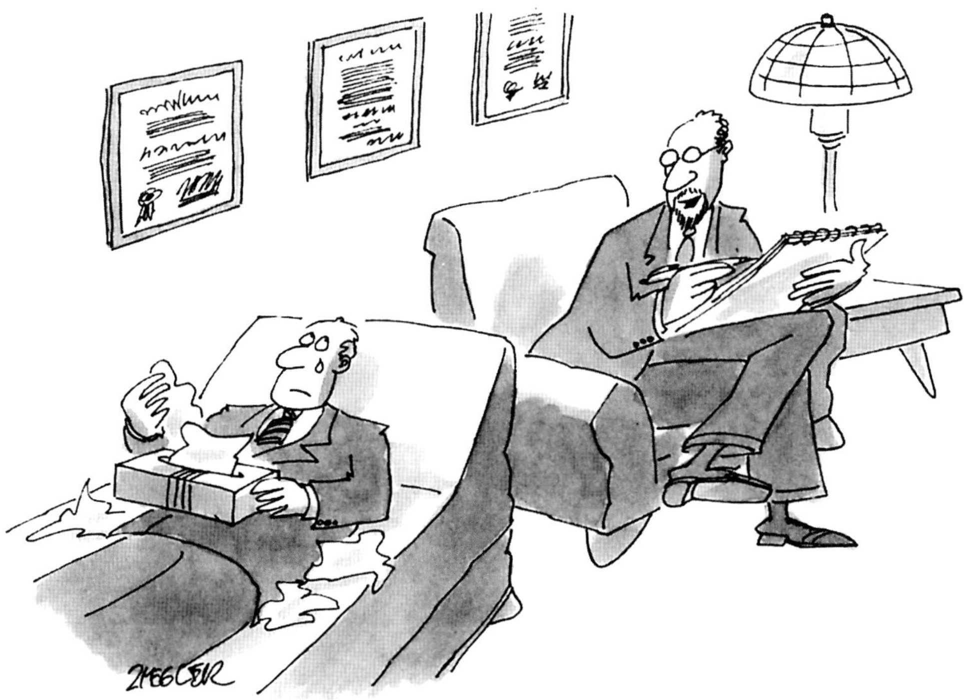

Je viens de faire le portrait de mon chien. Vous voulez le voir ?

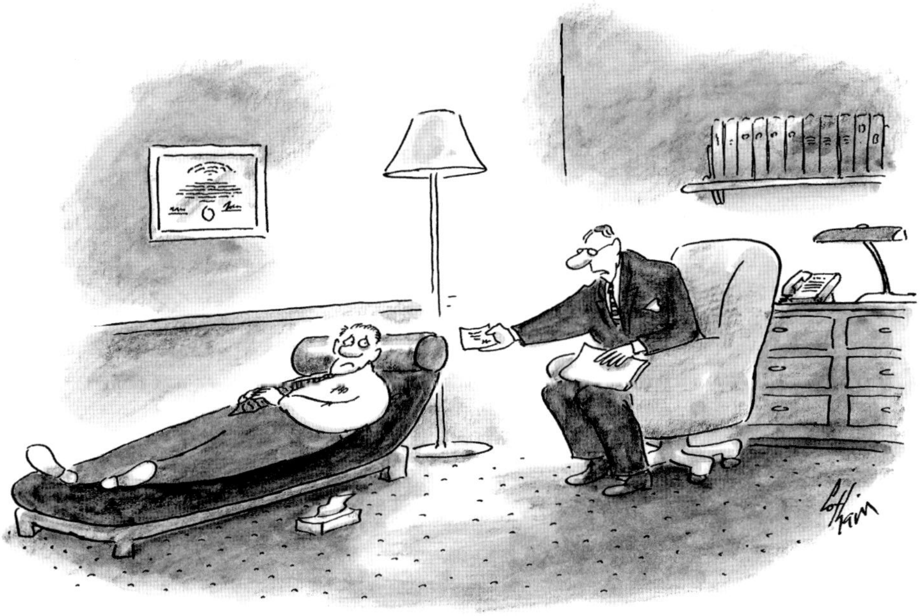

D'abord je rédige l'ordonnance. Après je pose les questions.

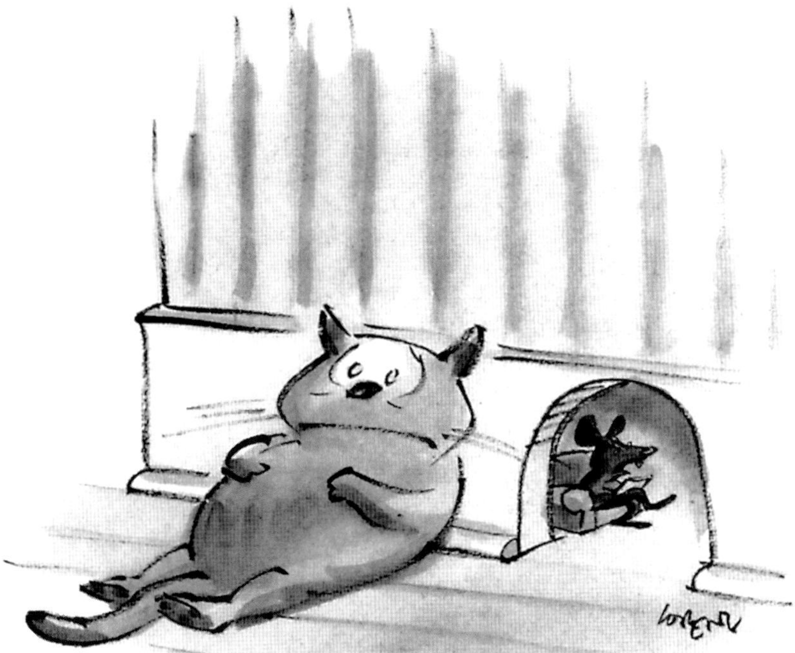

Ne vous en faites pas. Le fantasme qui consiste à vouloir dévorer son psy est parfaitement normal.

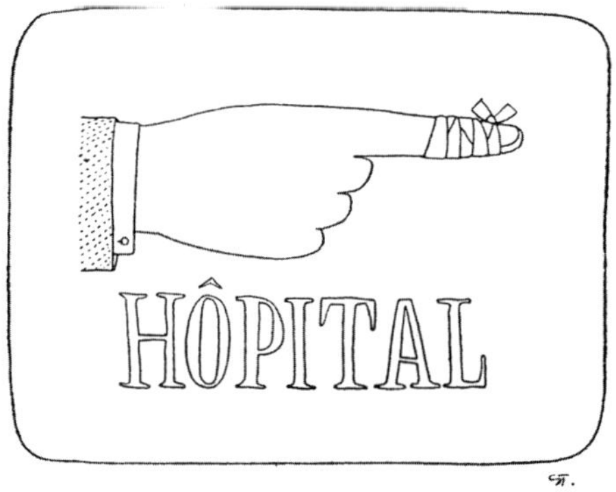
HÔPITAL

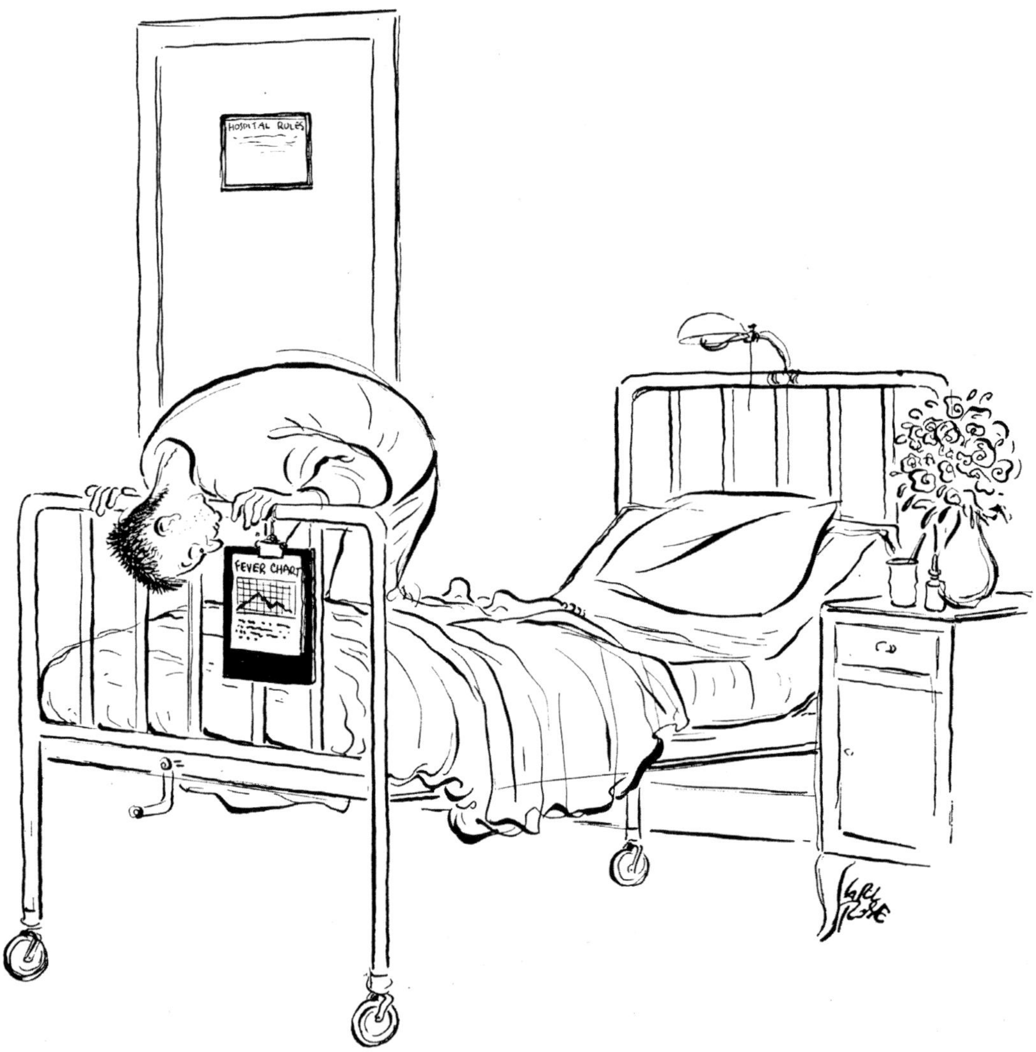
HOSPITAL RULES
FEVER CHART

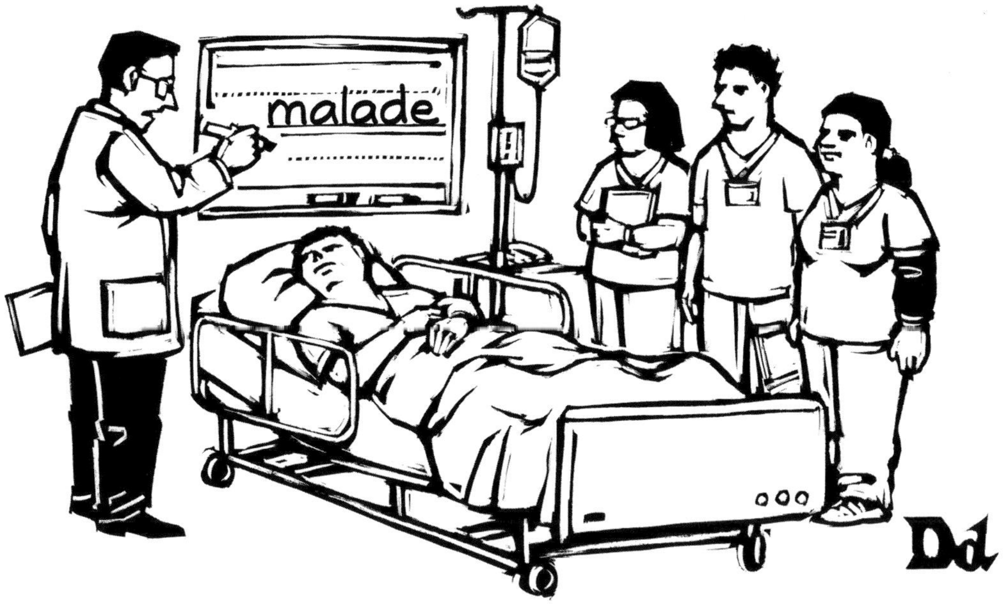

Vous êtes dans un centre hospitalier universitaire.

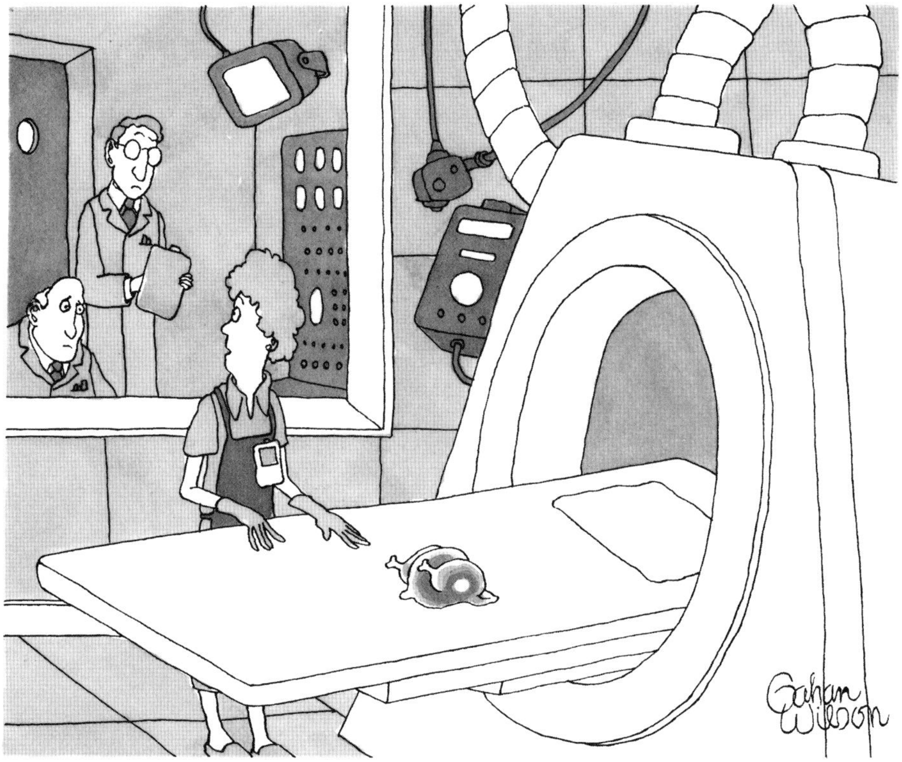

Il semblerait que tout ne se soit pas passé comme prévu pour M. Hendrickson.

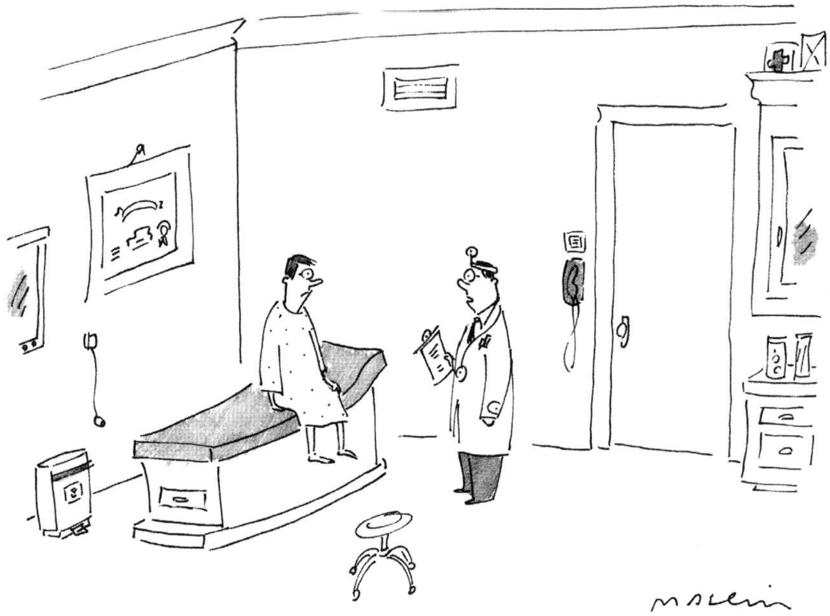

Vous avez un pied dans la tombe.
Nos analyses montreront s'il s'agit du gauche ou du droit.

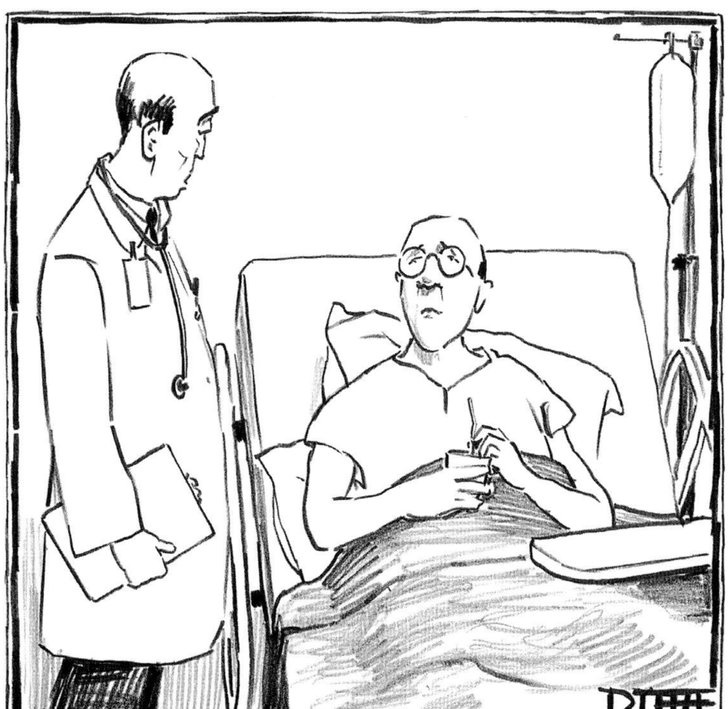

Comment formuler une chose pareille ?… Il semblerait
que vous ayez le cerveau de la taille d'une noix.

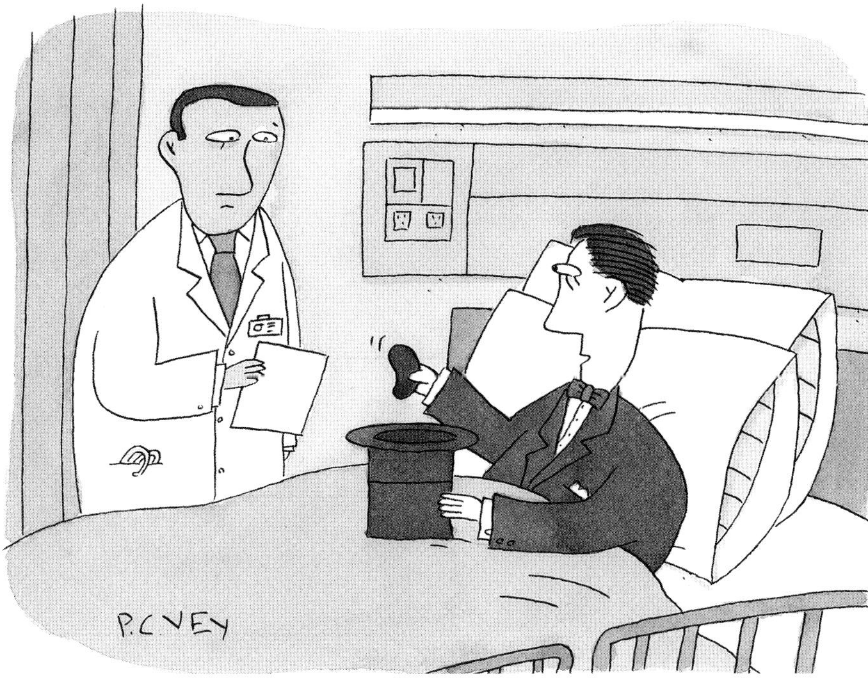

Je suis arrivé à enlever mon rein. Magique, non ?

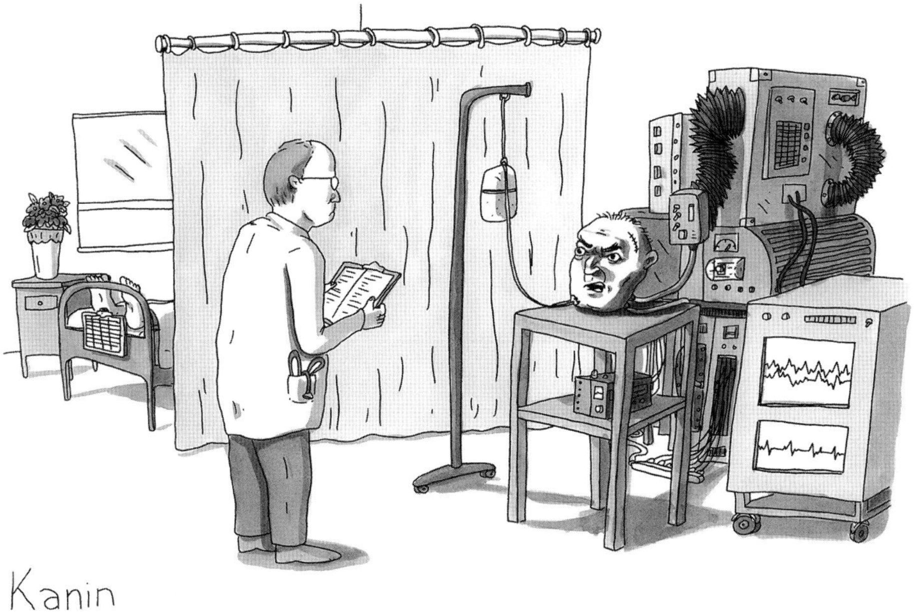

Arrêtez votre charabia et dites-moi franchement, docteur : est-ce que je pourrai rejouer du piano, oui ou non ?

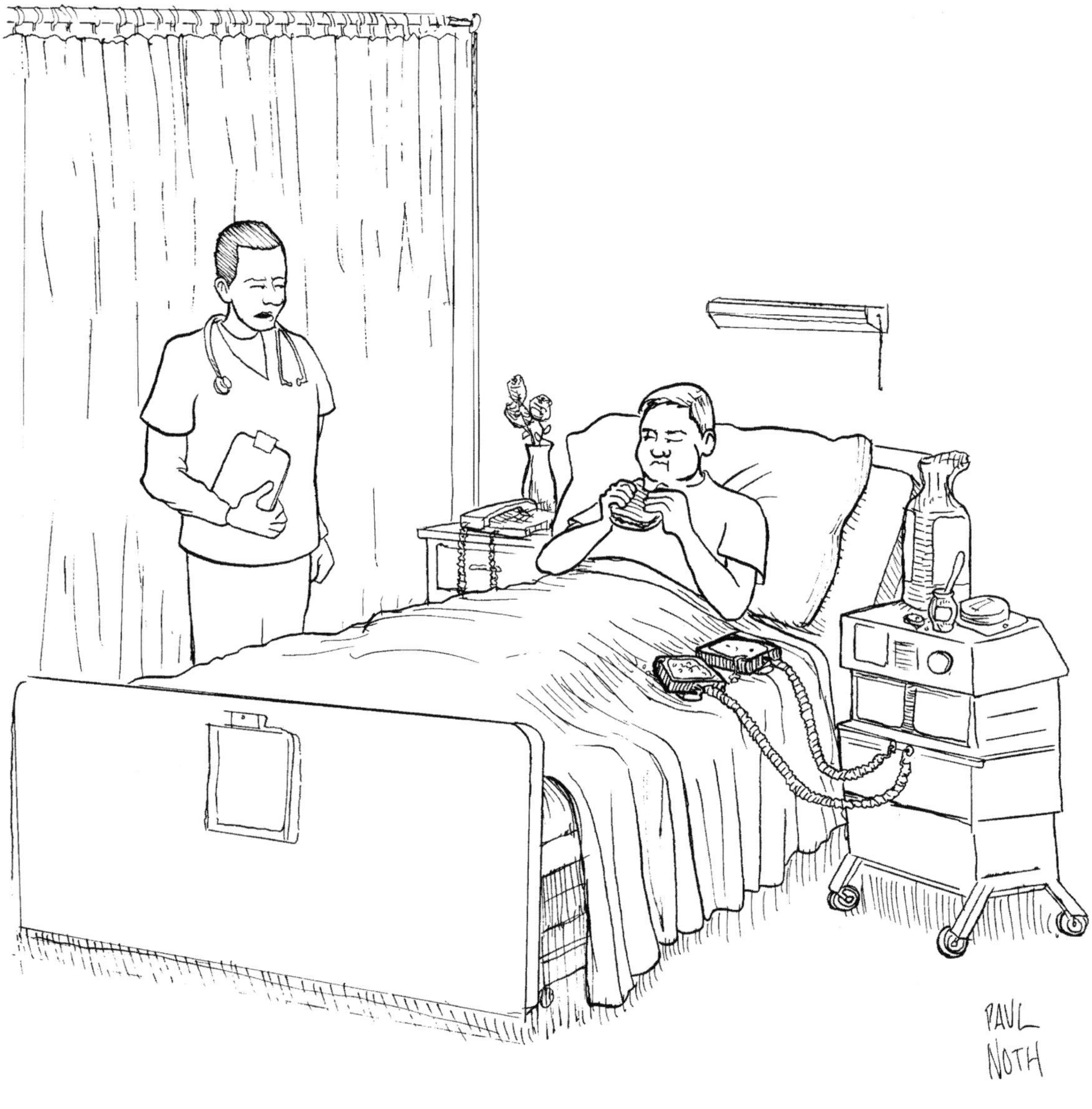

Le défibrillateur ne doit pas être utilisé pour faire chauffer des paninis.

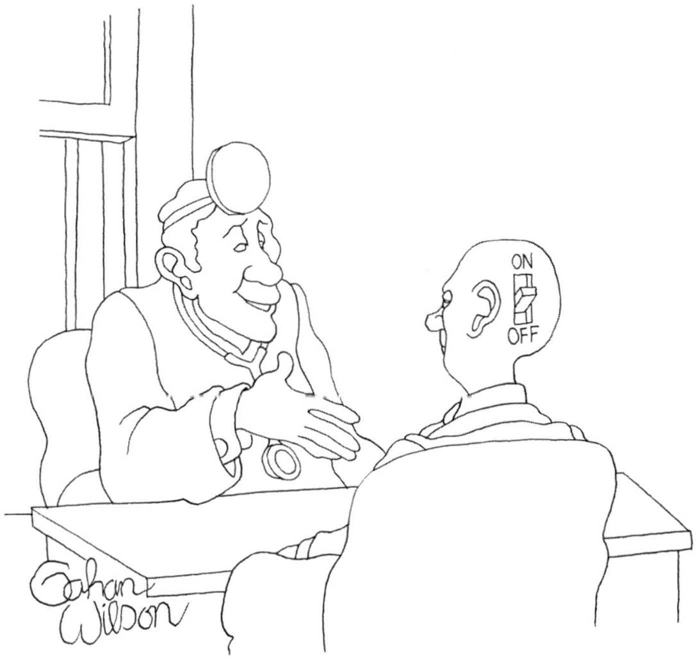

Il y a peut-être encore quelque chose qu'on pourrait essayer.

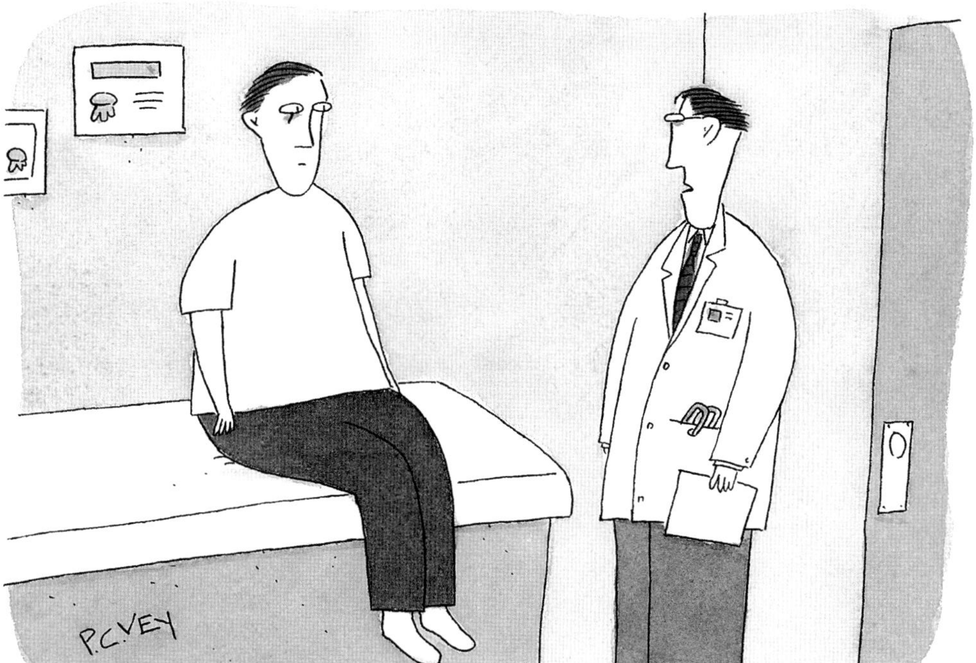

*Je commence par la bonne nouvelle
qui est meilleure que vous le pensez, ou par la mauvaise nouvelle
qui est pire que celle que vous redoutiez ?*

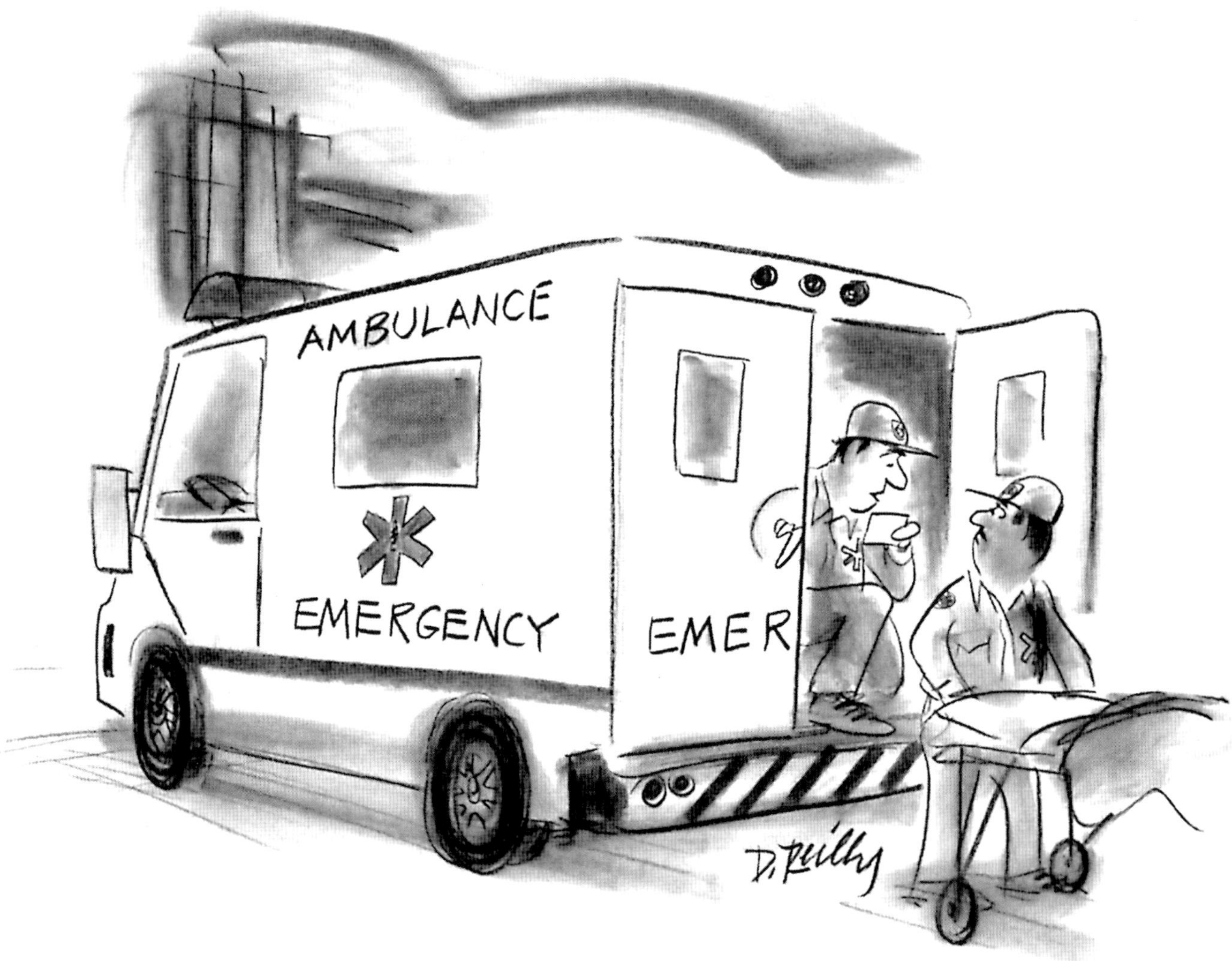

Sa carte de donneur stipule bien que
c'est exclusivement pour quelqu'un qui vote conservateur.

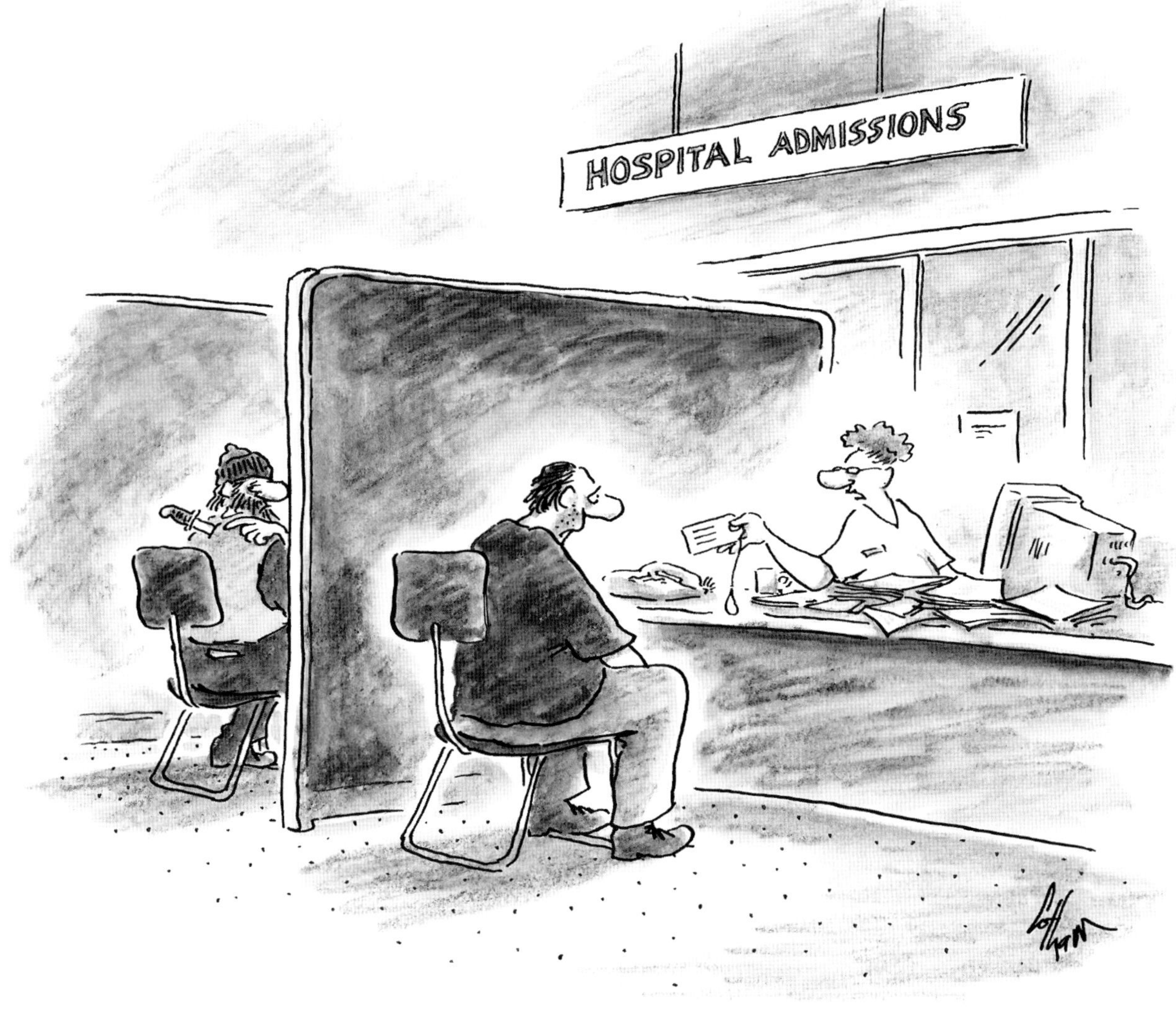

Remplissez cette étiquette et attachez-la à votre gros orteil.

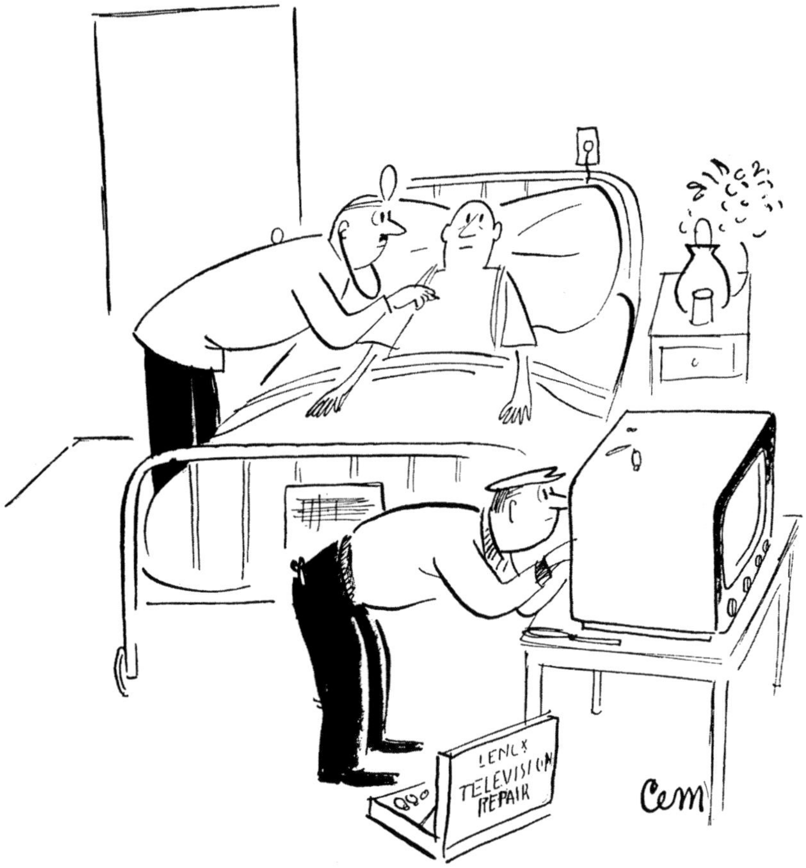

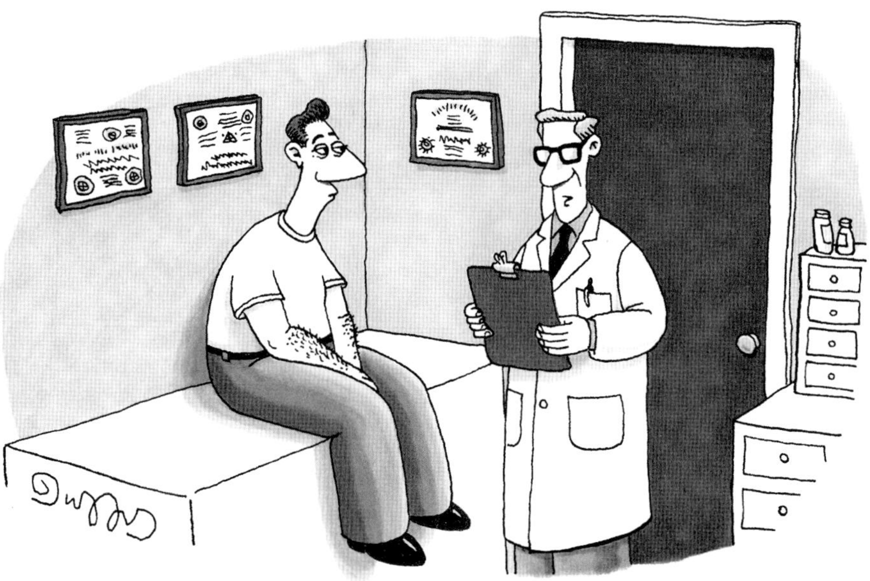

Soit ce n'est pas le bon dossier, soit…
espérons que ce n'est pas le bon dossier.

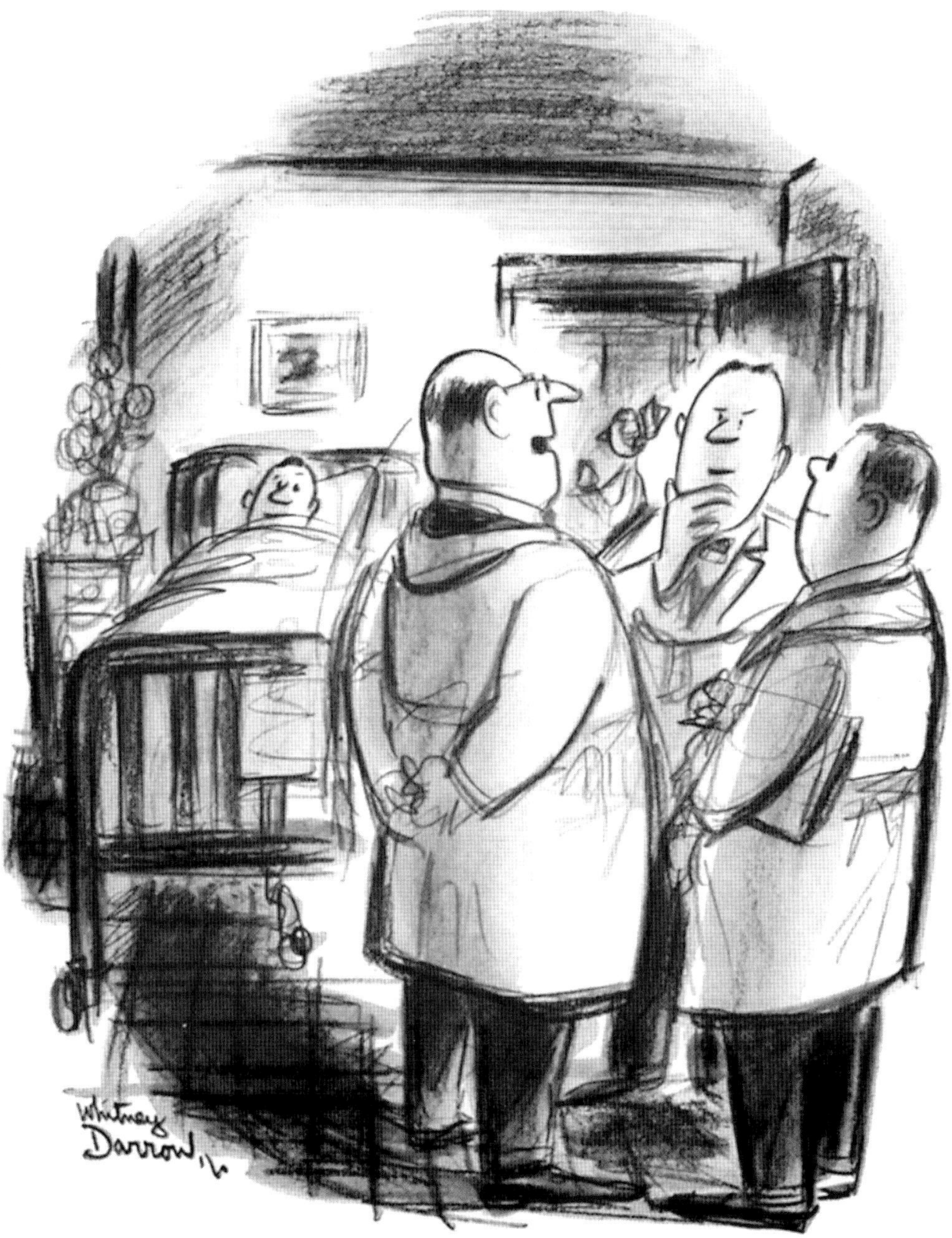

Alors, il en a pour combien de temps ?

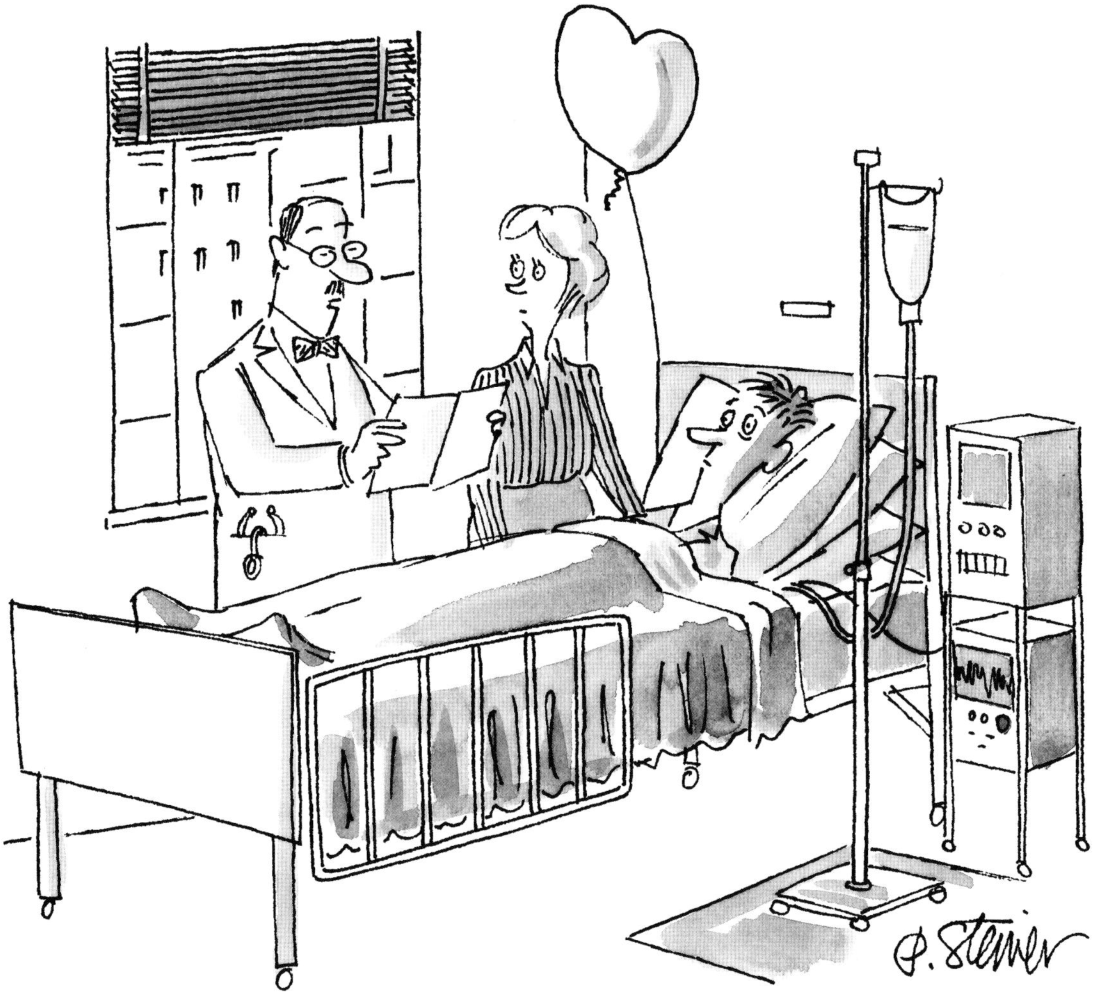

Nous avons de quoi soulager votre douleur,
mais de là à ce qu'elle vous fasse rire...

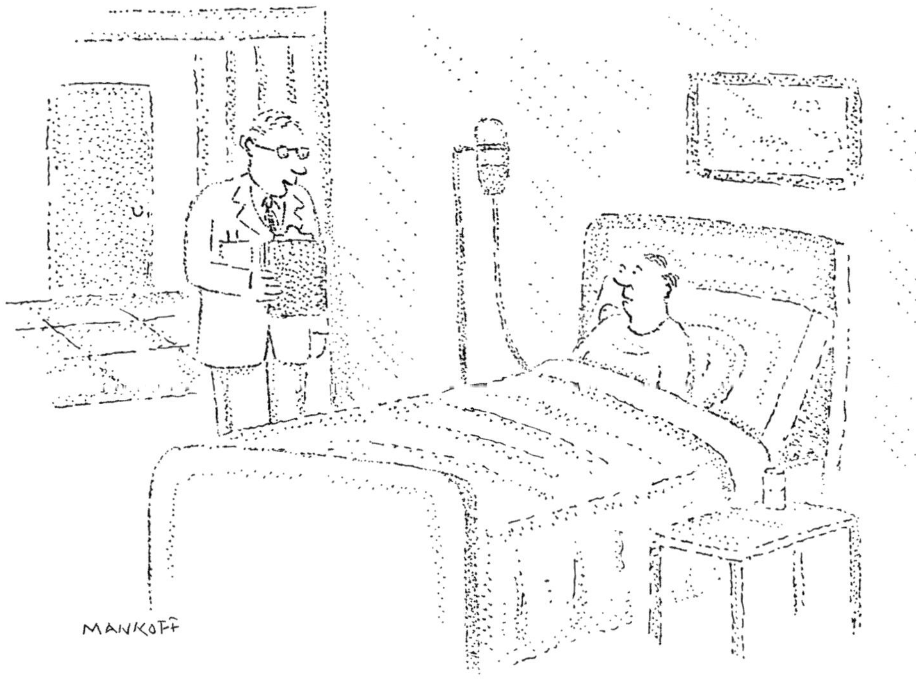

Je viens pour votre diagnostic pré-mortem.

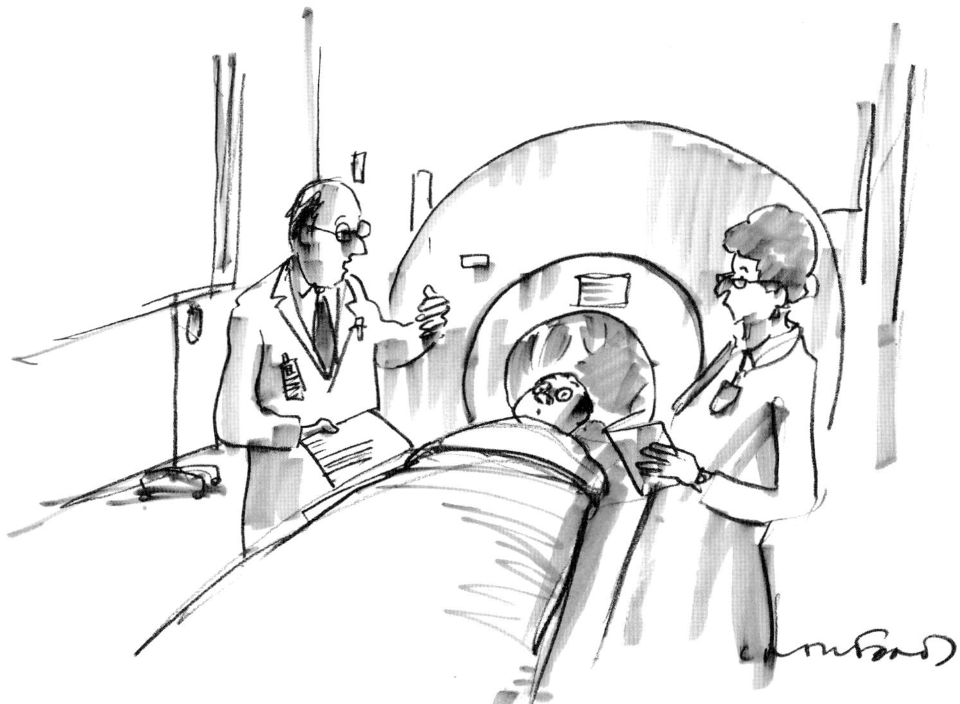

Quarante-cinq minutes à trois cent cinquante degrés, ça devrait suffire, mais n'oubliez pas, Myriam, de l'arroser régulièrement.

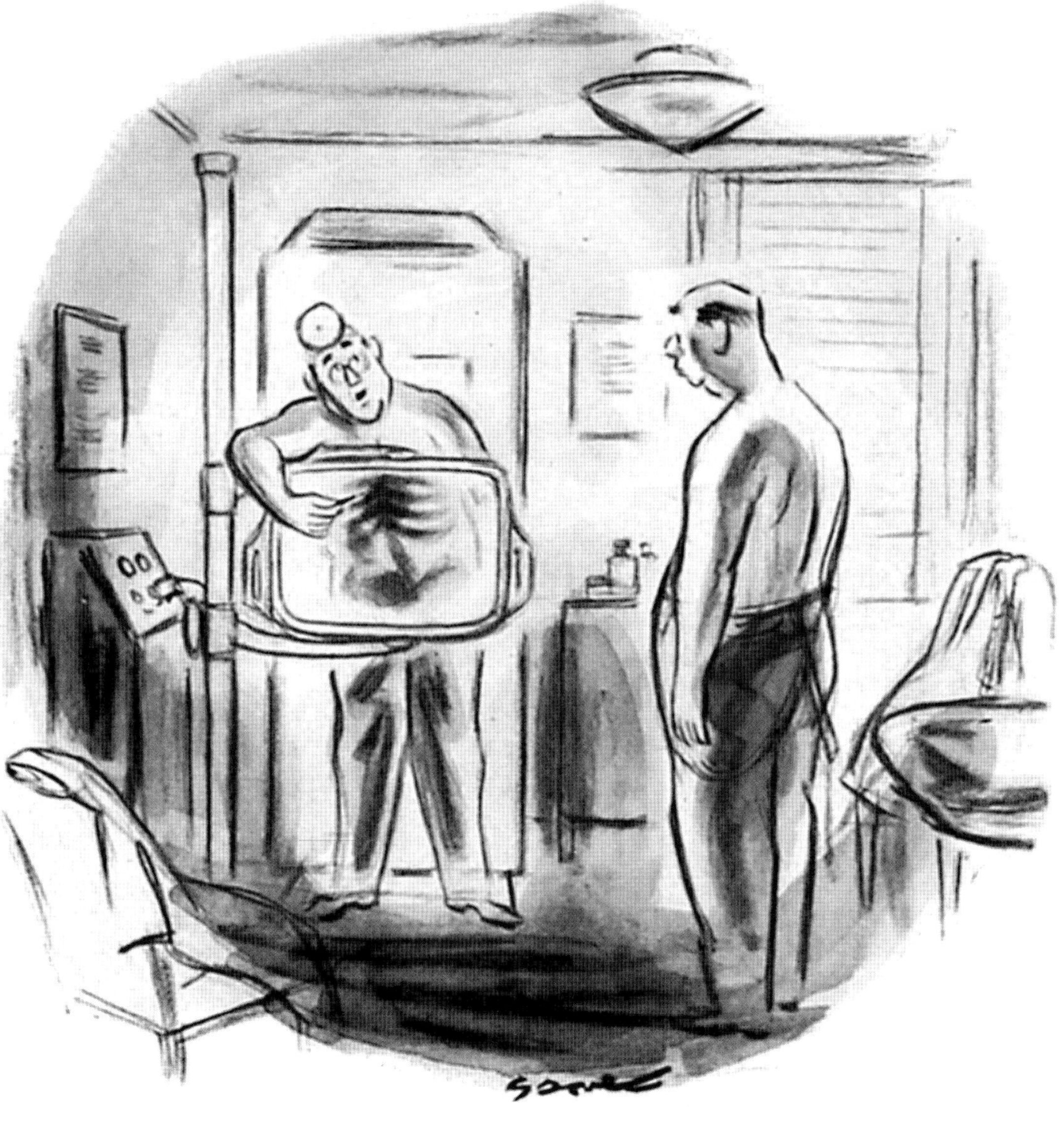

Vous voyez ce qui se passe, là ? Eh bien, dans votre cas…

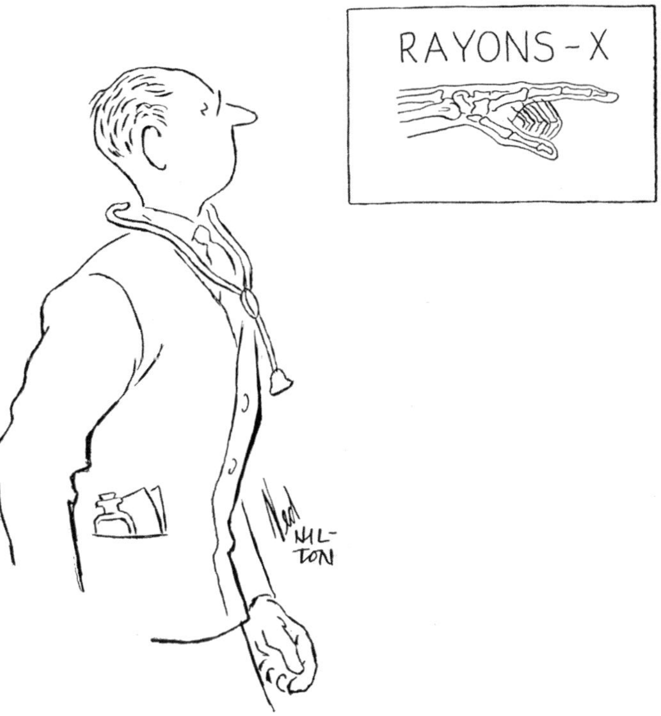

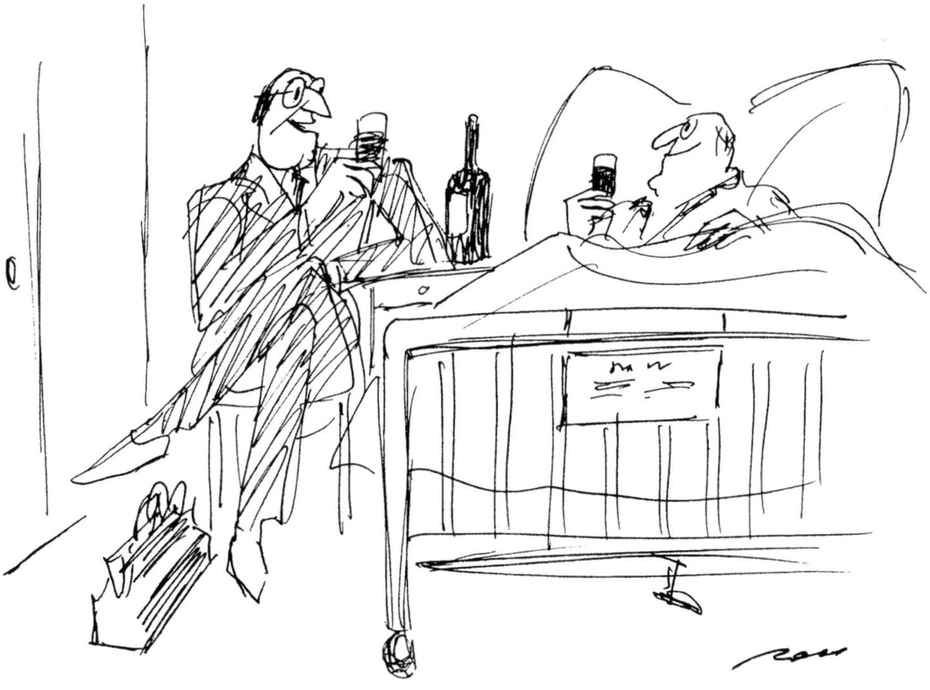

Entre nous, il n'y a qu'un médecin sur dix qui le recommande.

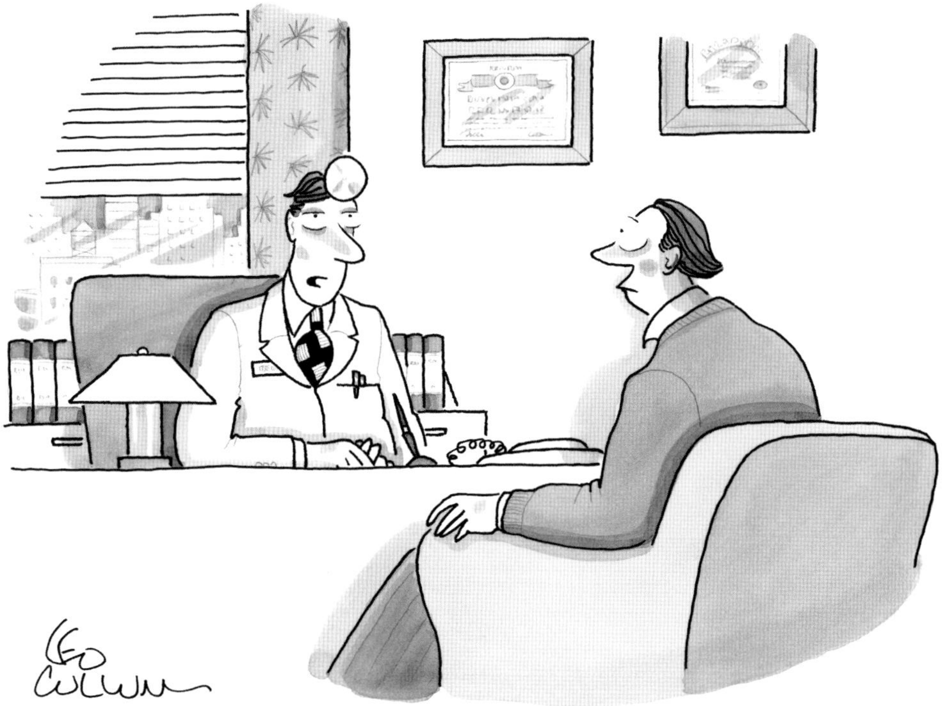

Ah, j'oubliais : vous serez éveillé tout le long de l'intervention : l'anesthésiste est en vacances.

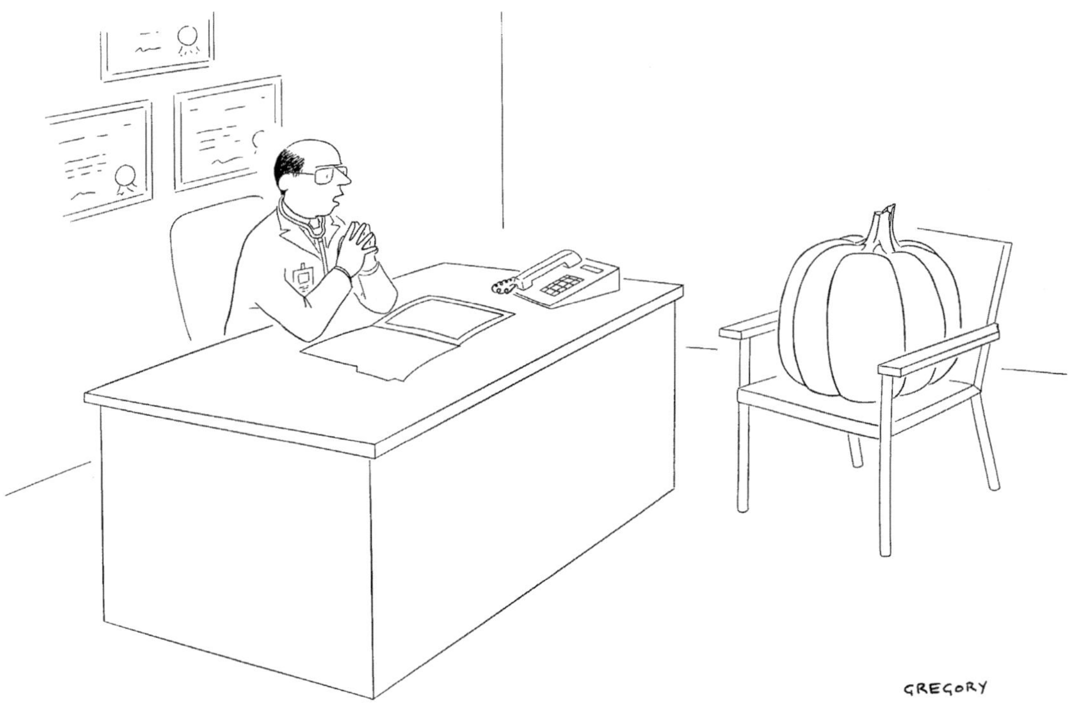

Oh, c'est assez simple. Nous découpons le sommet de votre crâne, nous vous vidons à l'aide d'une cuillère, et ensuite nous découpons vos yeux et votre bouche.

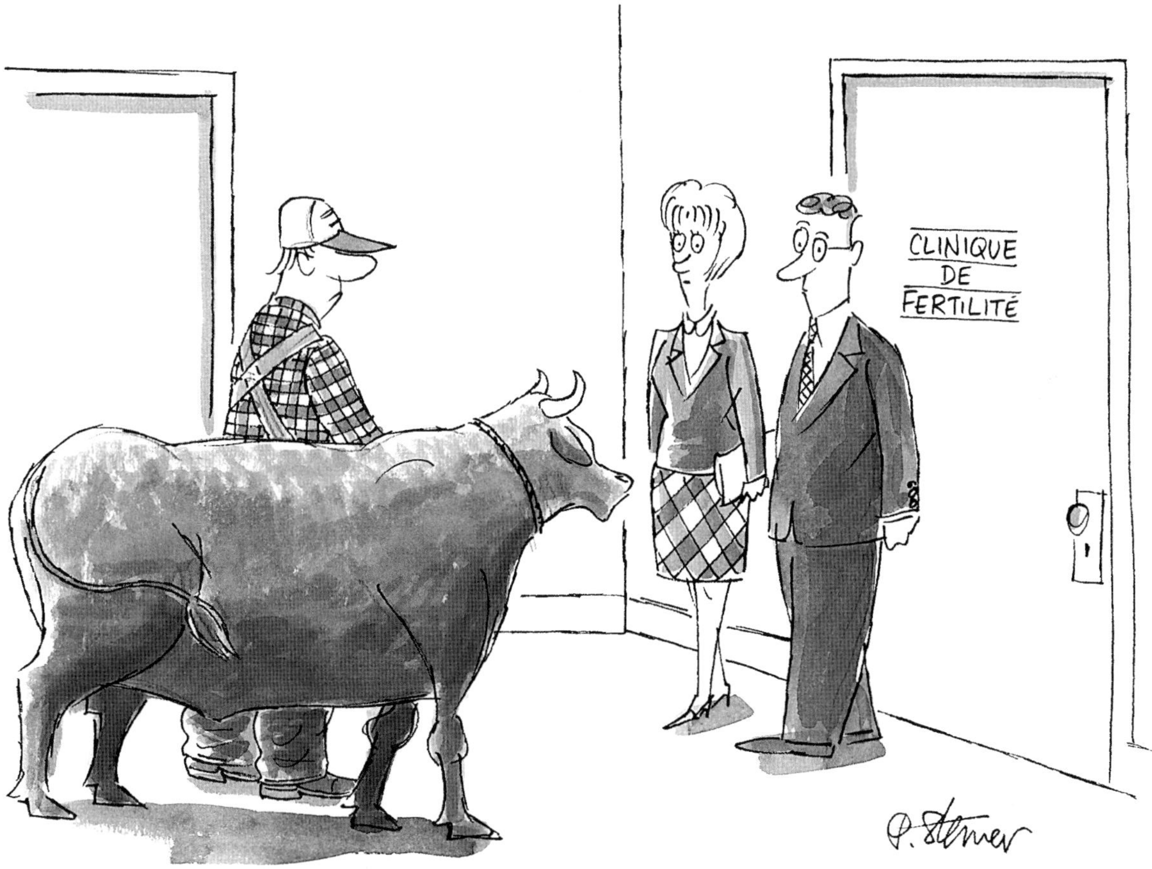
CLINIQUE
DE
FERTILITÉ
P. Steiner

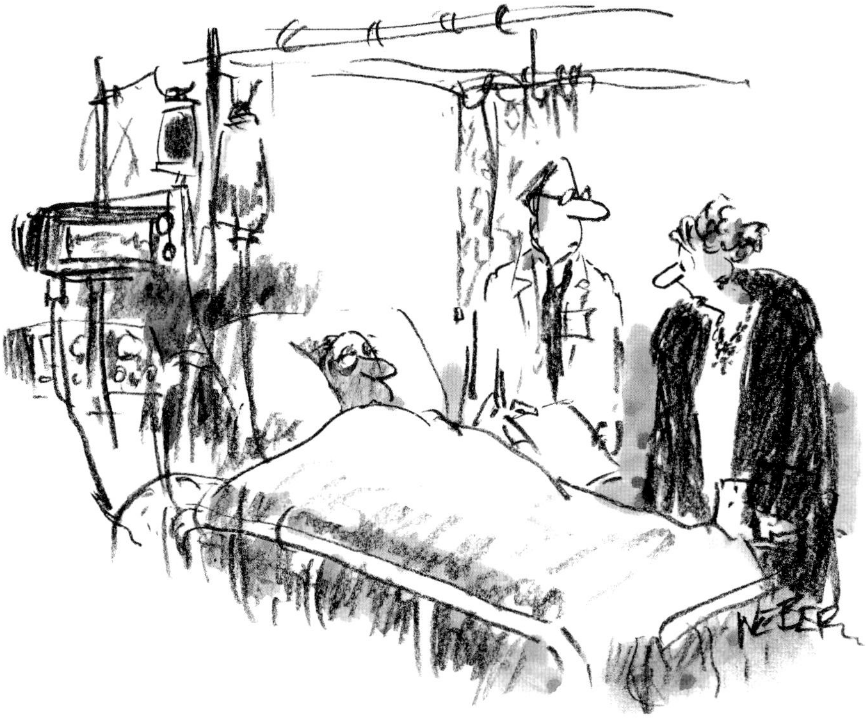

Il n'y a vraiment qu'à moi que cela arrive !

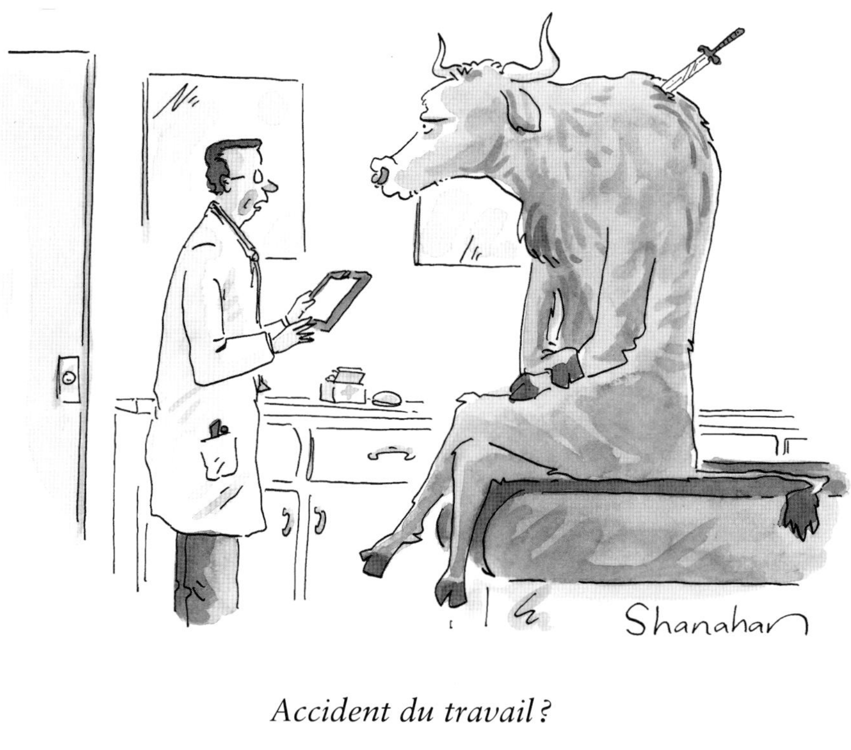

Accident du travail ?

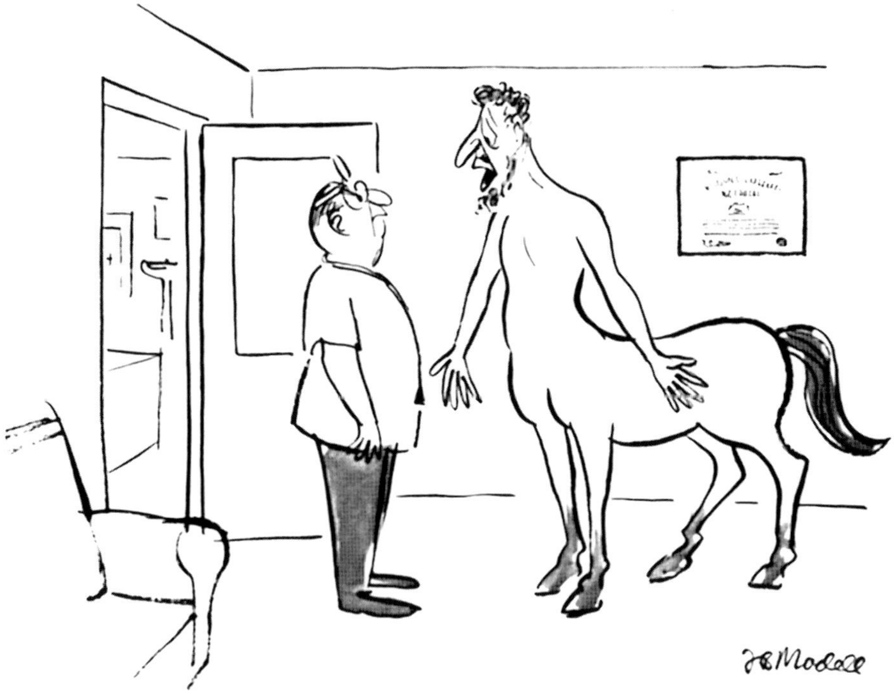

Je sors de chez le vétérinaire, il m'a dit de venir vous voir.

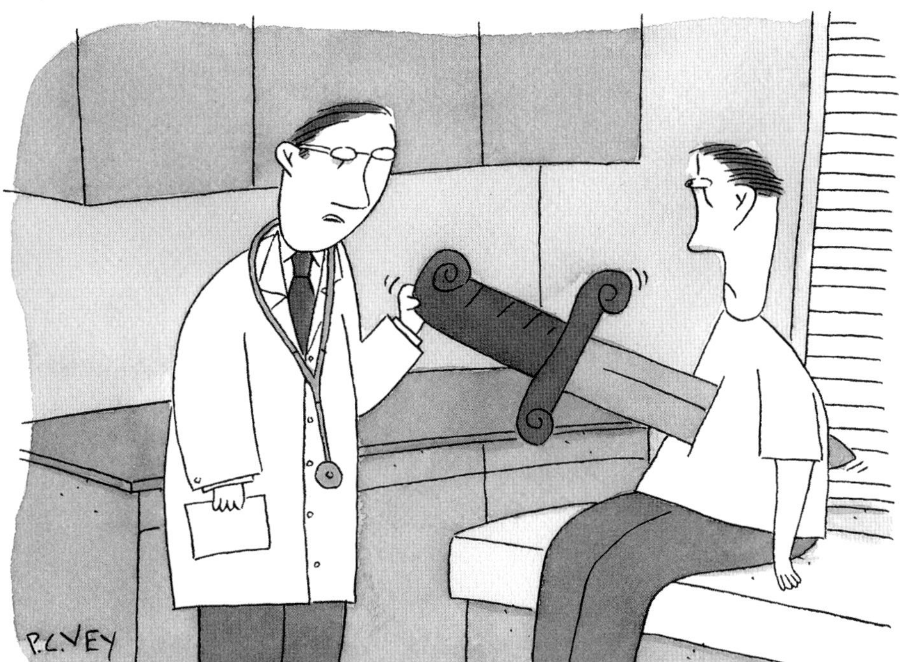

Et quand je fais ça, ça vous fait mal ?

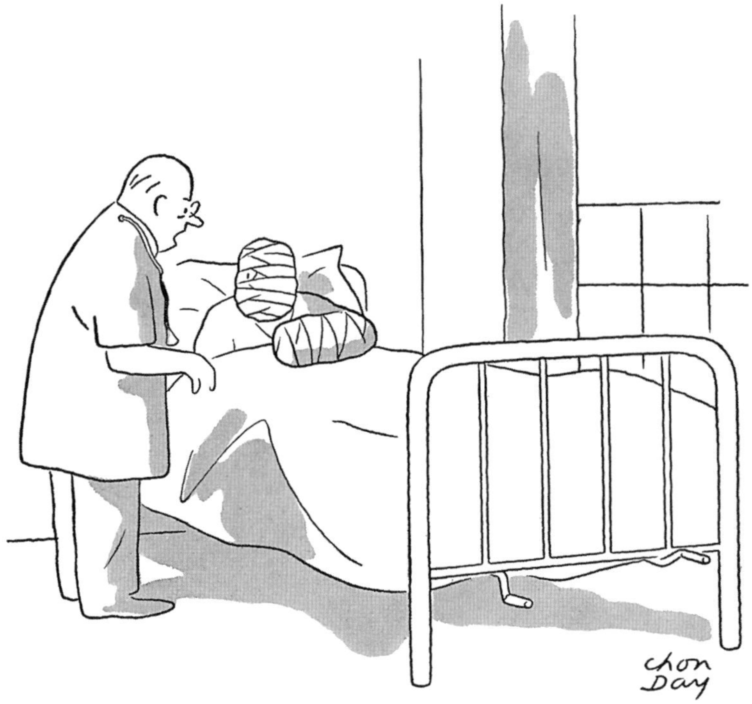

Hmm, cet œil ne dit rien de bon.

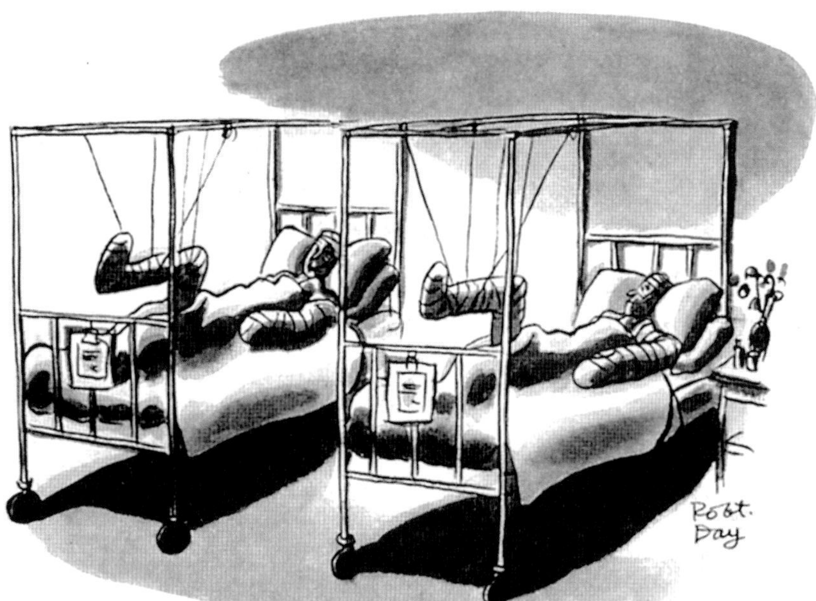

Je sais exactement ce que vous ressentez.

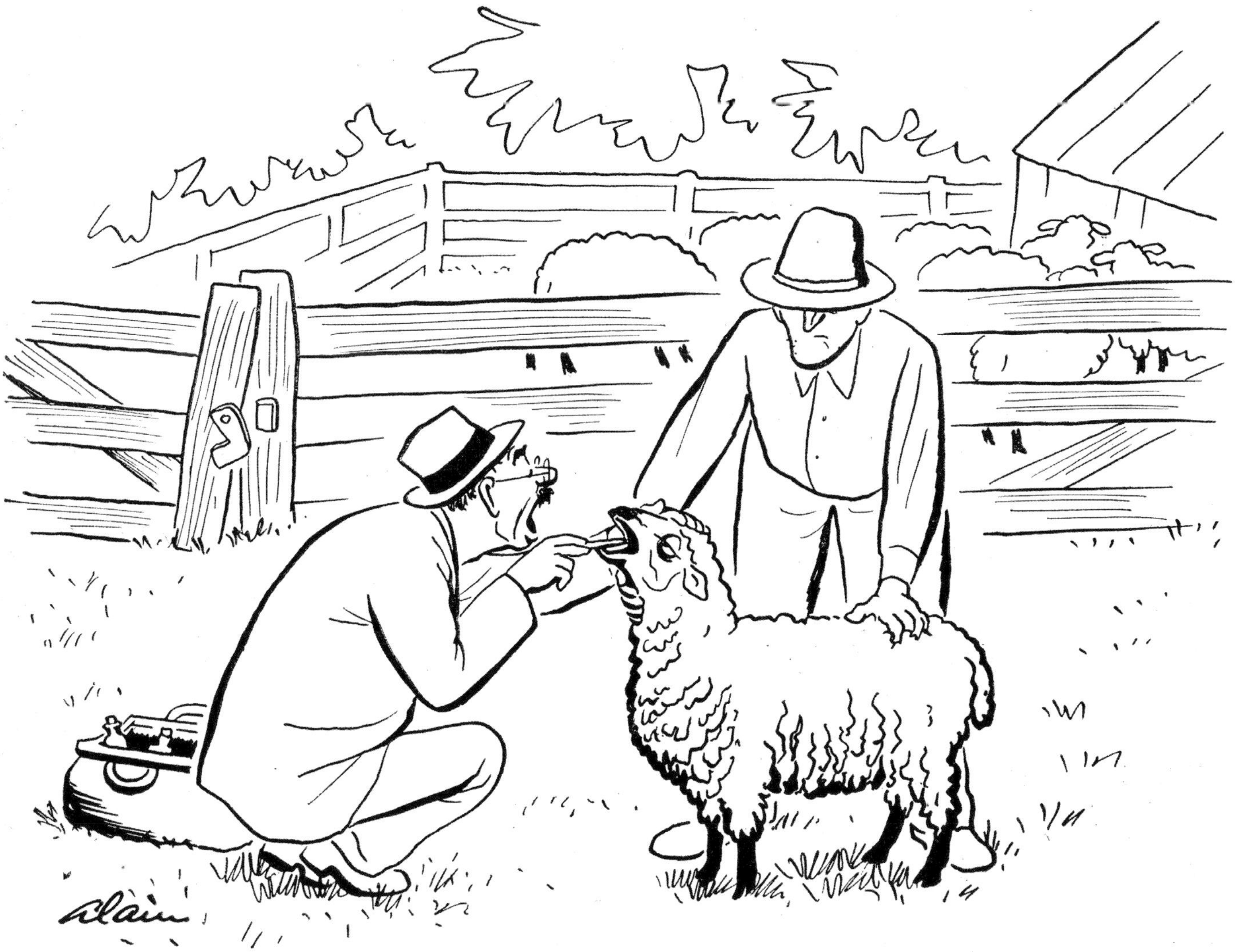

Dis « Bêê ».

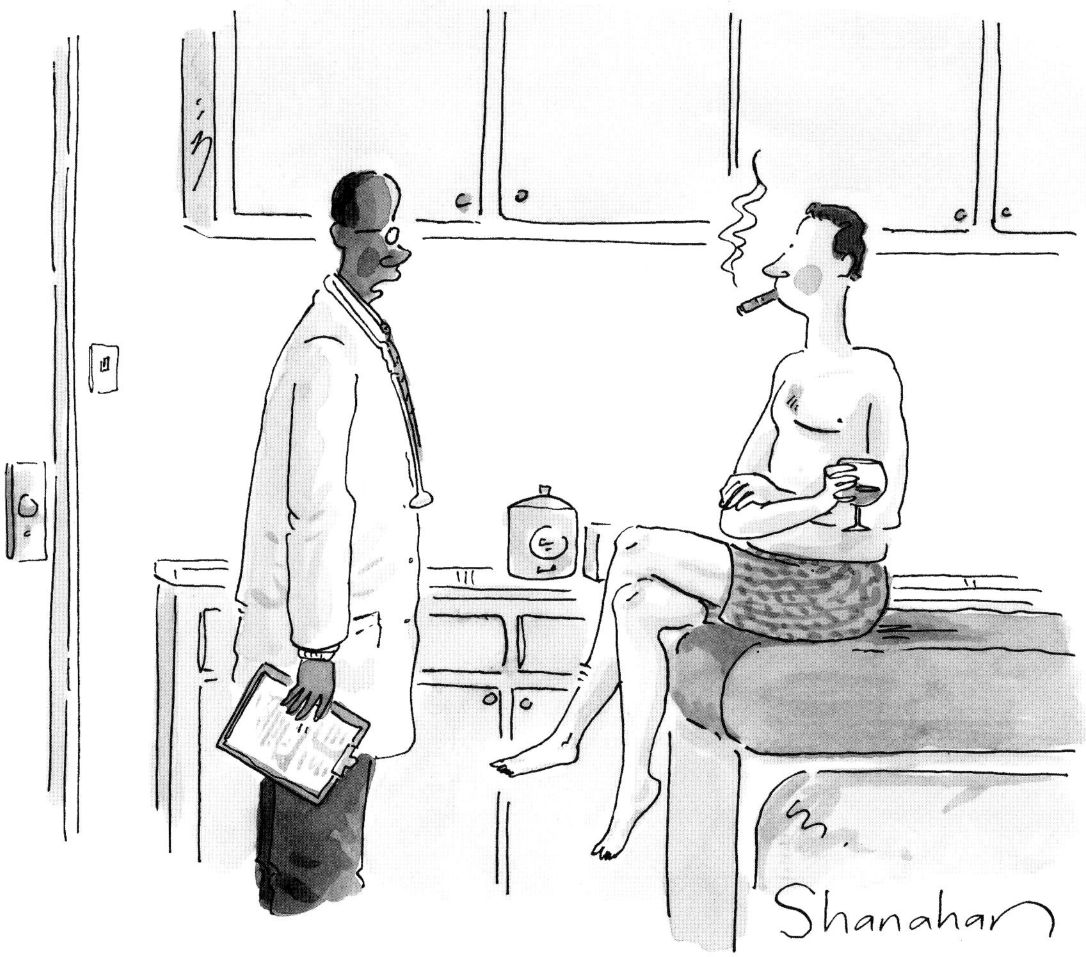

Un peu de stress vous ferait du bien.

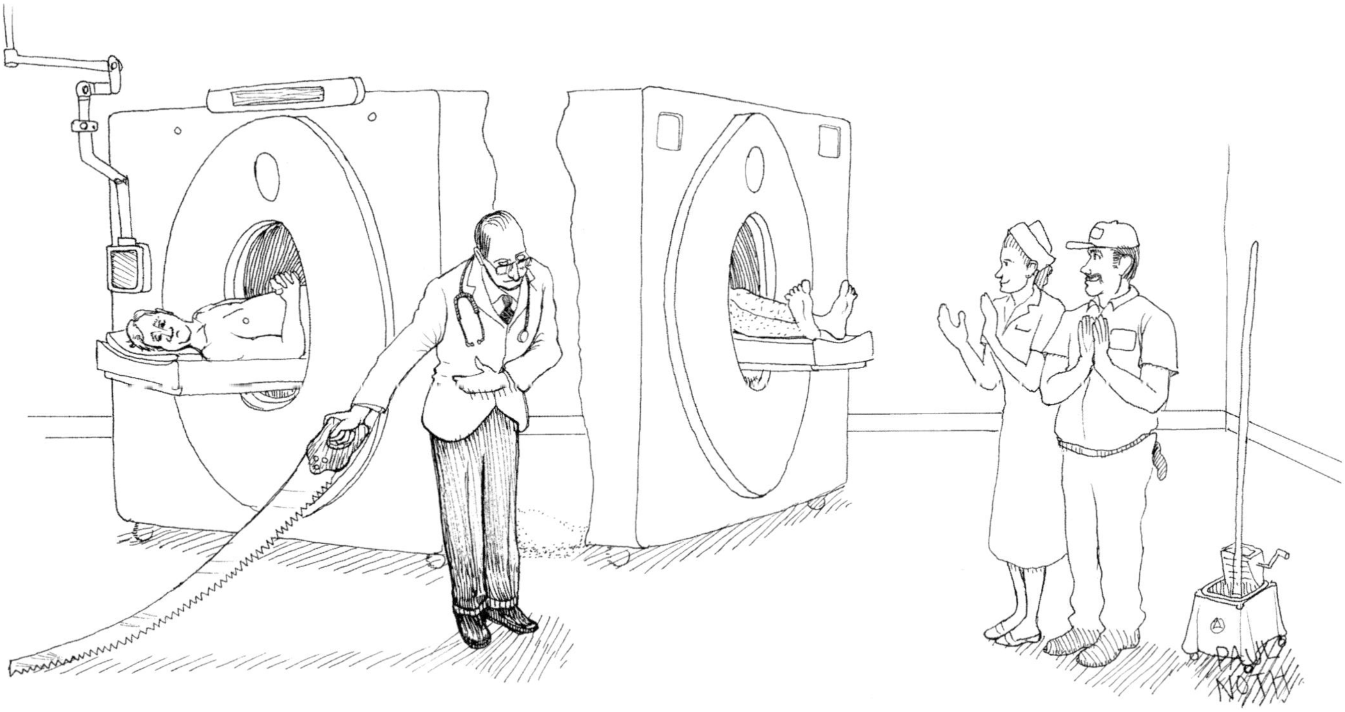

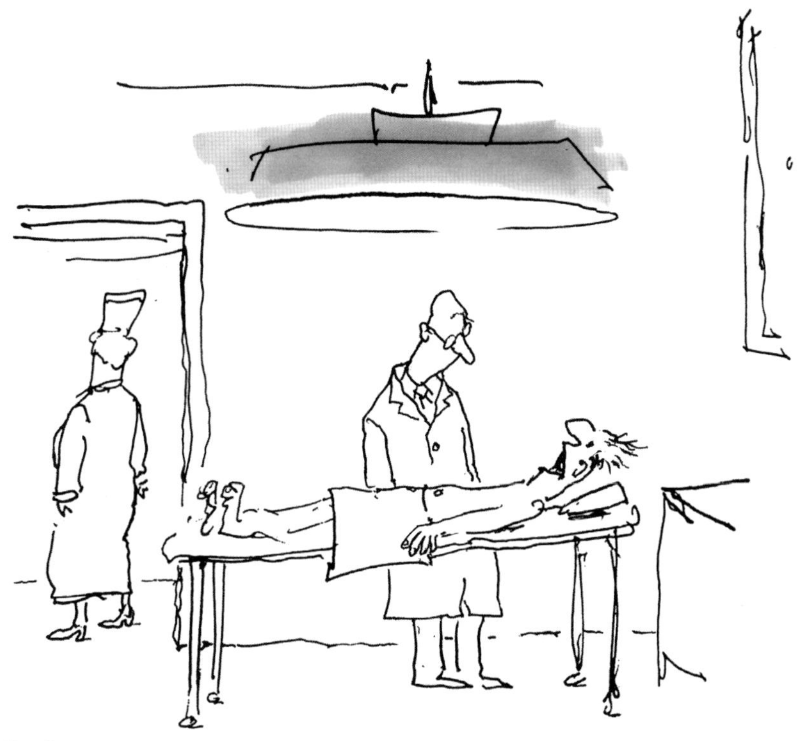

J'accueillerais bien la vieillesse à bras ouverts…
Si seulement je pouvais lever les bras !

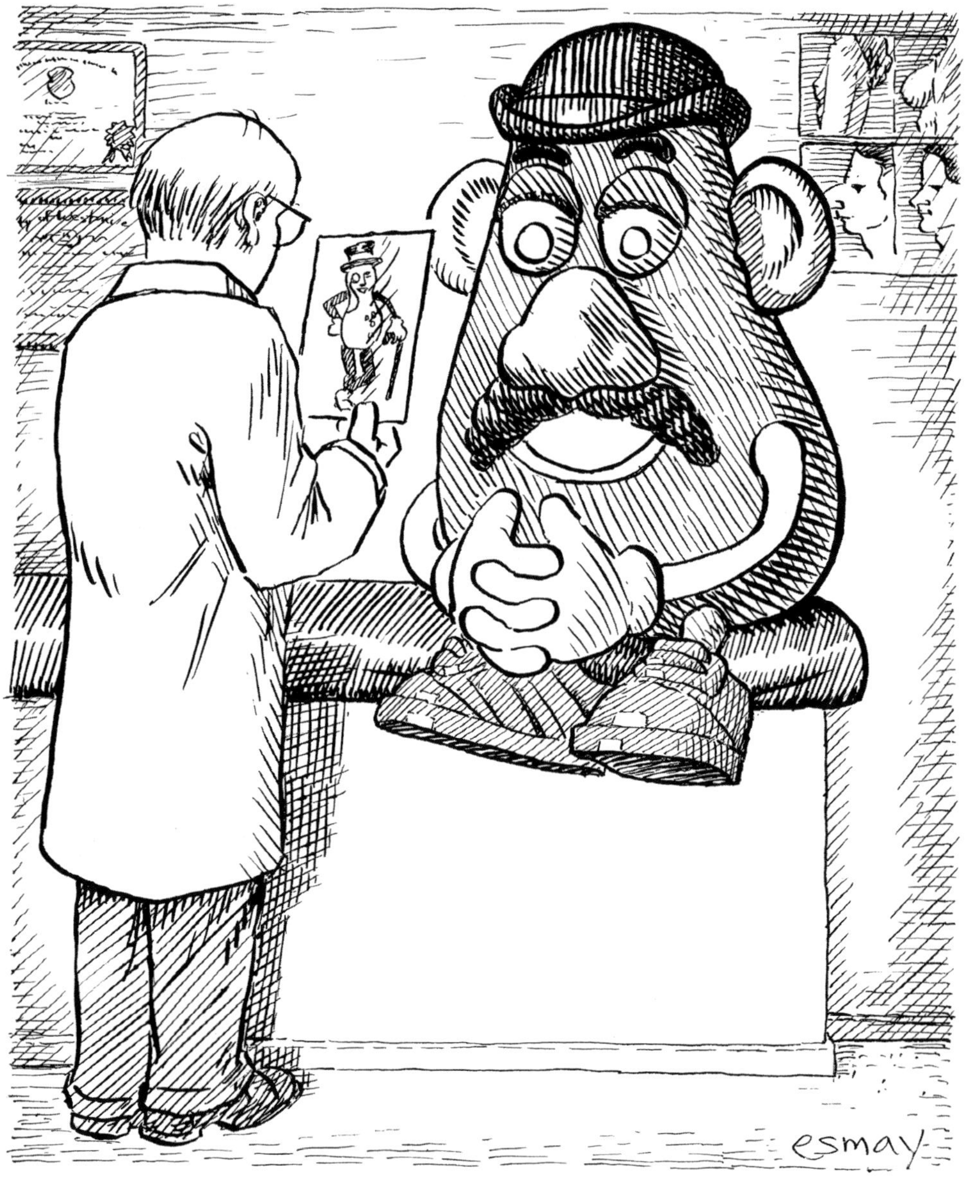

C'est à ça que je veux ressembler.

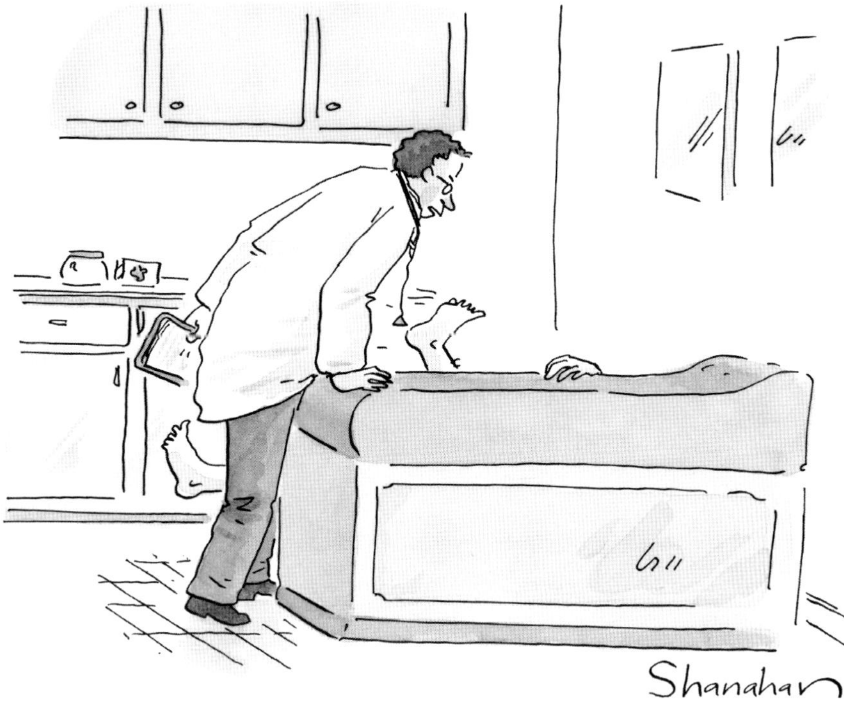

Eh bien, maintenant c'est cassé pour de bon!

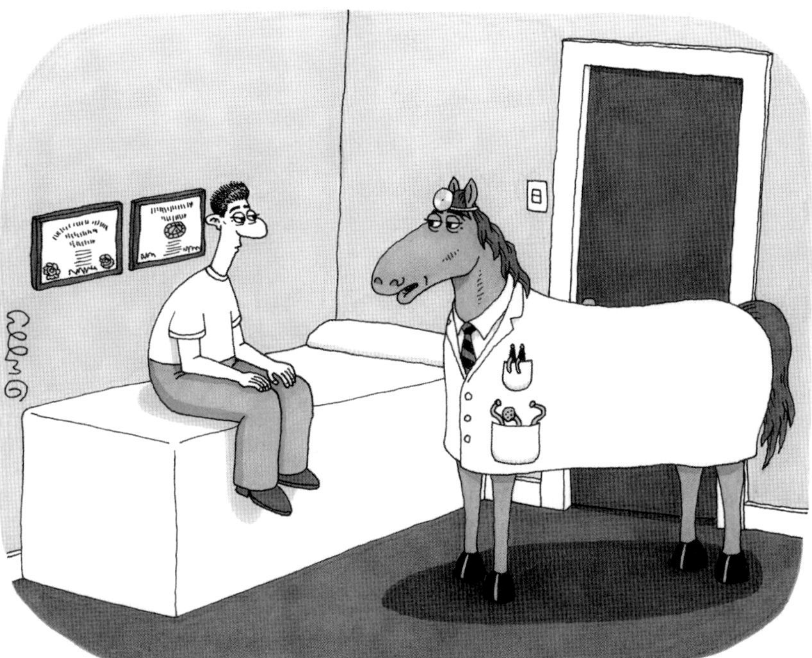

J'ai quelques mots à vous dire, Phil – et ce n'est pas le docteur qui vous parle, c'est votre cheval.

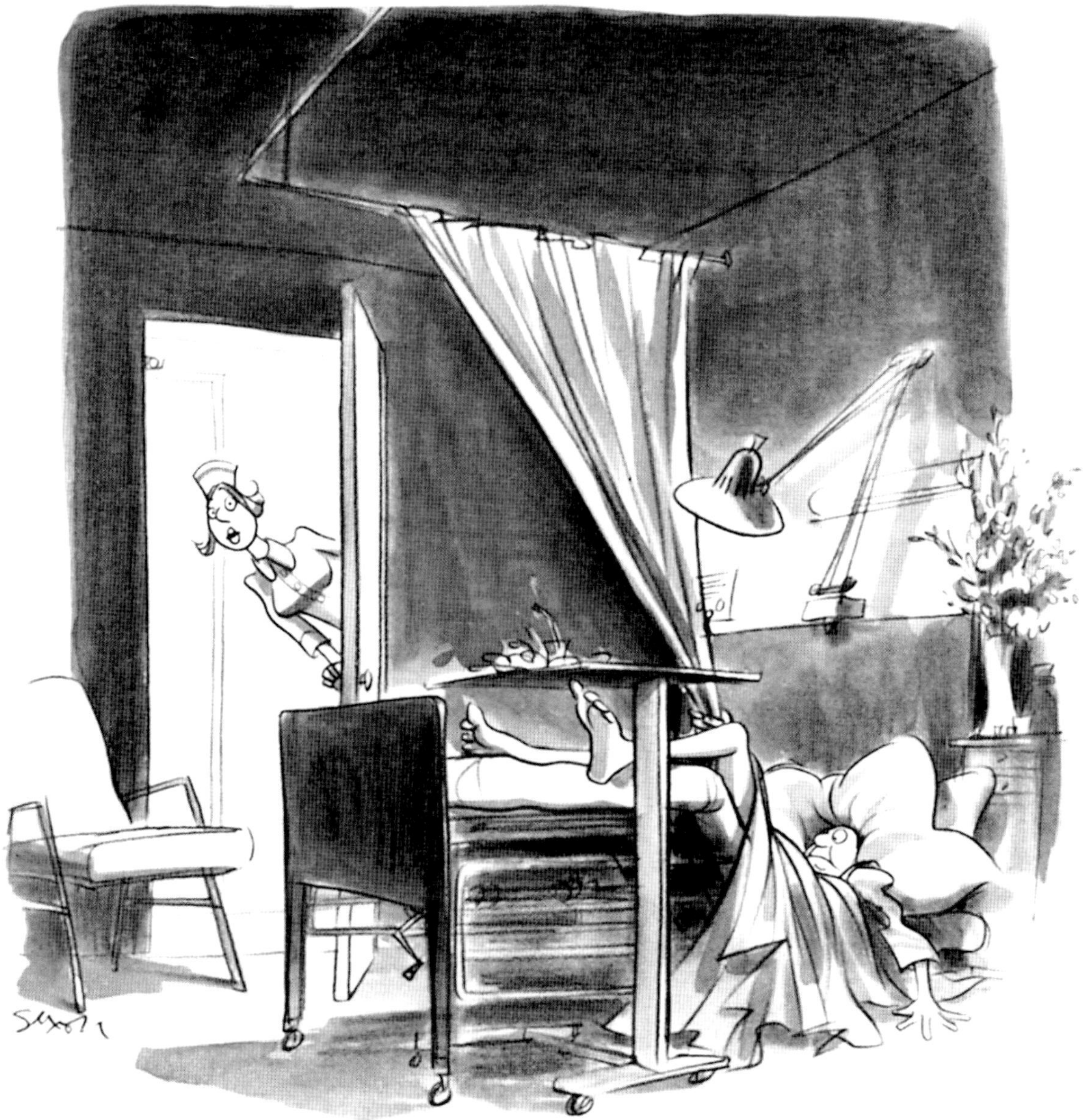

Vous avez appelé ?

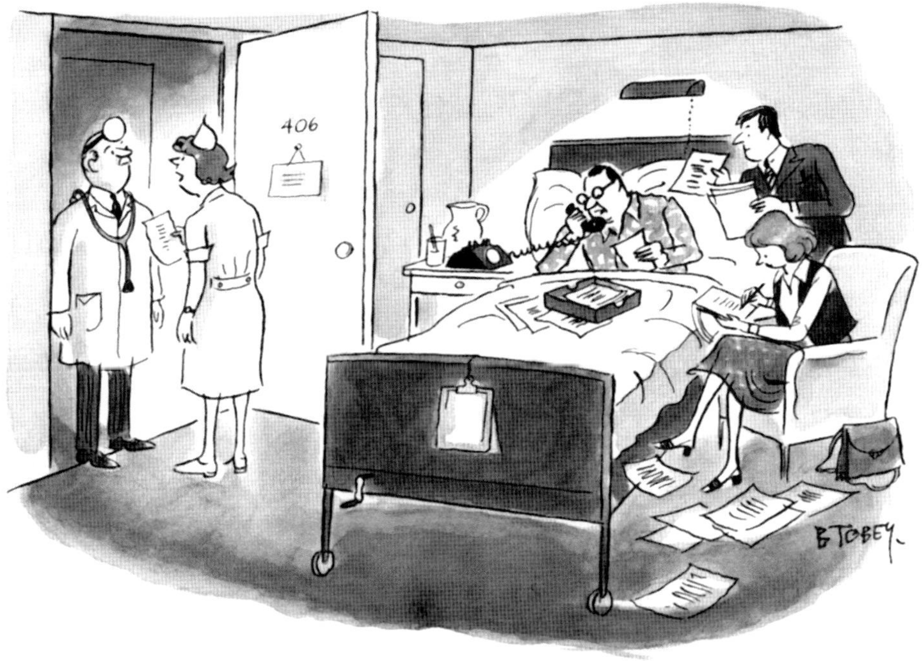

Désolé, docteur, il est occupé. Vous pouvez repasser dans un moment ?

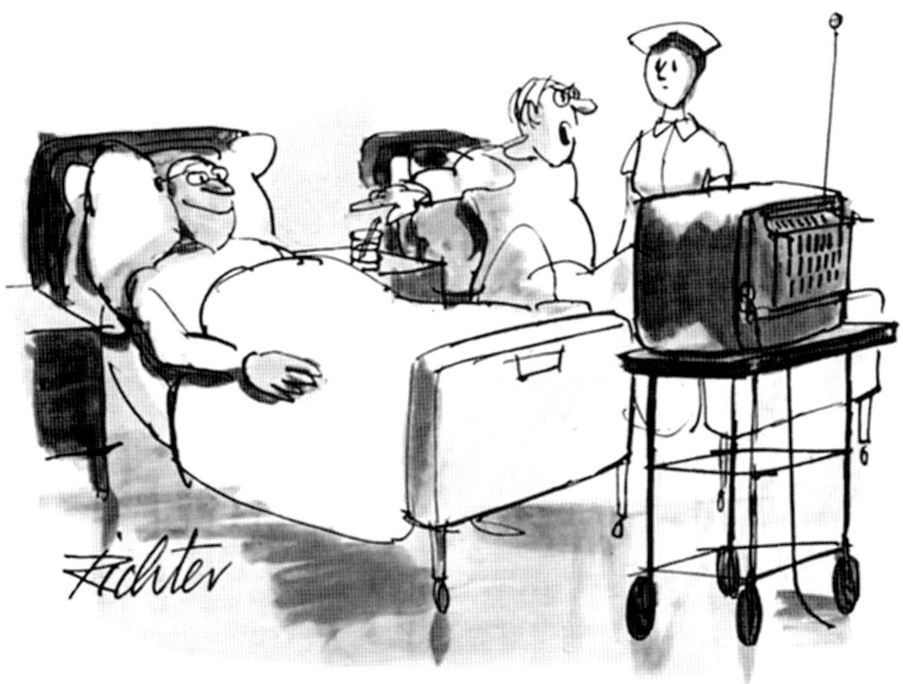

Je n'ai pas le droit de manger, et lui, il regarde « Top Chef » !

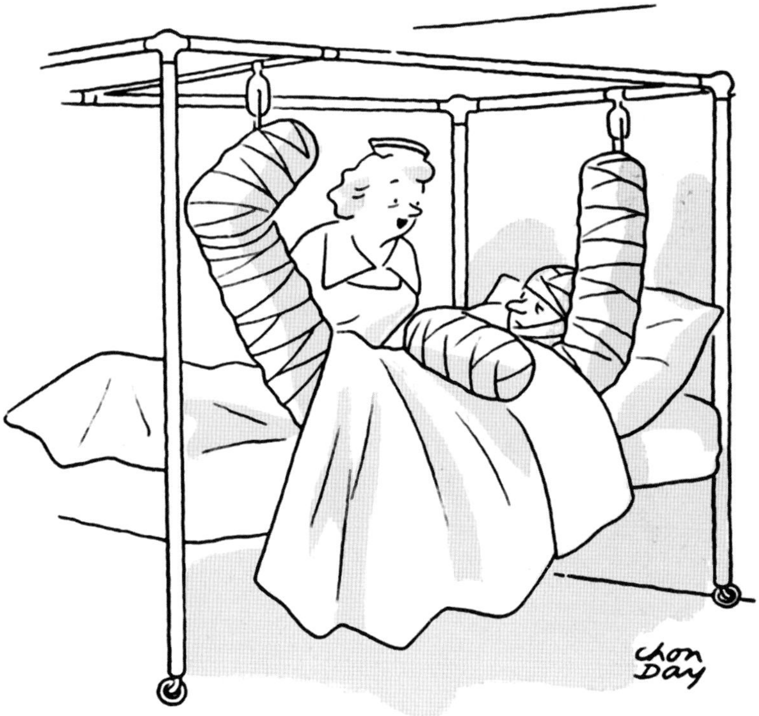

Bravo, monsieur Pepper!
Vous venez de gagner le concours de l'Accident du Mois.

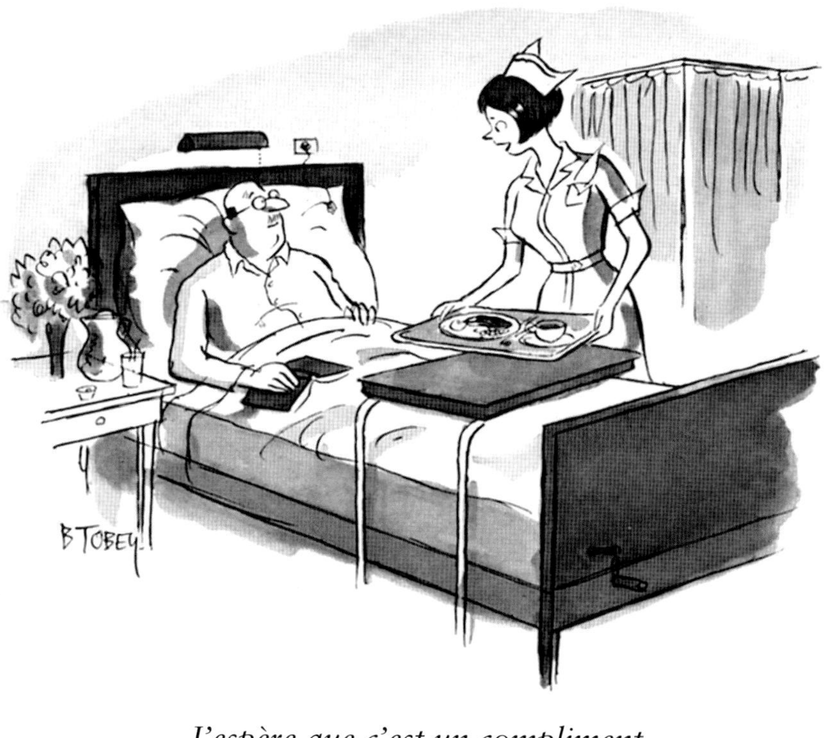

J'espère que c'est un compliment.
Mais qui est Florence Nightingale?

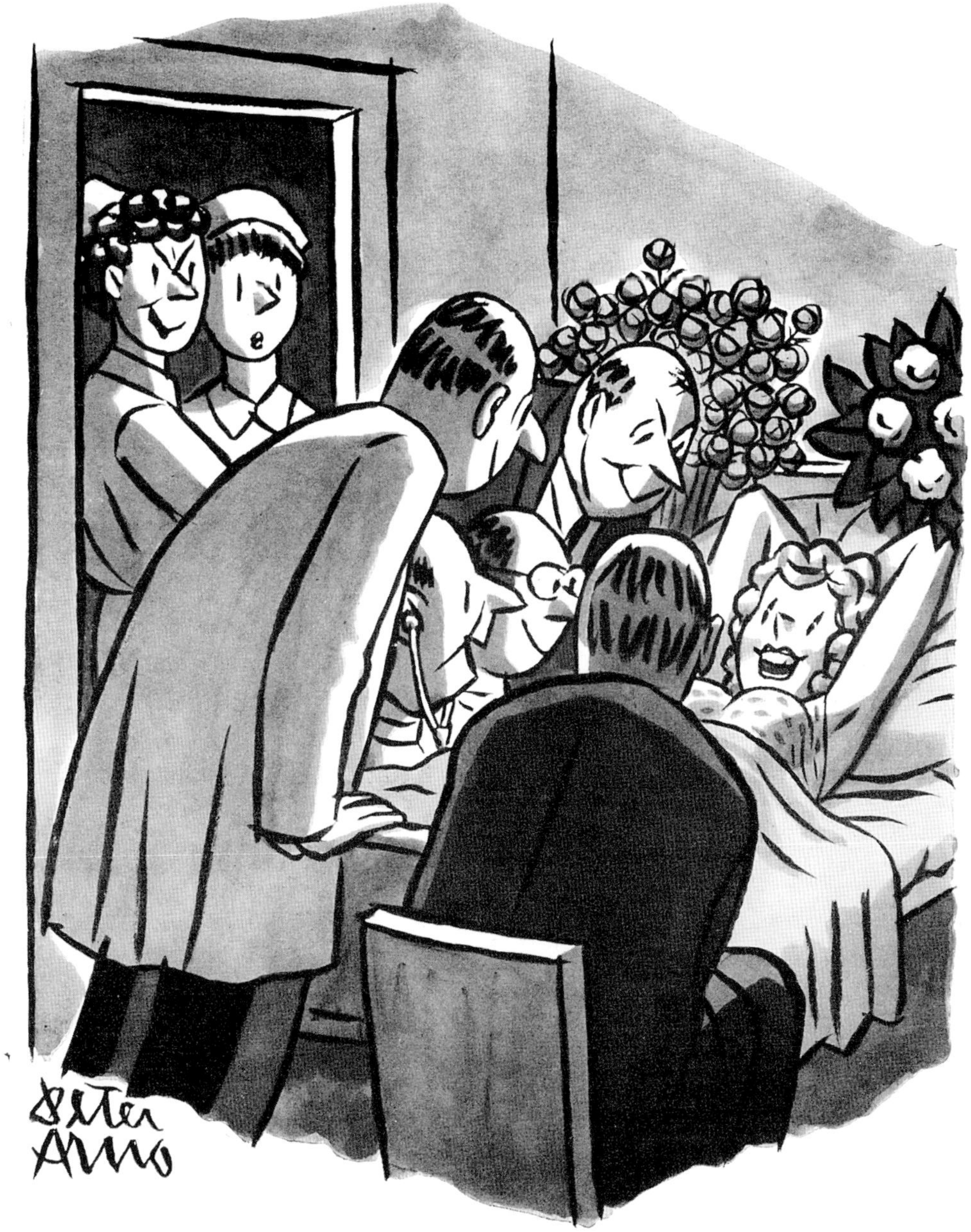

Non mais, regarde-les ! On dirait que c'est la première fois qu'ils voient une opérée de l'appendicite.

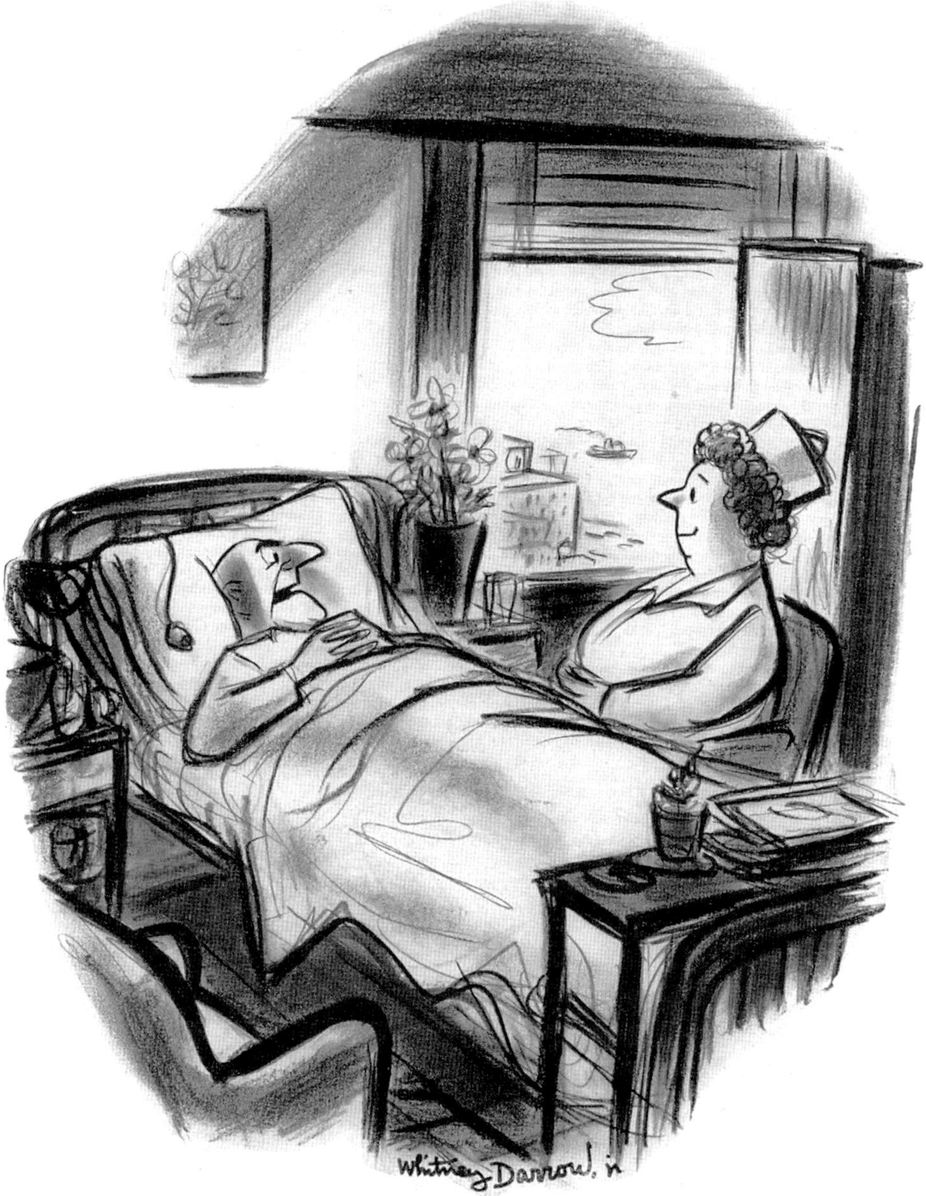

Arrêtez de dire que je vais vivre jusqu'à 90 ans.
J'ai 90 ans !

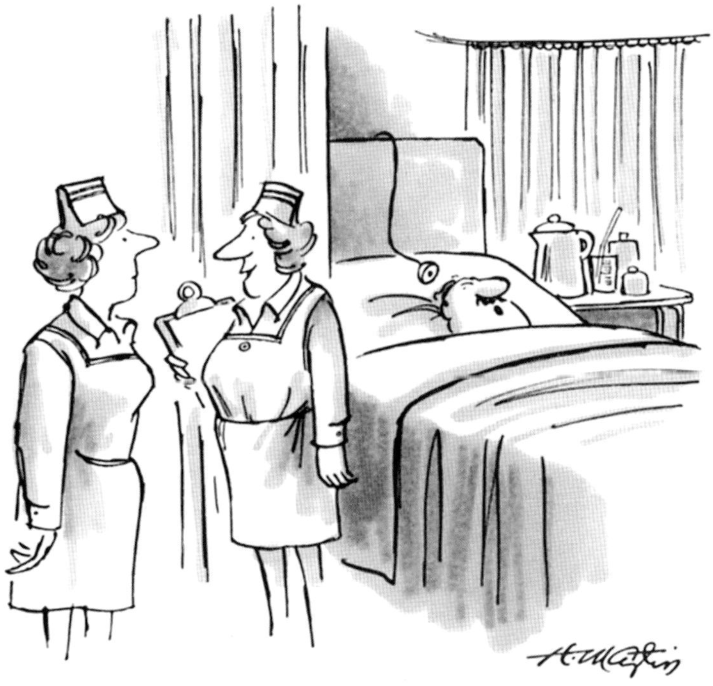

À mon avis, M. Muskingham va mieux.
Il s'est assis dans son lit ce matin et il a demandé
qu'on lui serve des hors-d'œuvre.

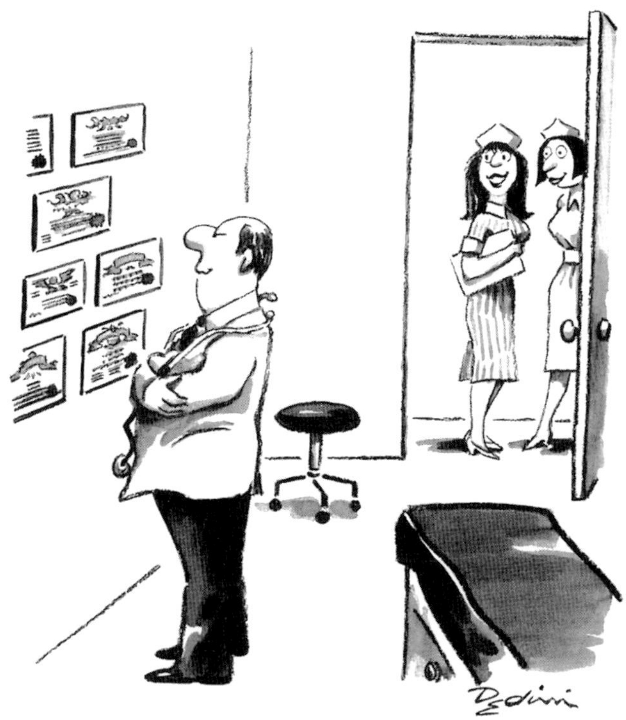

C'est touchant, tu ne trouves pas ?
Il est en train de relire ses diplômes.

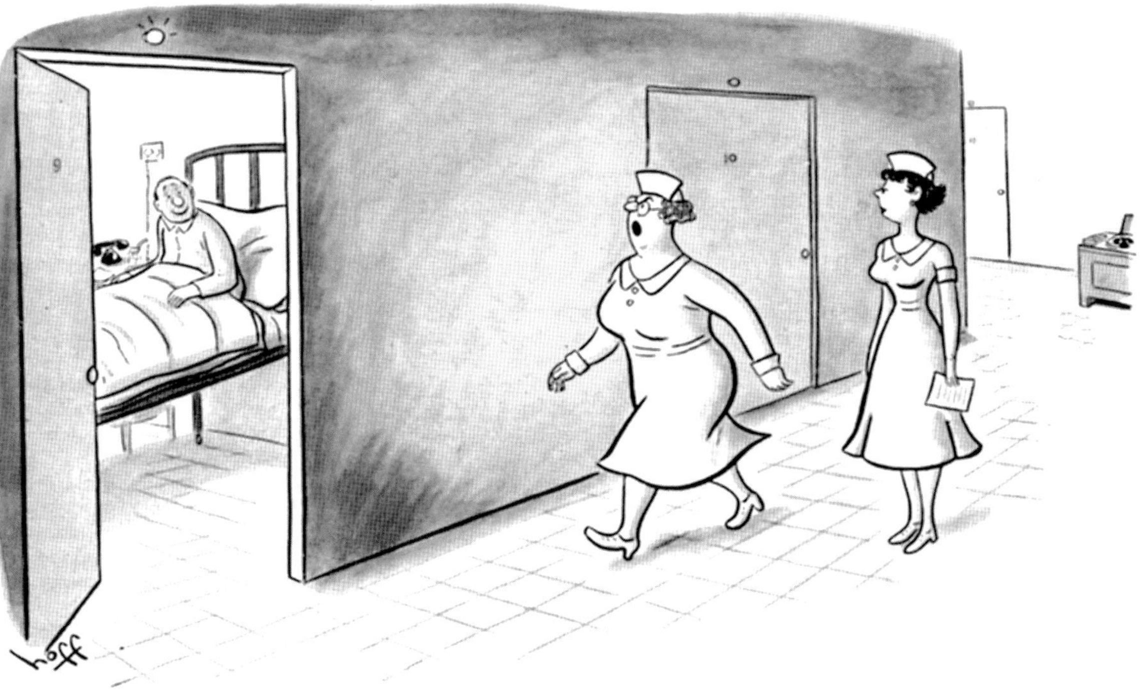

Laisse-moi y aller. Comme ça on verra
s'il continue à sonner l'infirmière de nuit.

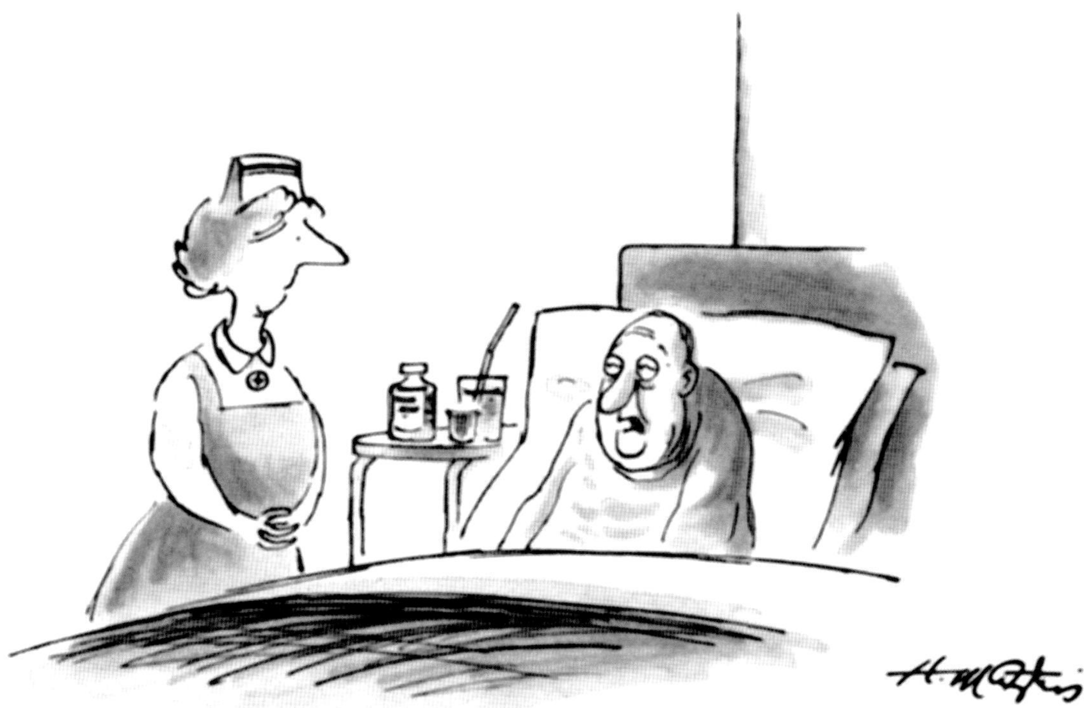

Oh, ça n'a pas toujours été si mauvais que ça.
Il y a quand même eu des bons moments en 1918, 1925, 1946 et 1947.

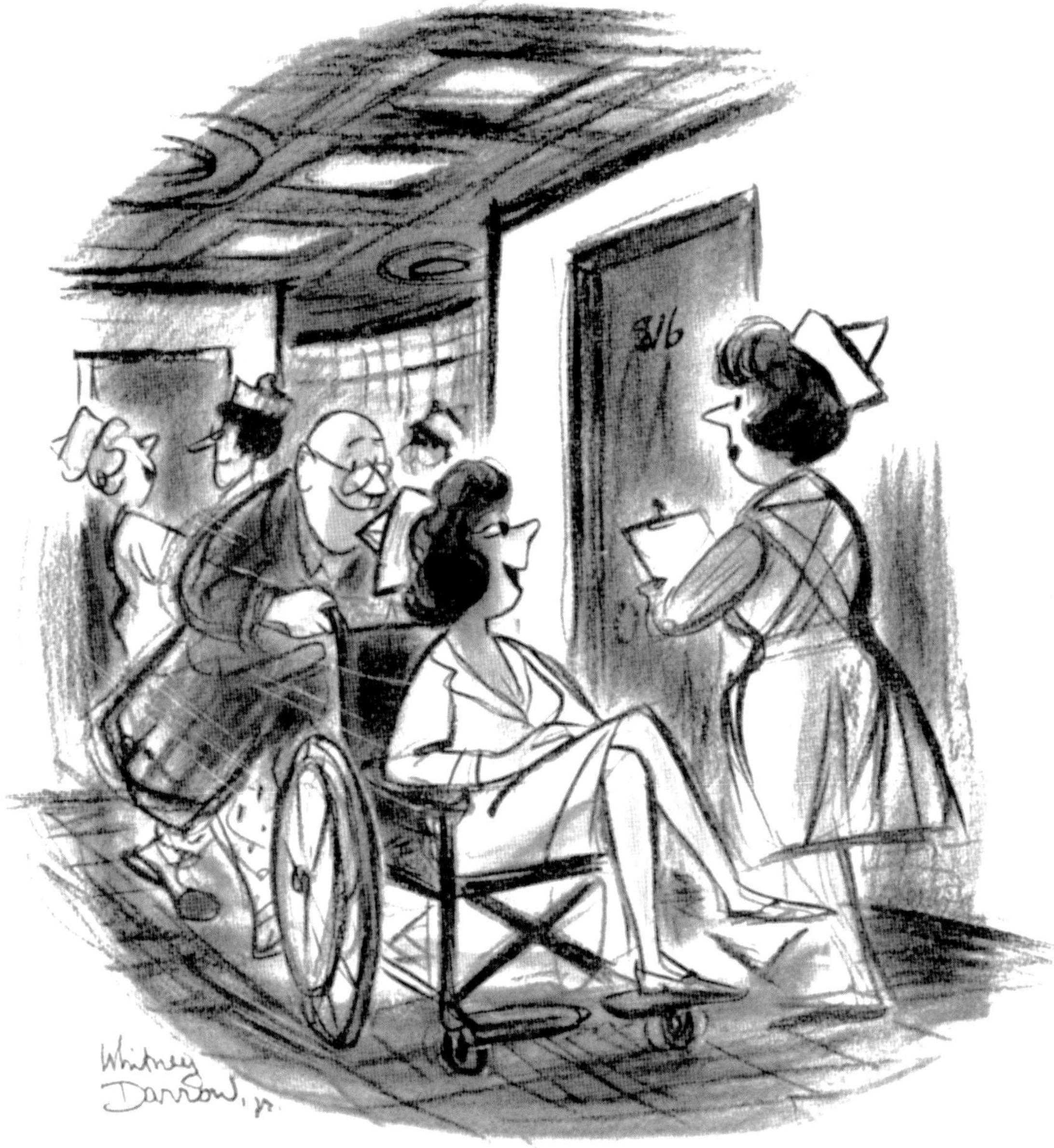

Il est fou de moi.

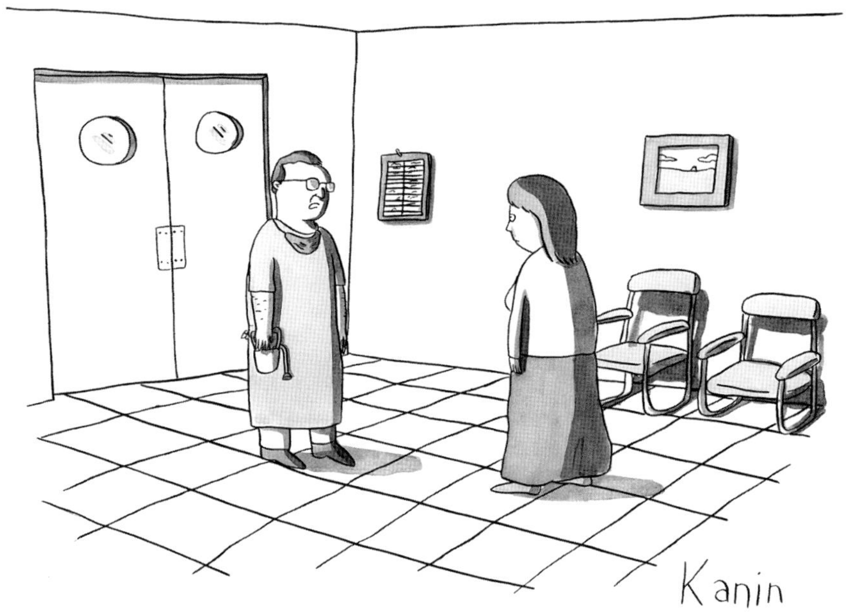

Votre mari va mieux, mais nous allons encore le garder cette nuit parce qu'il nous fait vraiment rigoler.

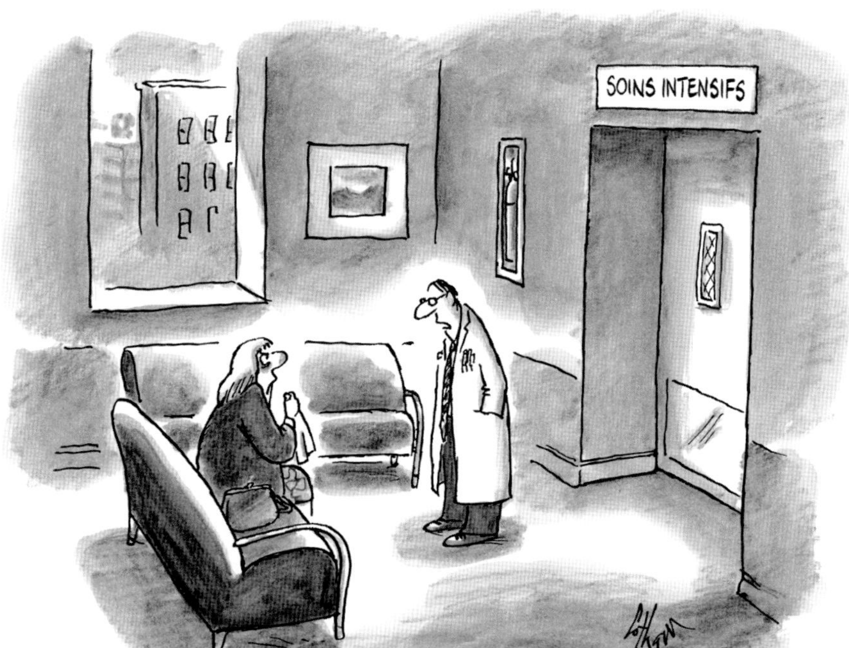

Tout va bien. Mais il insiste quand même pour que vous vous remariiez.

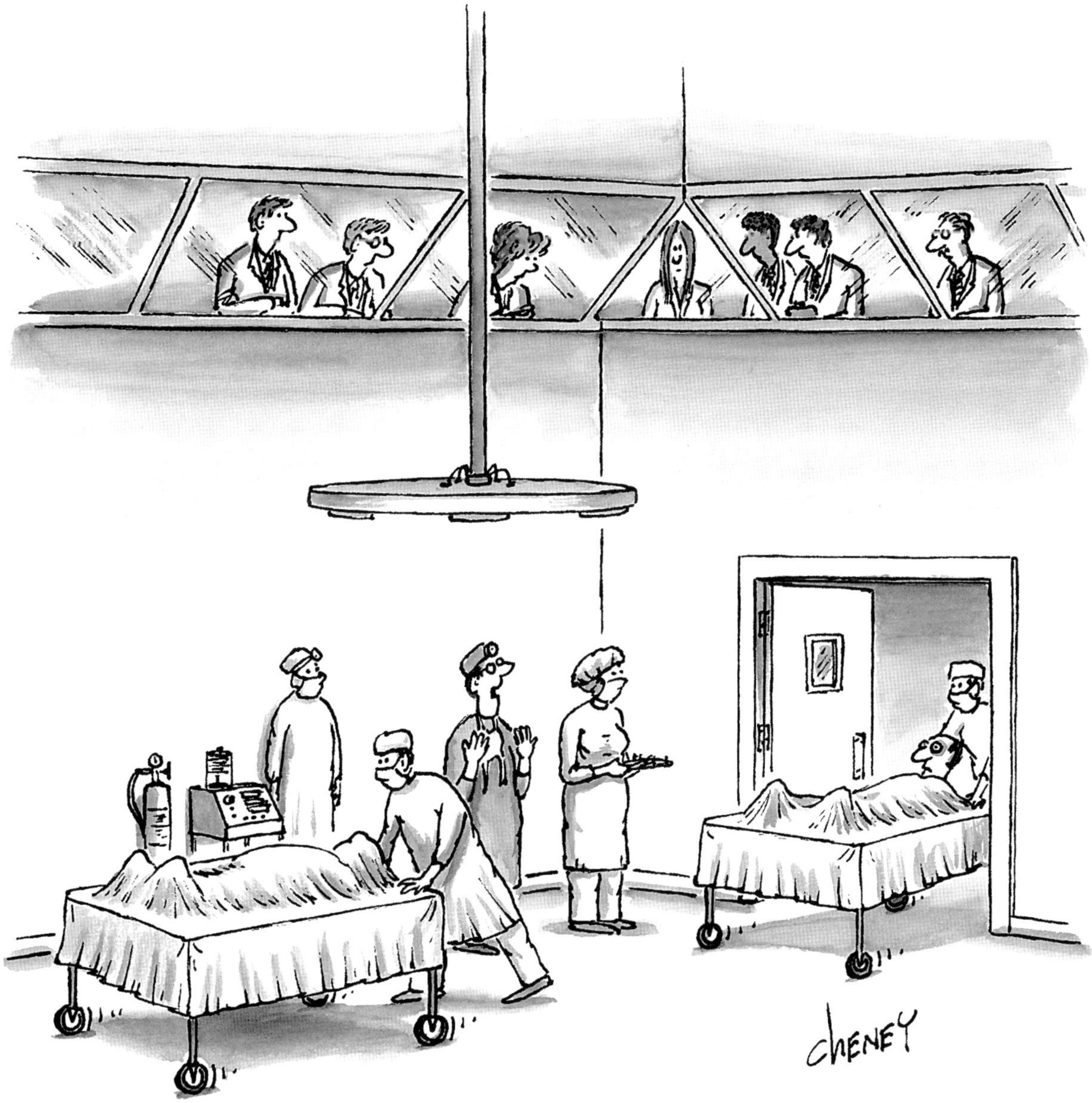

Et maintenant, la même opération mais cette fois réussie.

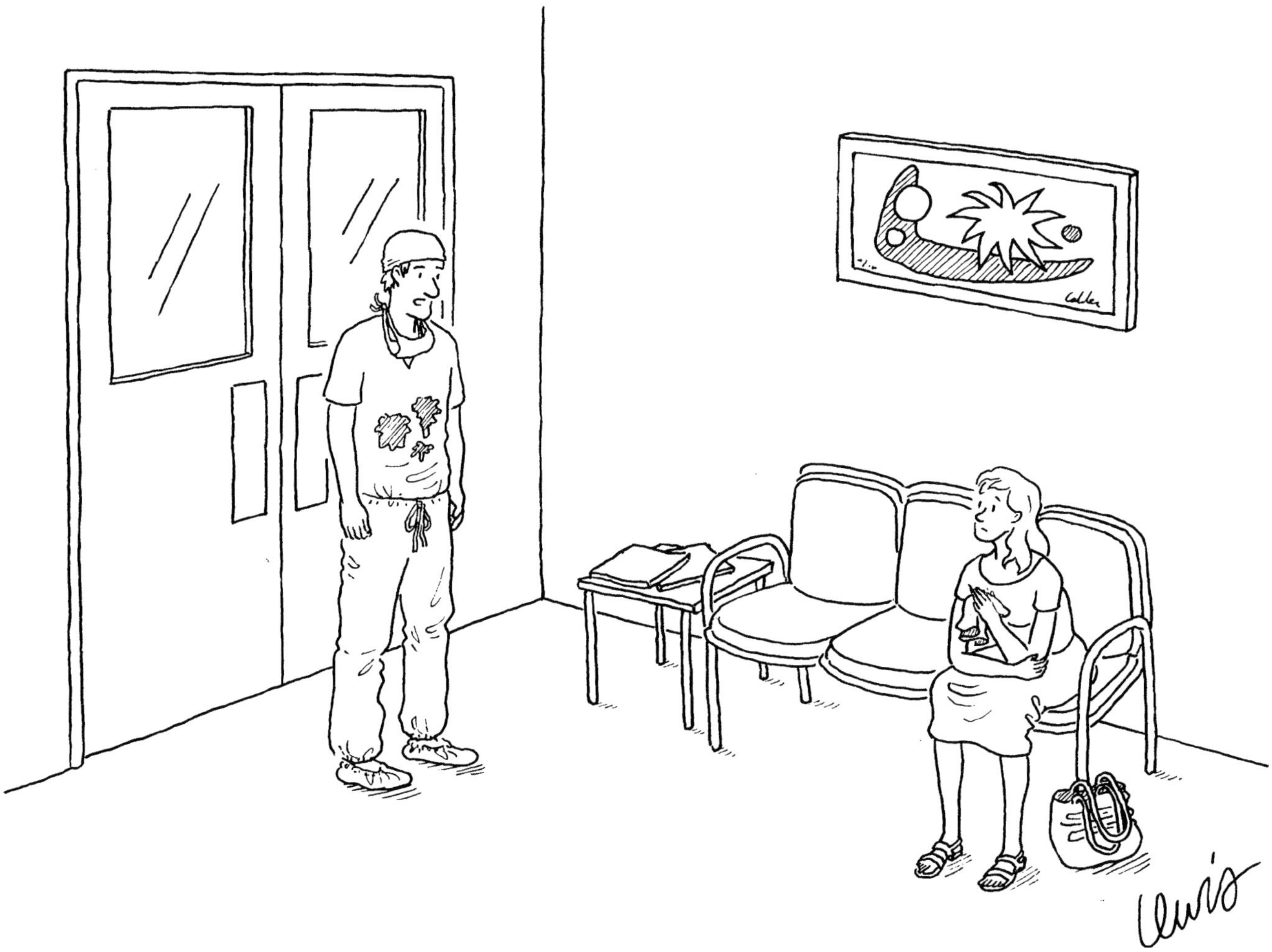

Si ça peut vous consoler, il avait vraiment l'air d'un abruti.

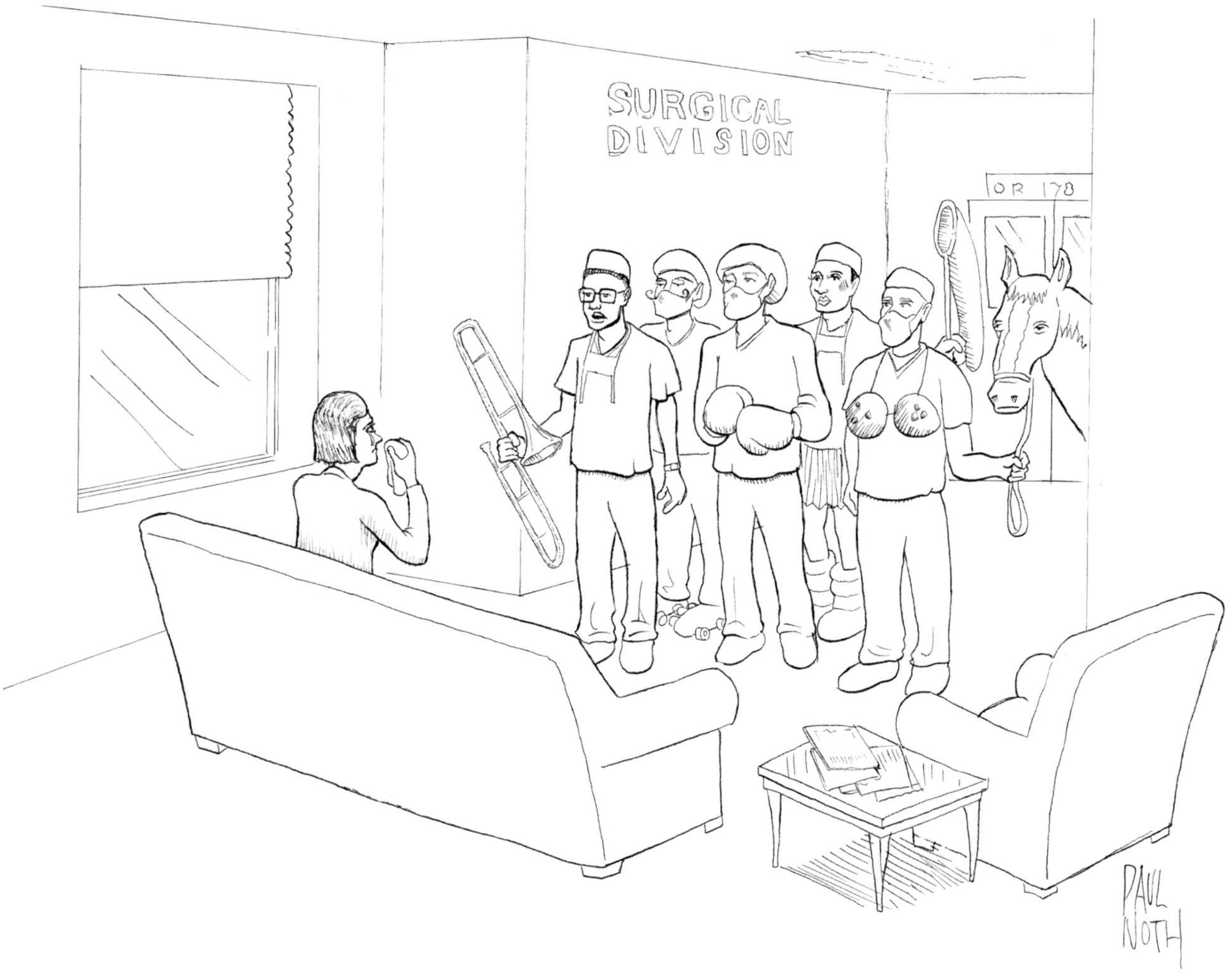

On a fait tout ce qu'on a pu.

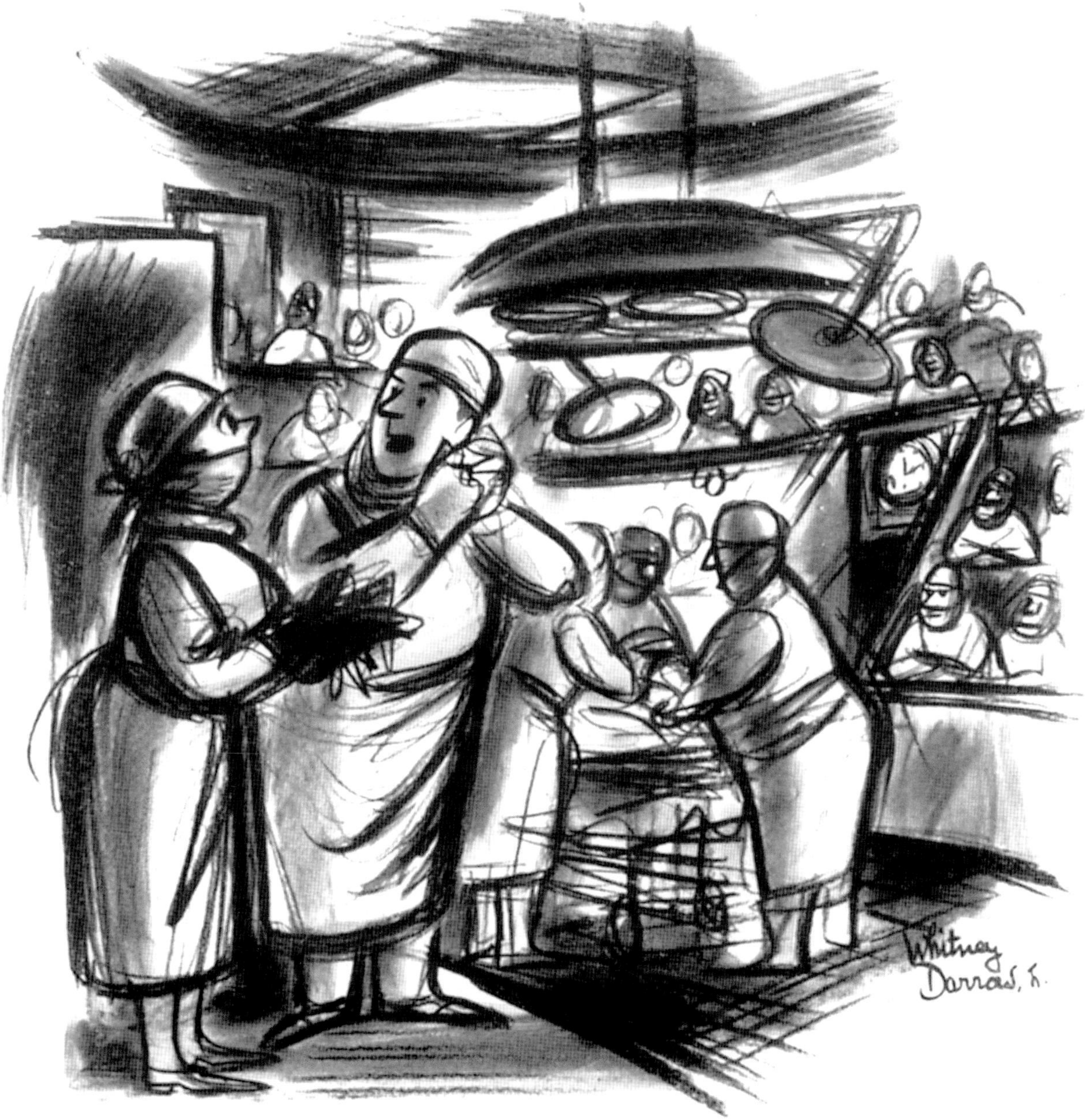

La caméra nous filme, madame Wilmer.
J'aimerais bien que vous me jetiez un regard admiratif de temps en temps.

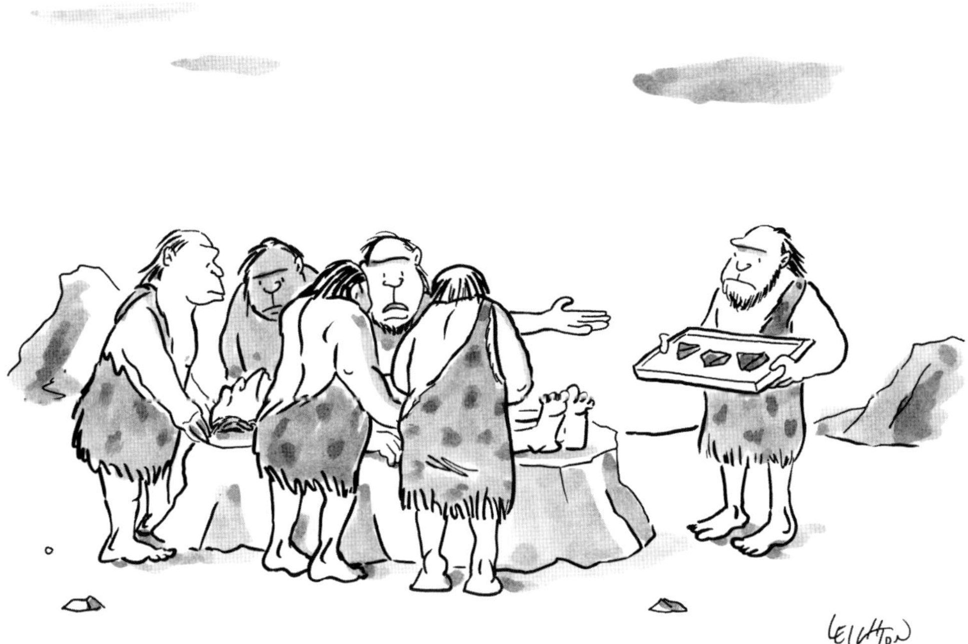

Silex, s'il vous plaît.

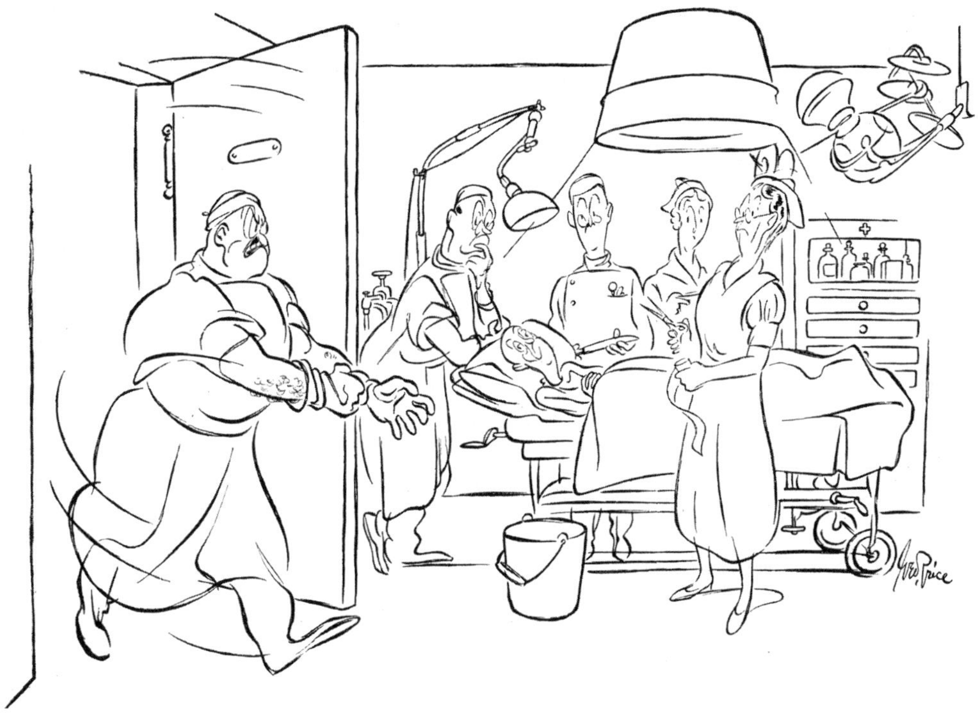

Bon, à qui le tour ?

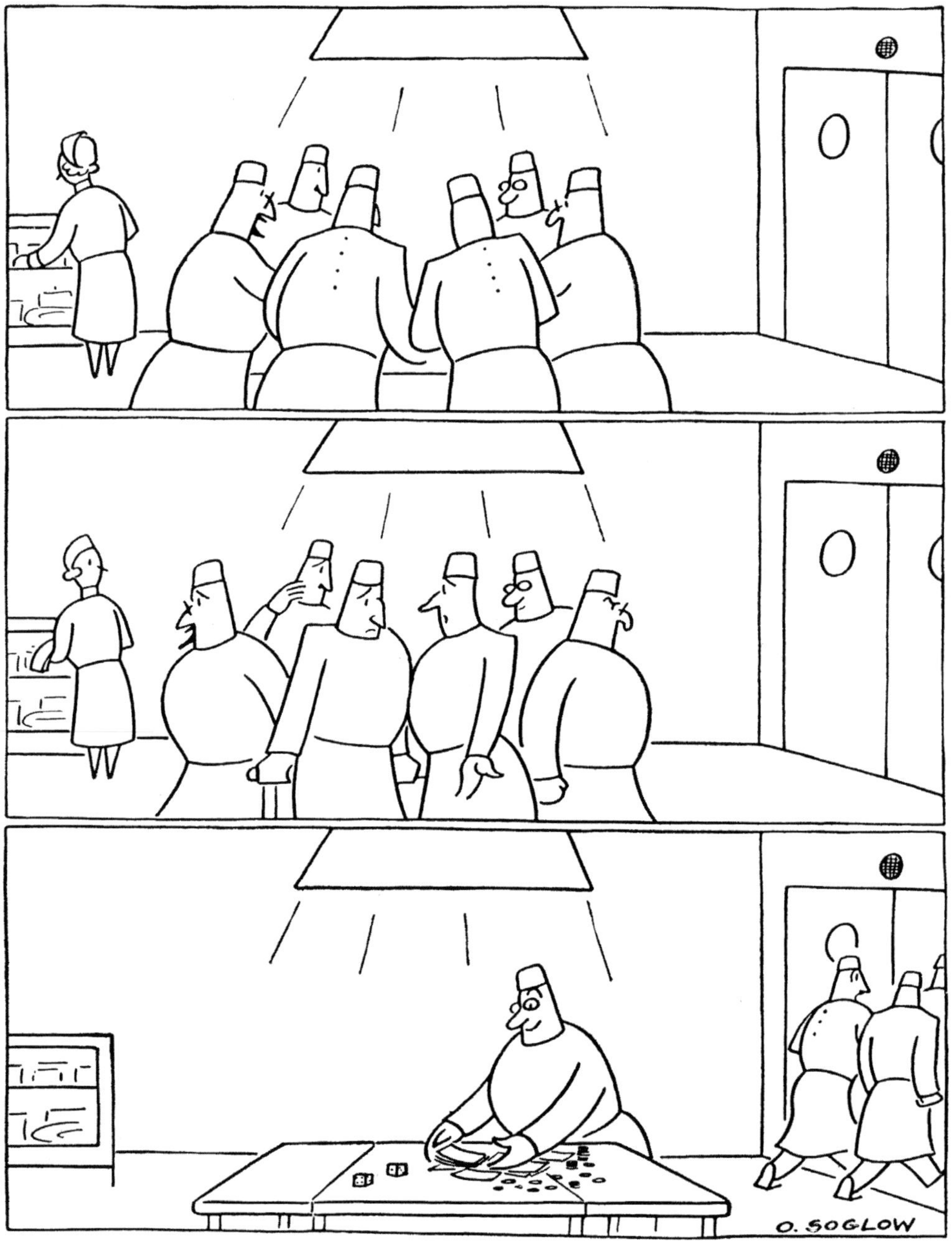
O. SOGLOW

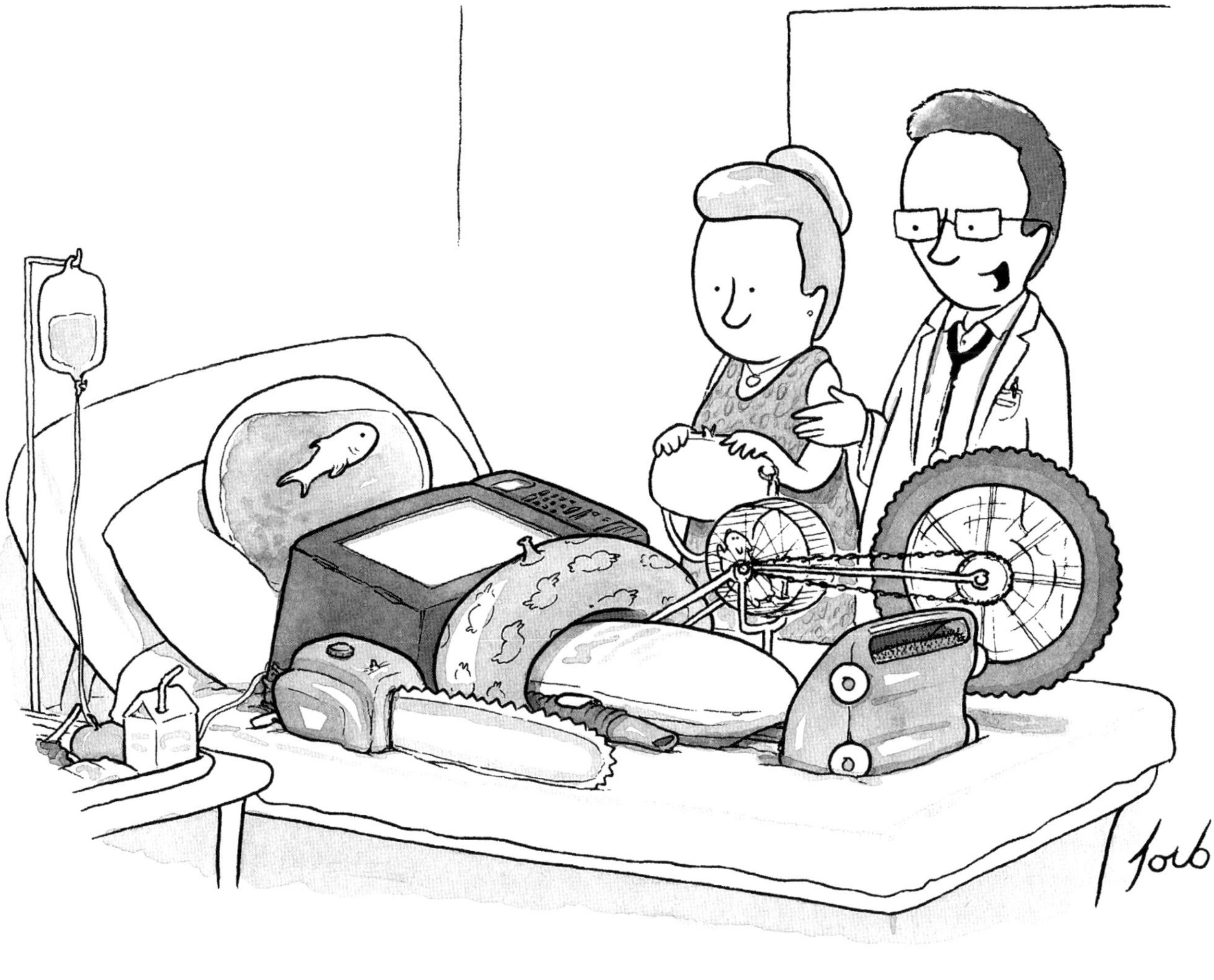

D'abord on lui a mis une prothèse de hanche et après on n'a pas pu s'arrêter.

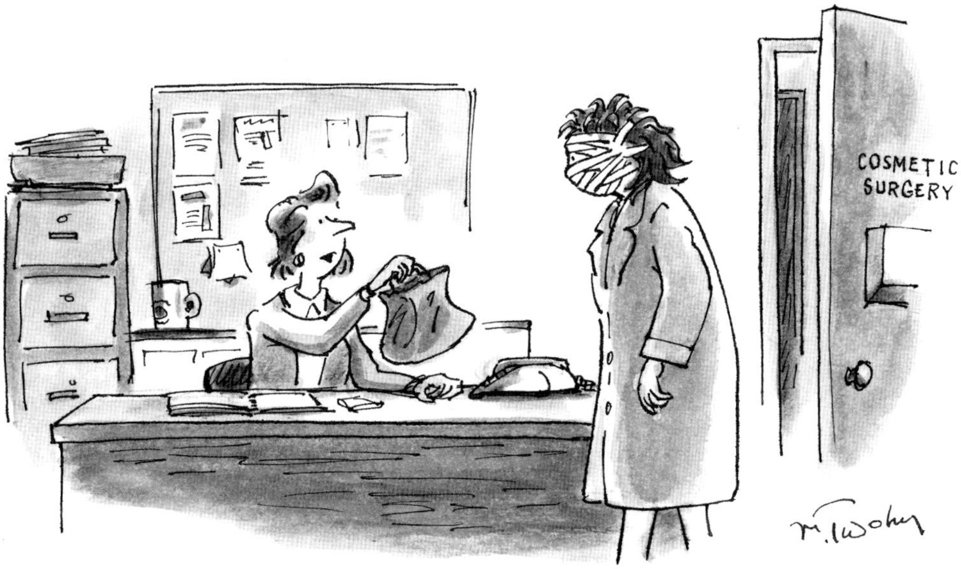

Votre visage d'avant, vous voulez le garder ?

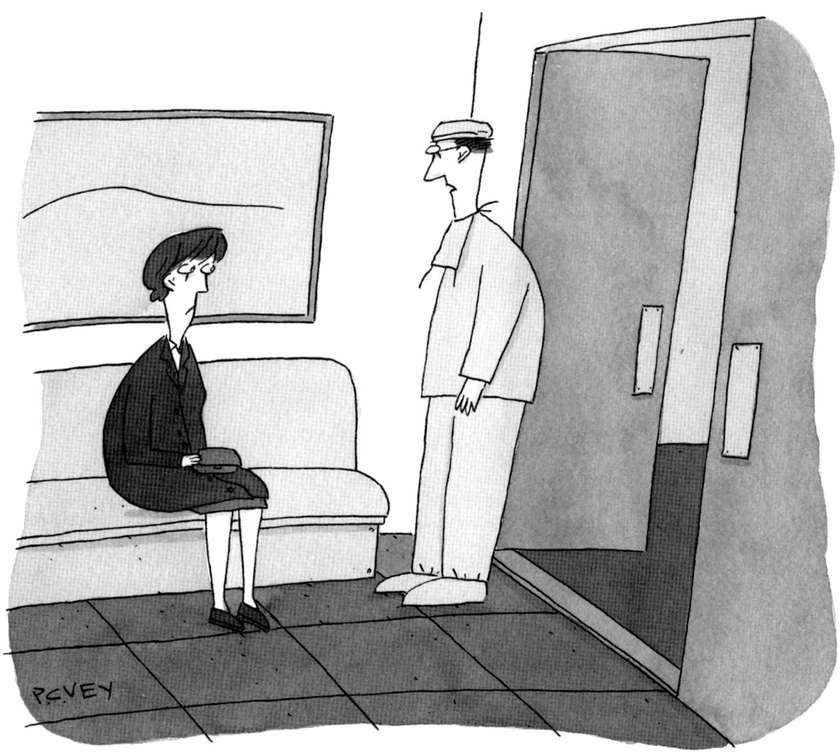

Les infirmières ont fait tout ce qu'elles ont pu.
Moi, j'étais en pause déjeuner.

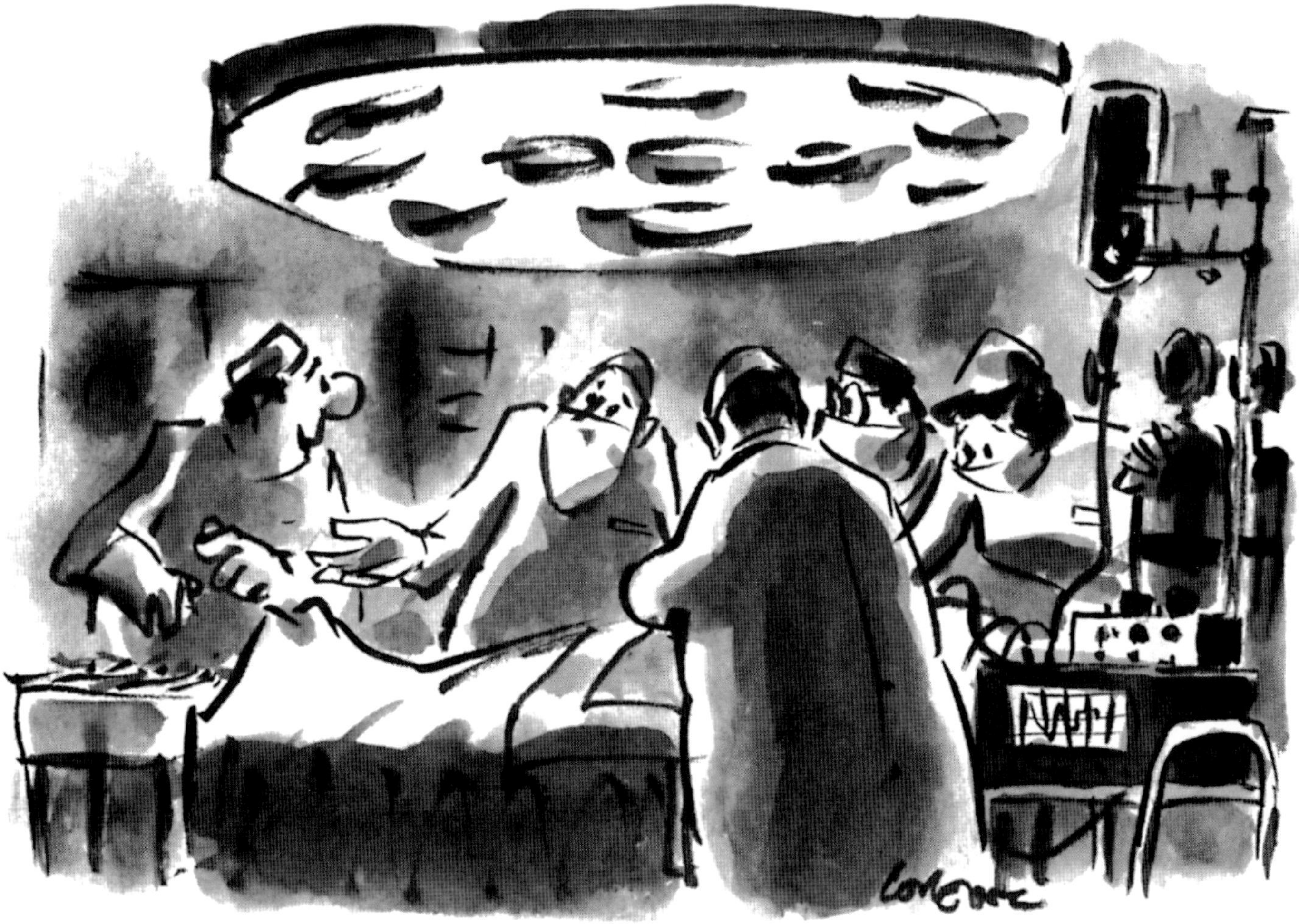

C'est quoi, un scalpel?
C'est mon premier jour, je suis intérimaire.

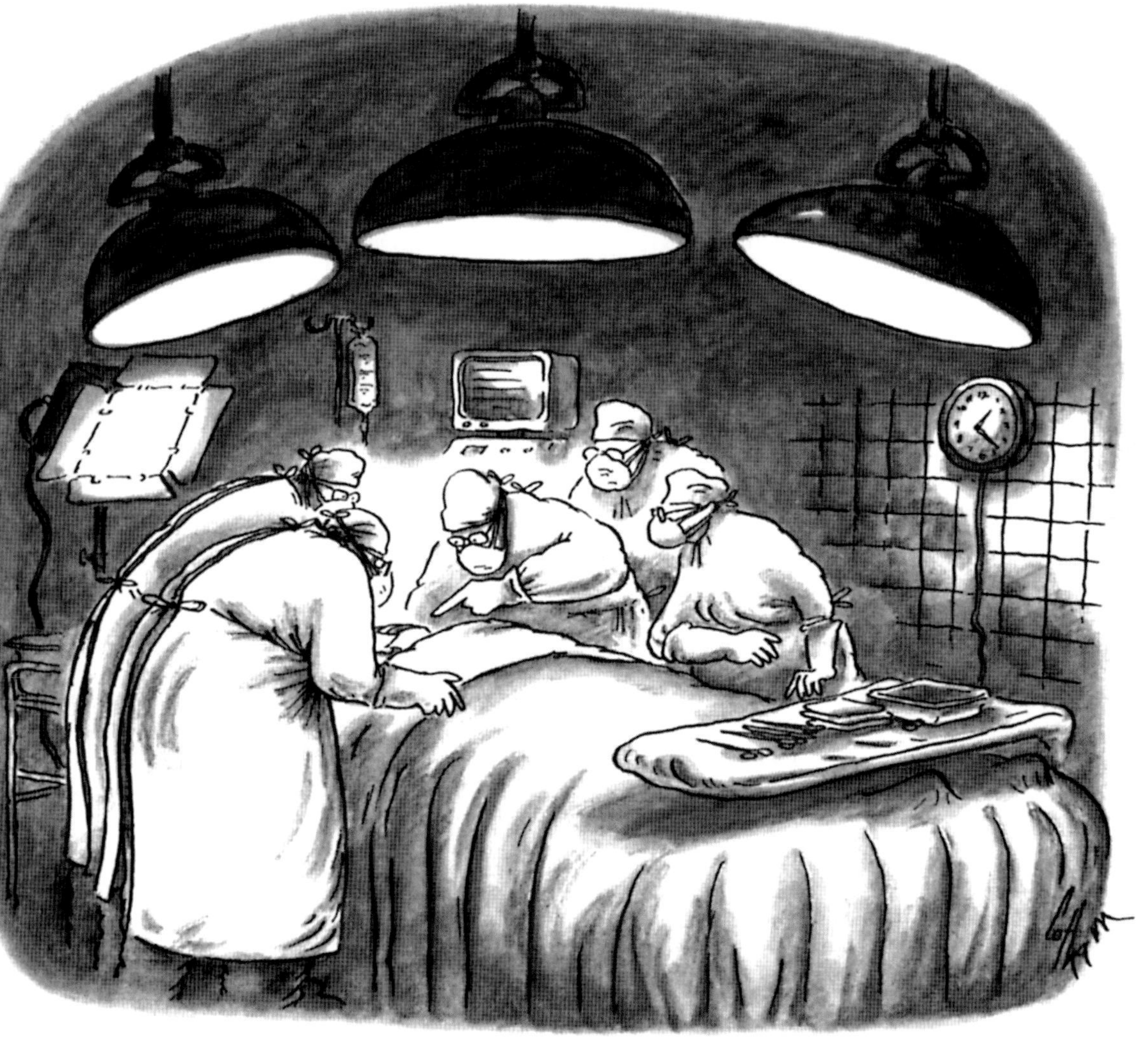

Ça alors ! Son cerveau continue de fonctionner malgré les valves endommagées.

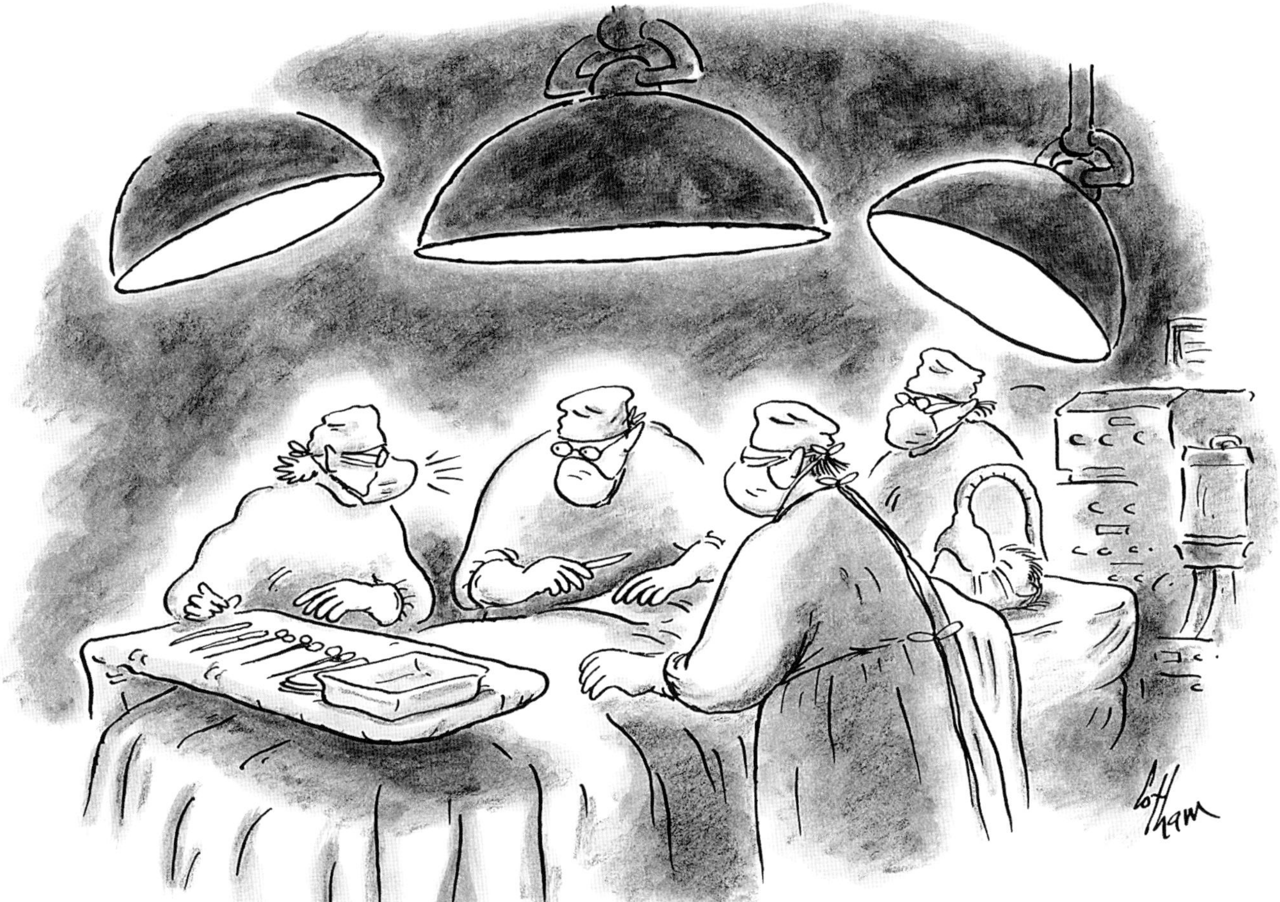

Épargnez-nous, s'il vous plaît,
les détails sanguinolents.

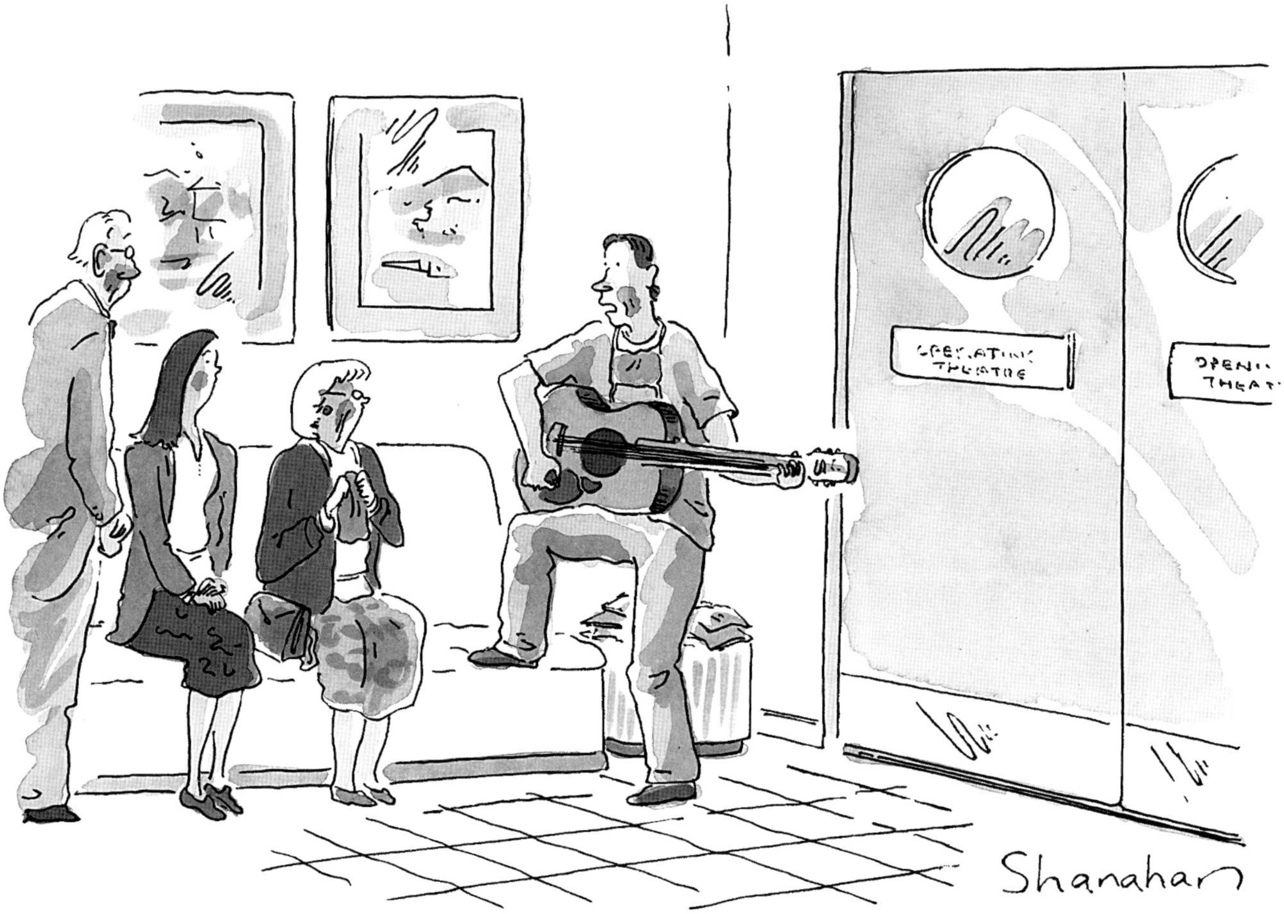

Et maintenant je vais vous chanter la complainte du brave chirurgien qui ne faisait jamais rien de bien.

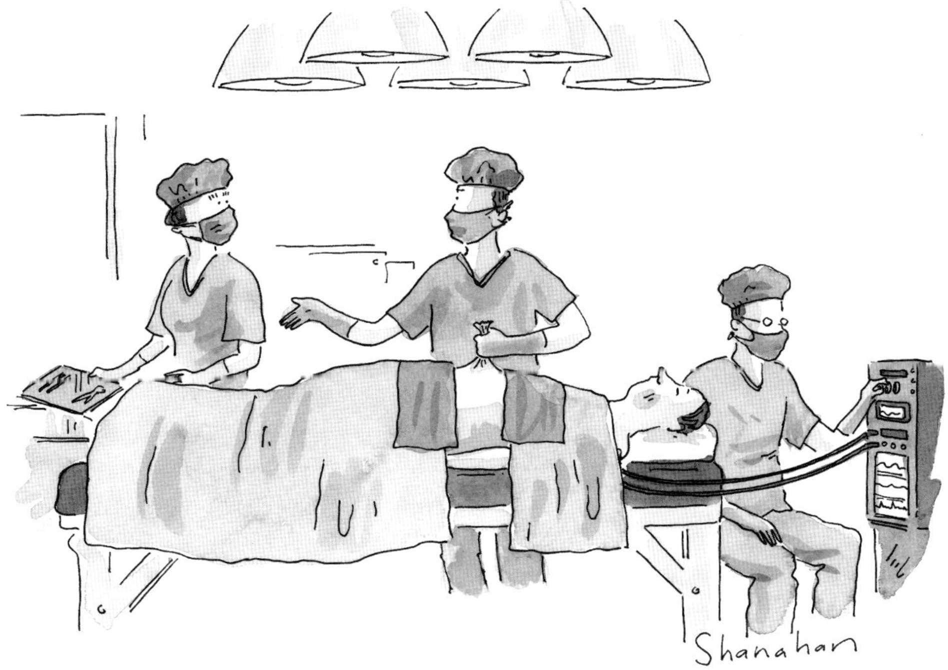

Un chouchou, s'il vous plaît.

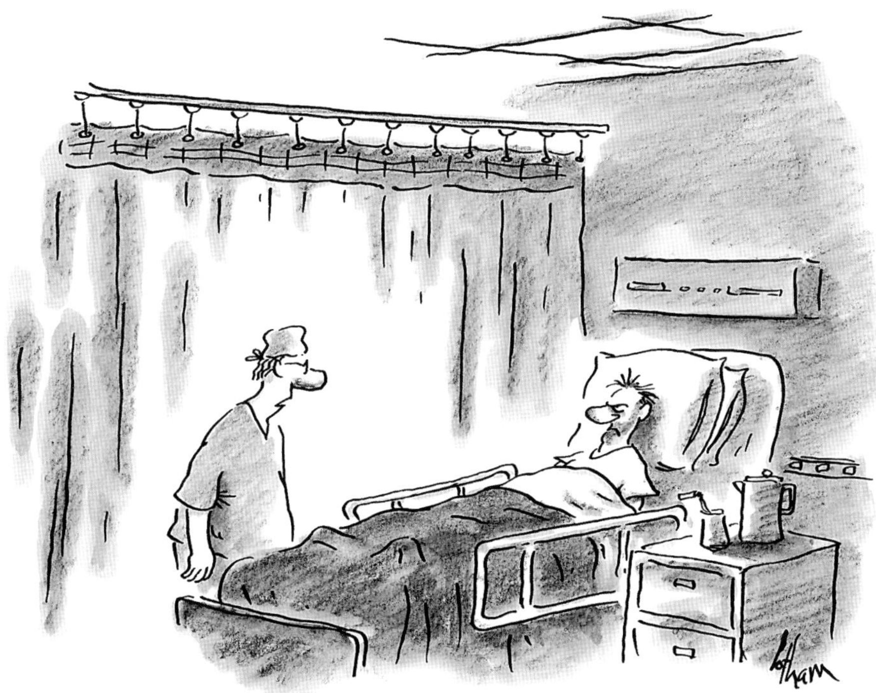

Ce n'est pas dans nos principes
de donner des détails sur les futures opérations.

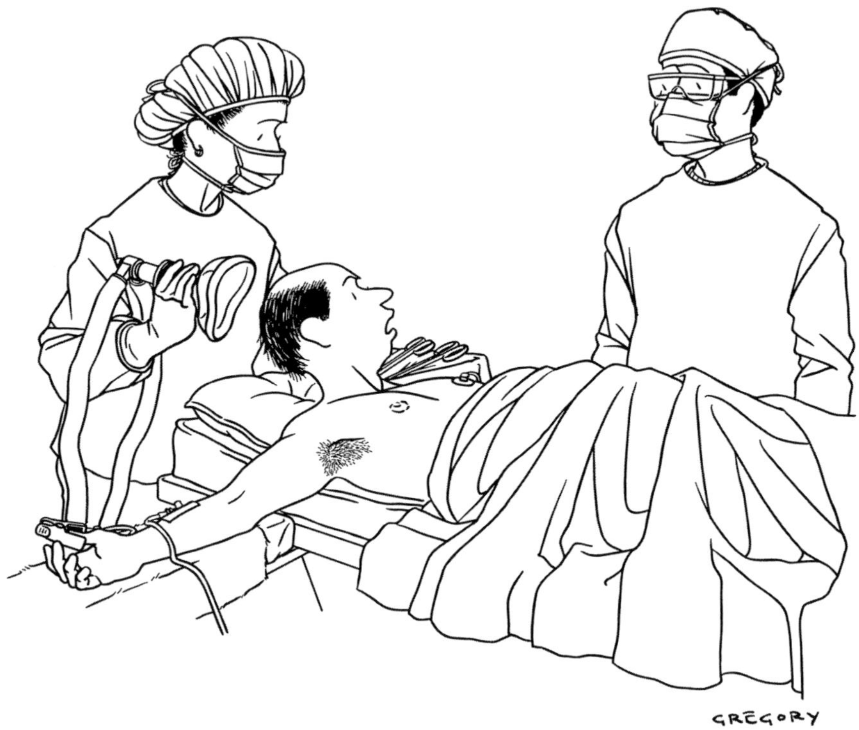

Dites, docteur, j'apprécierais si, pour le moment,
votre humour était un tantinet moins autodénigrant.

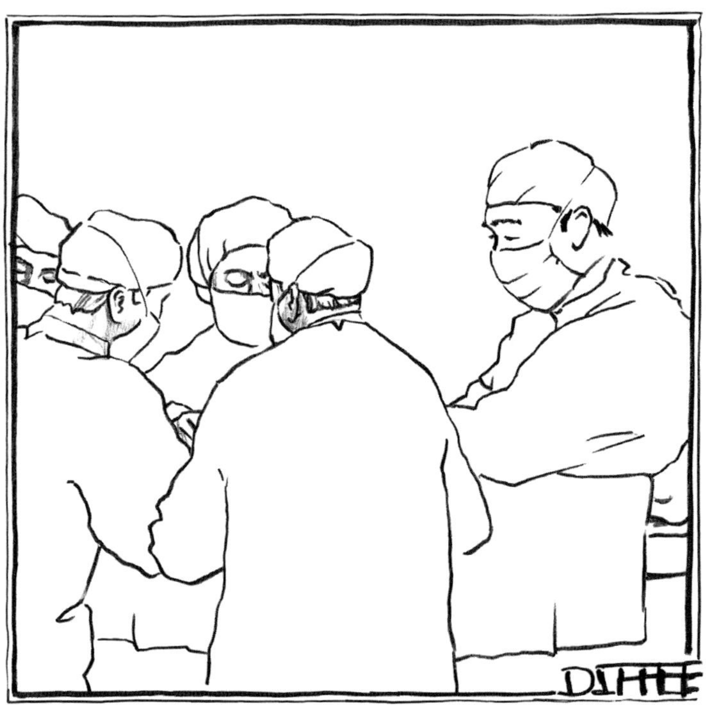

Essaie un peu de chatouiller le foie pour voir.

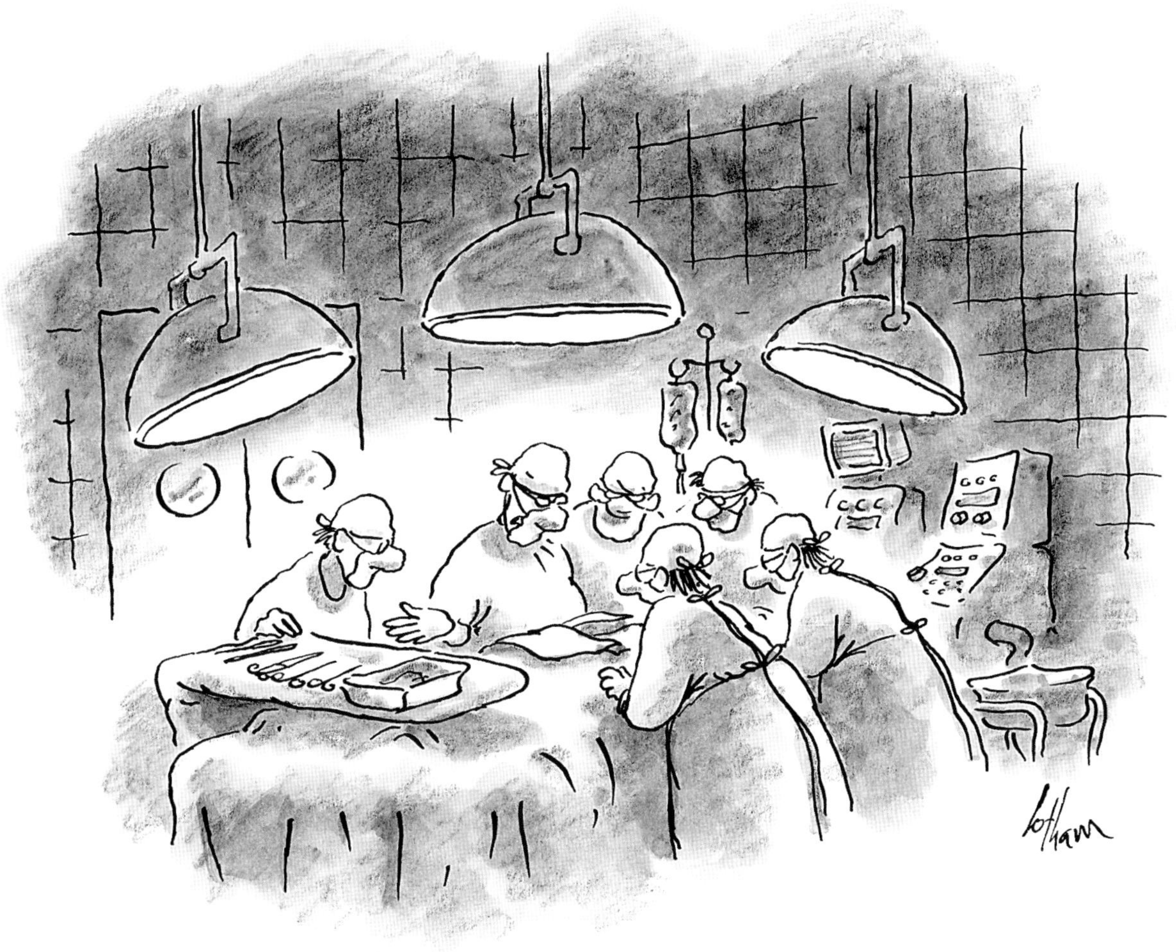

Nous verrons bien une fois que nous l'aurons ouvert.

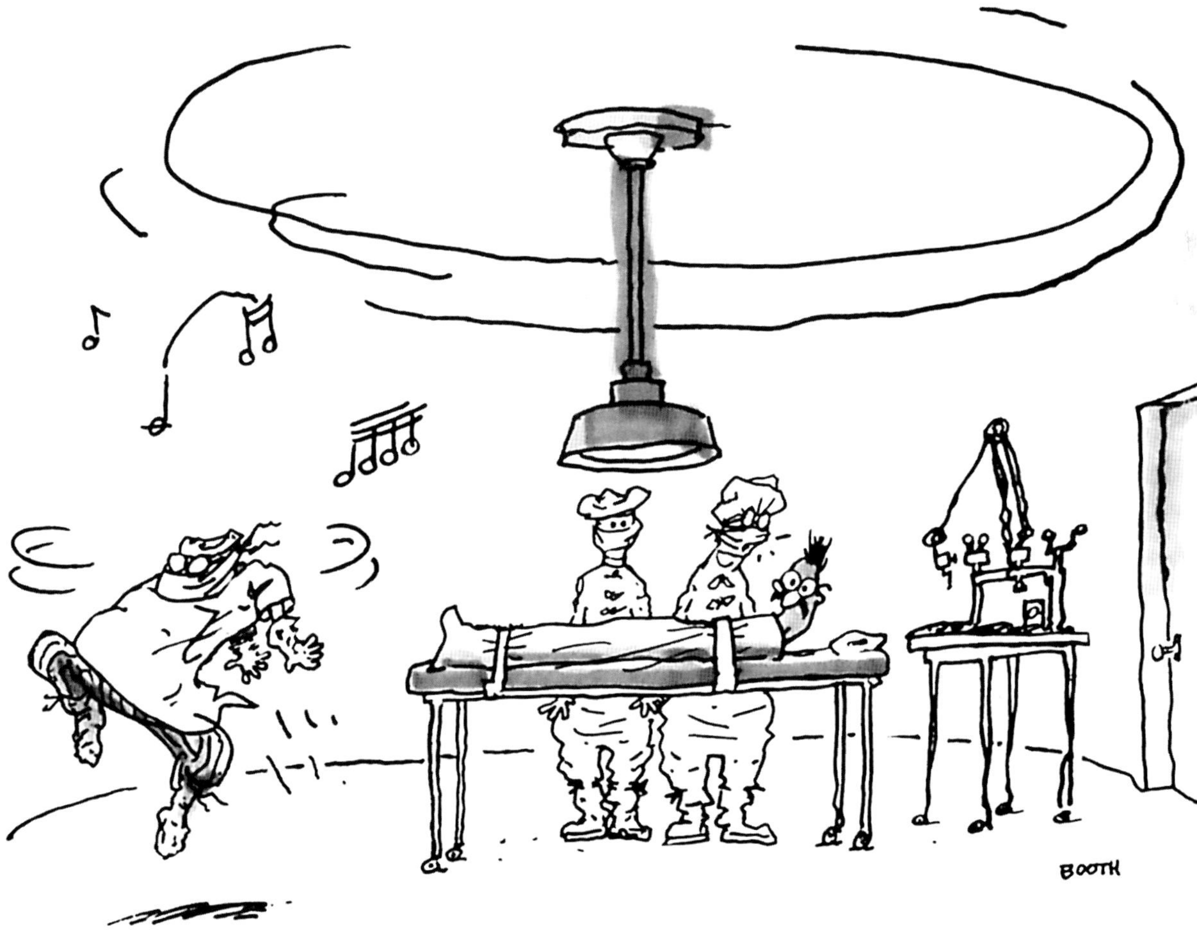

Le docteur Rheinschreiber fait toujours ses appendicectomies en musique.

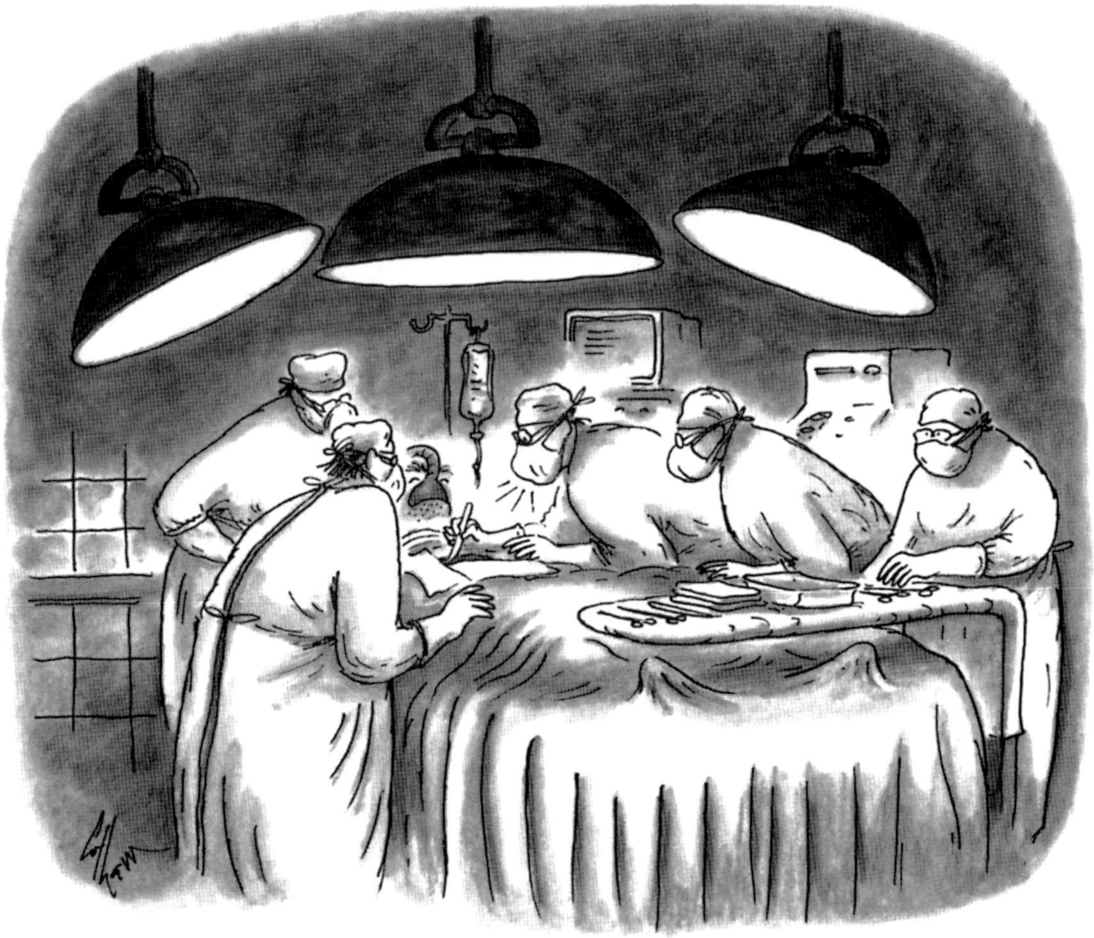

Regardez ! J'ai déjà opéré ce type : il y a mes initiales.

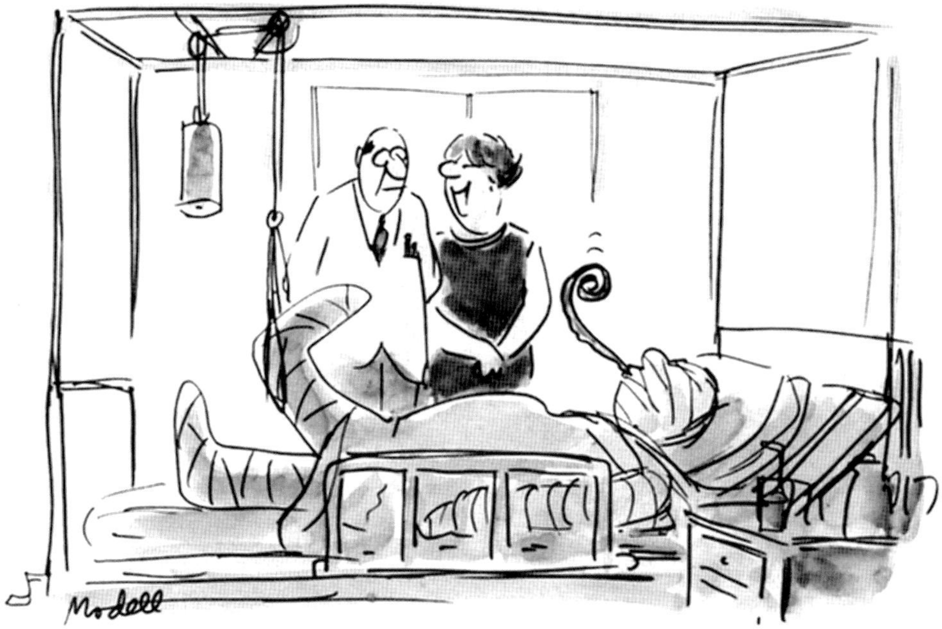

Ça fait plaisir de voir qu'il a gardé son sens de l'humour.

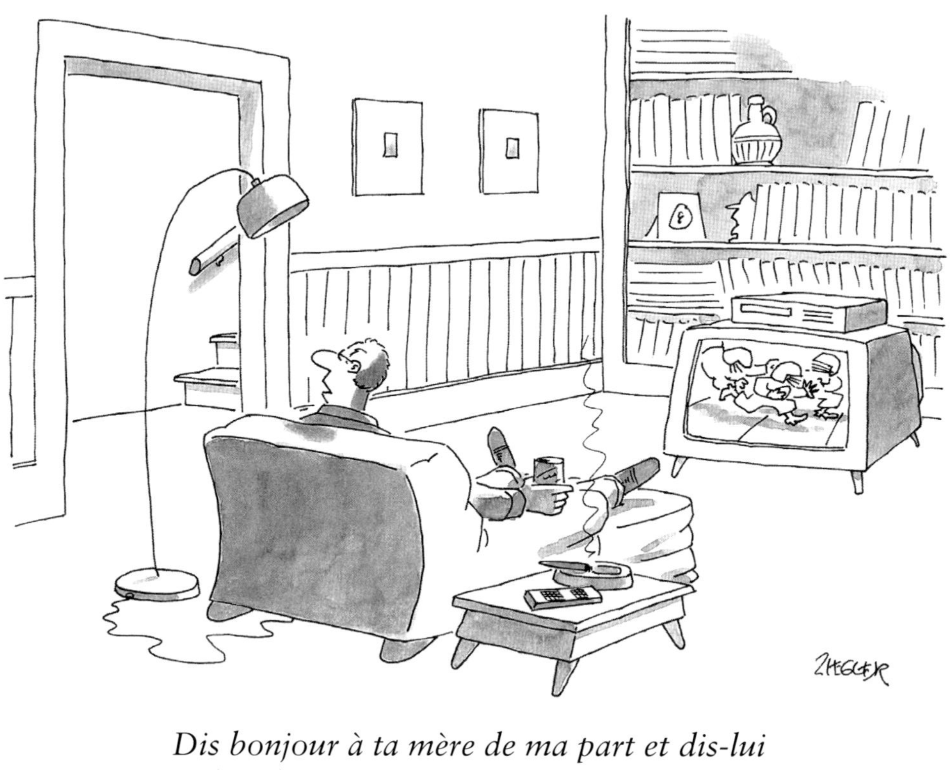

Dis bonjour à ta mère de ma part et dis-lui
que je suis content que son pontage ait réussi.

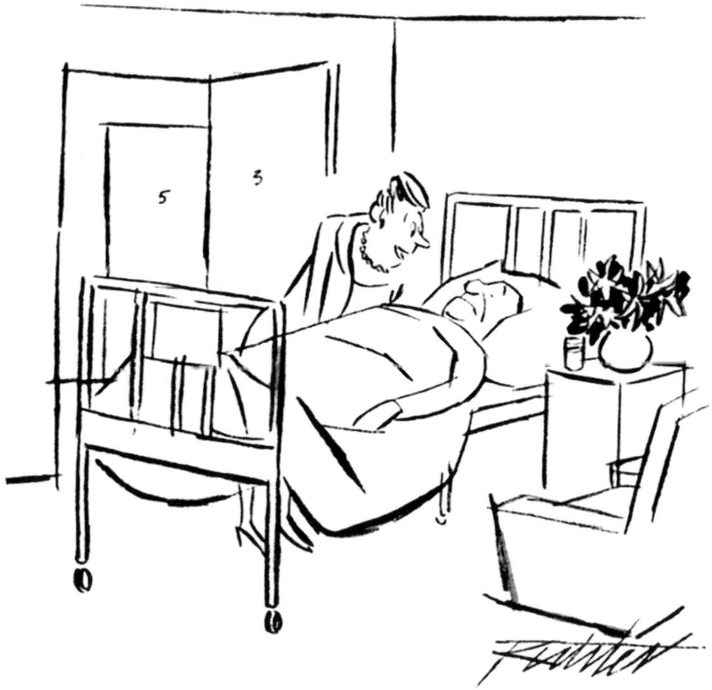

Tu m'entends, Harold ?
L'industrie est en pleine croissance, le CAC40 remonte,
le cours du cuivre est au plus haut...

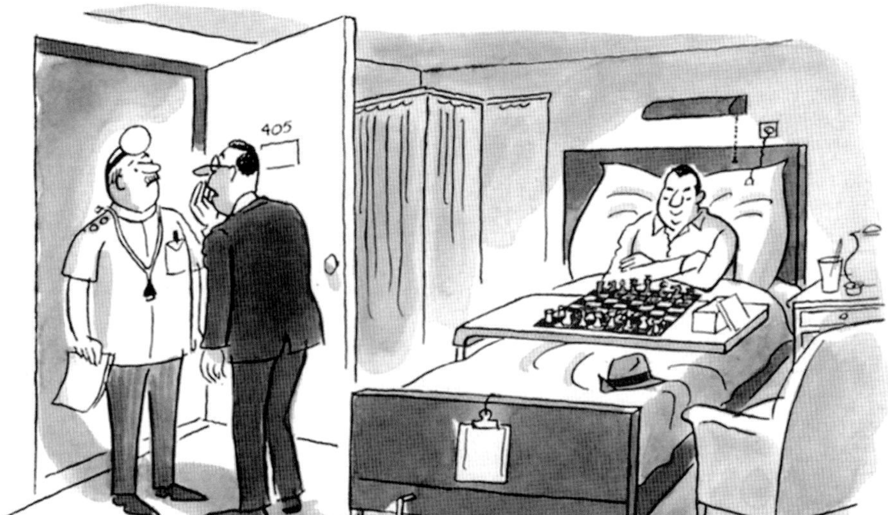

Est-ce qu'il va assez bien pour perdre ?

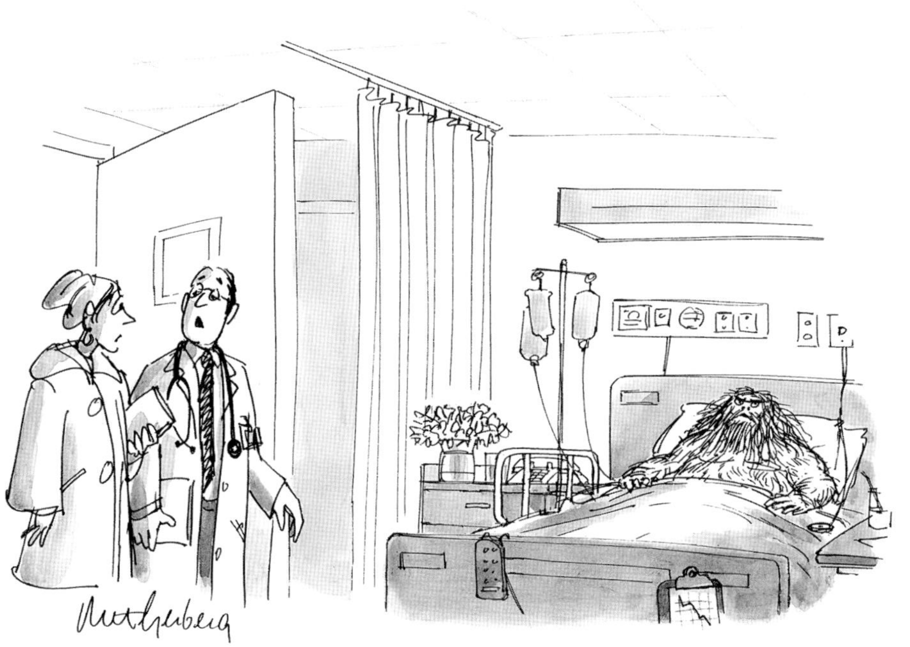

Elle a un taux de testostérone particulièrement élevé.

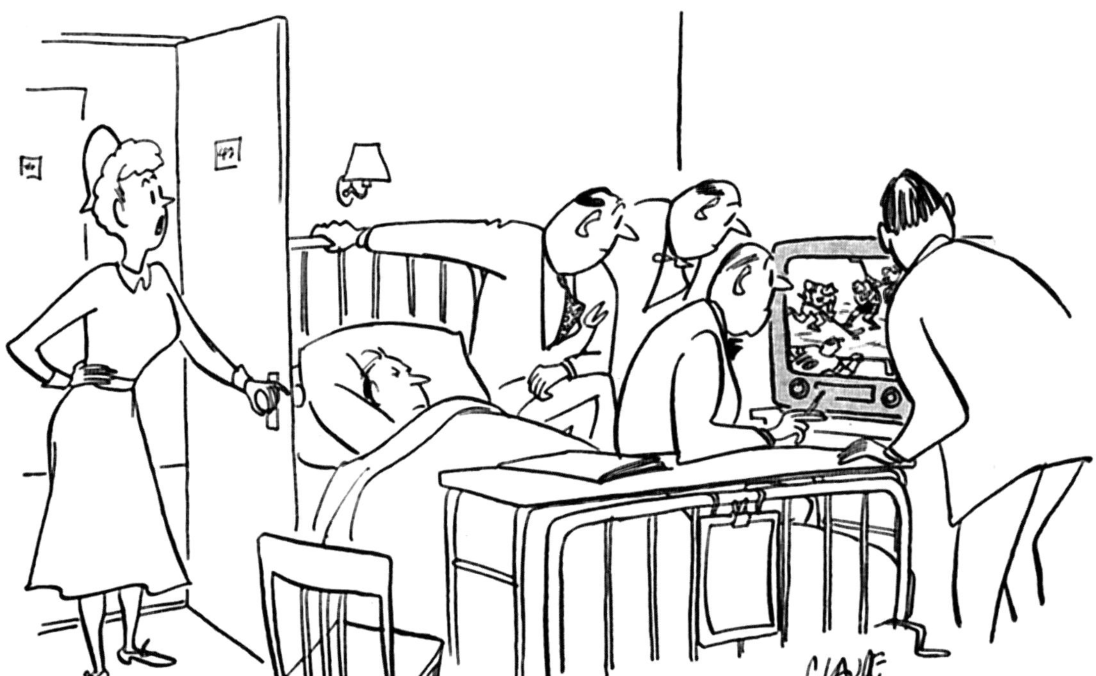

Les visites sont terminées, messieurs.

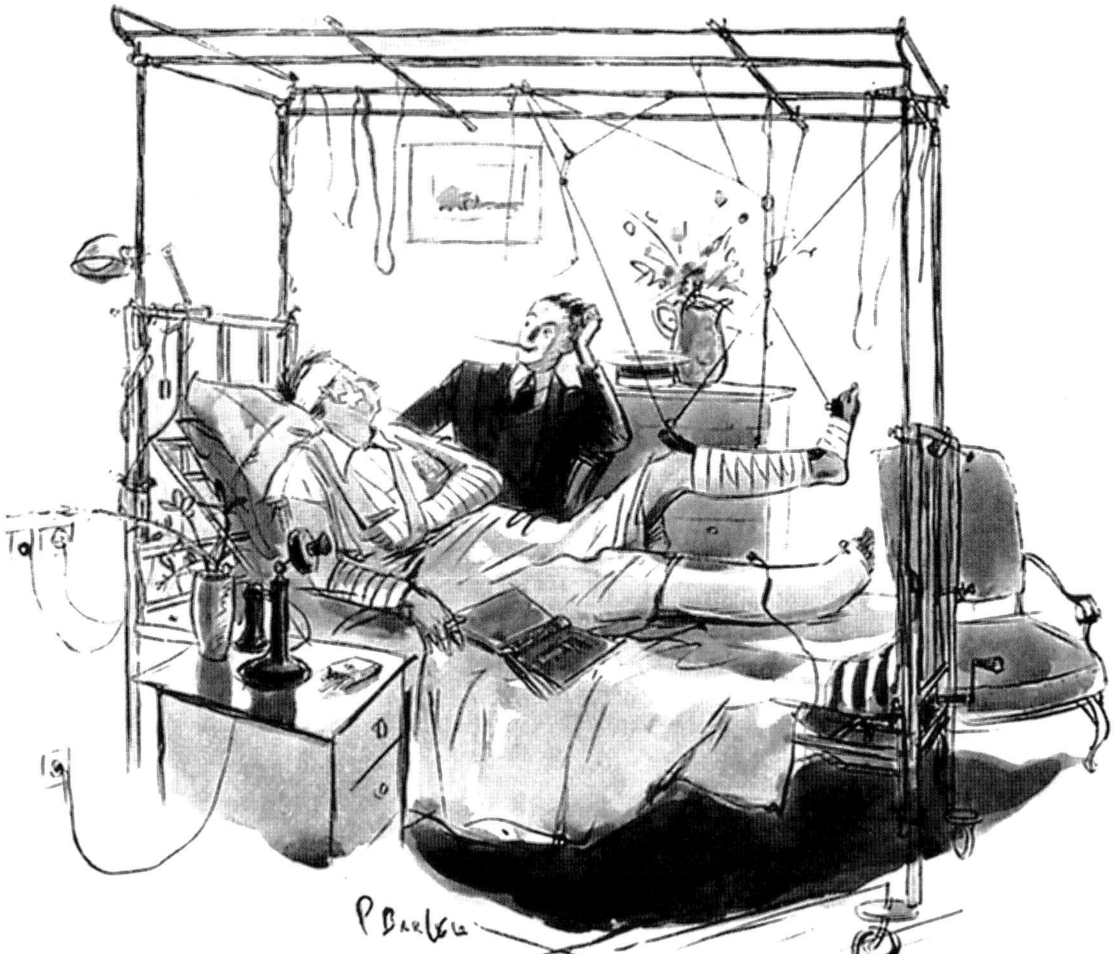

Bon, je suppose que tout ça vous rend philosophe.

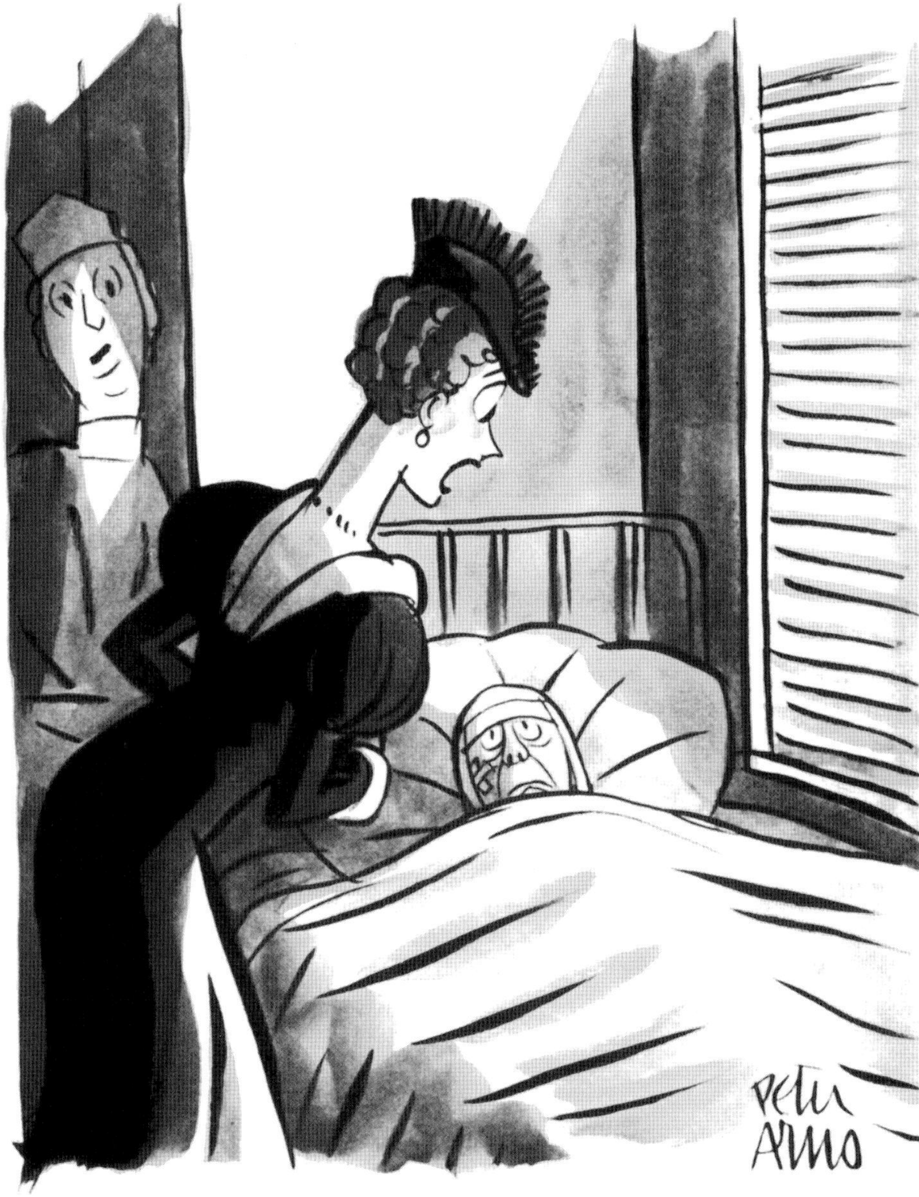

Ça ne m'était pas venu à l'idée de te trouver ici.
J'arrive de la morgue.

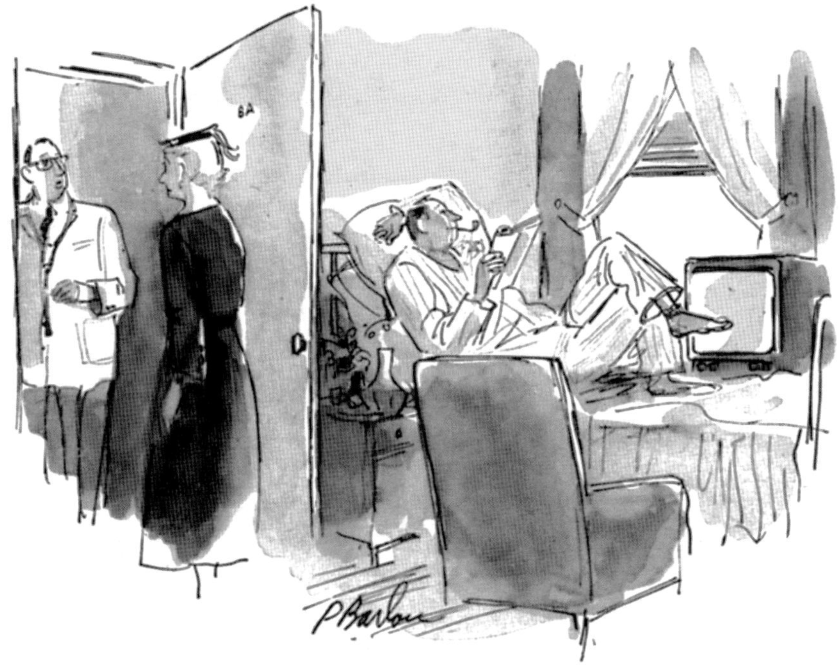

Il ne vous l'a pas dit ? Il peut rentrer chez lui quand il veut.

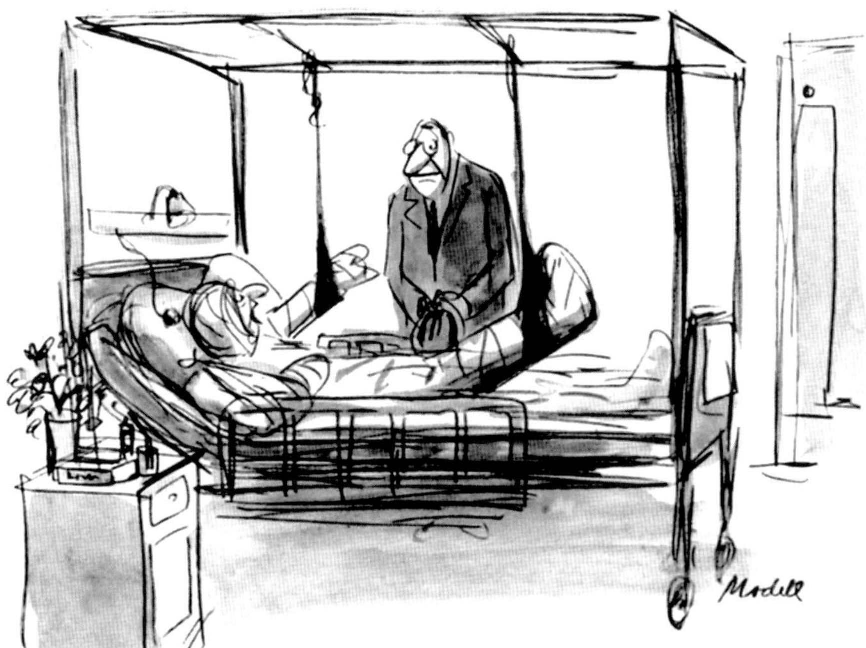

Et toi ? Quoi de neuf ?

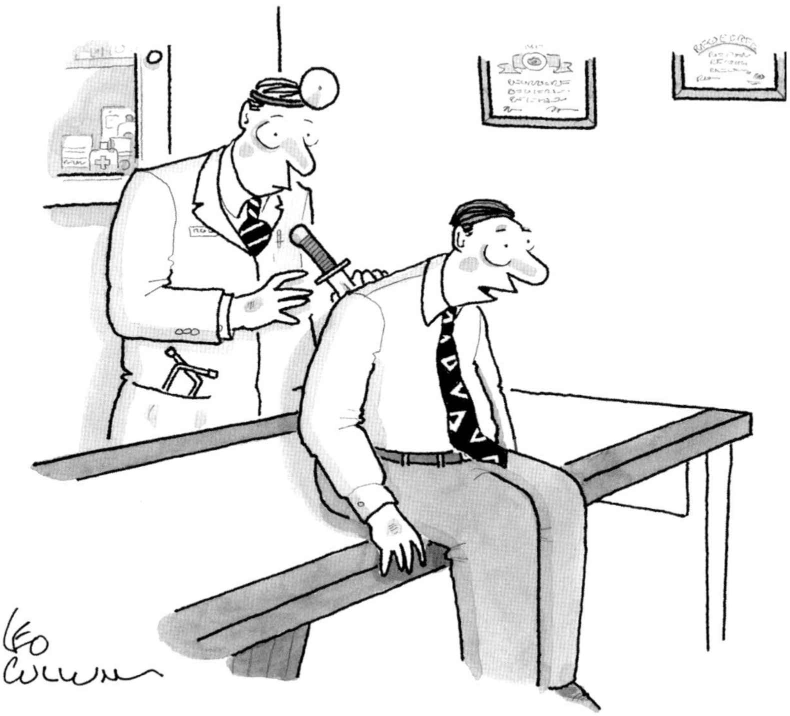

*Ils vous poignardent dans le dos
et après ils vous garantissent une bonne couverture sociale.*

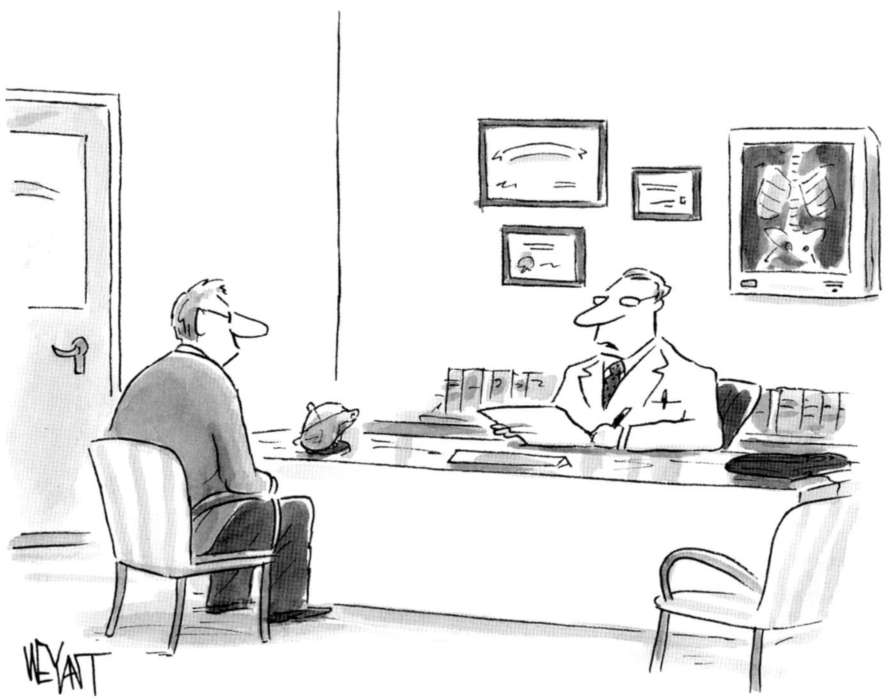

*Je ne pense pas que ce soit sérieux, mais pour être plus sûr,
je vais vous facturer comme si c'était très grave.*

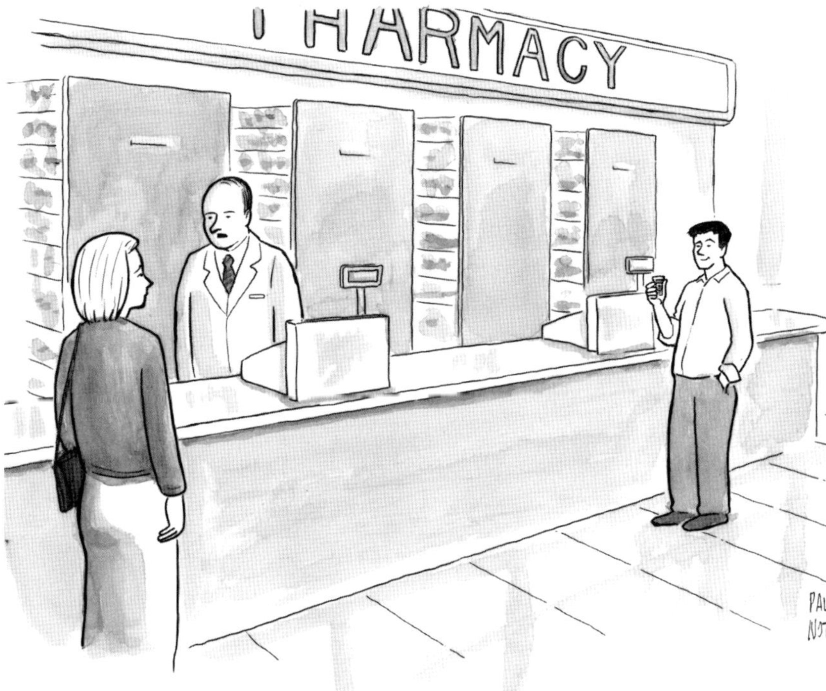

Ce monsieur aimerait bien vous offrir votre ticket modérateur.

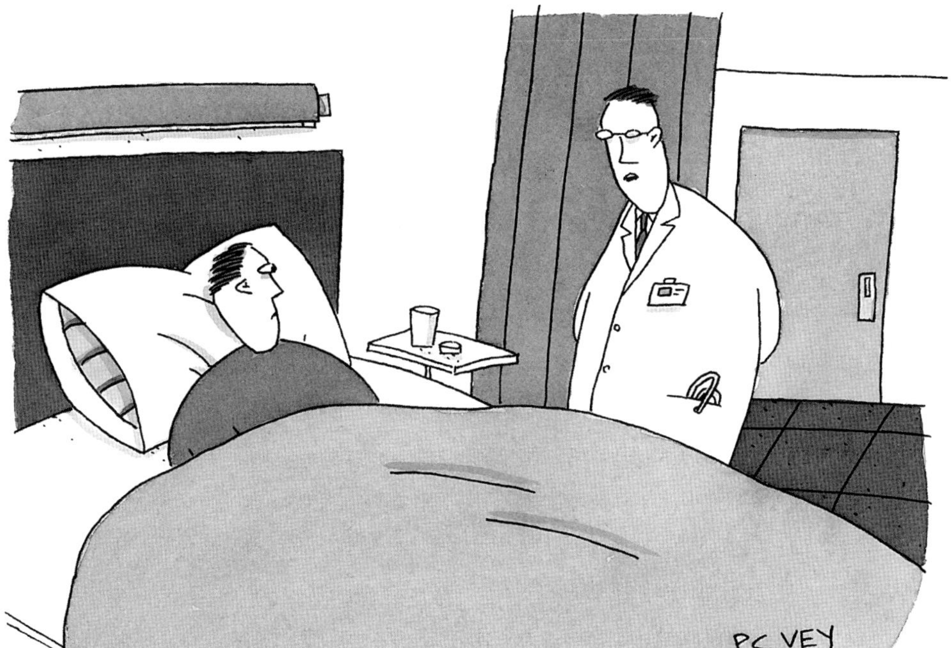

Un jour, tout le monde aura son quart d'heure
de couverture par l'assurance-maladie.

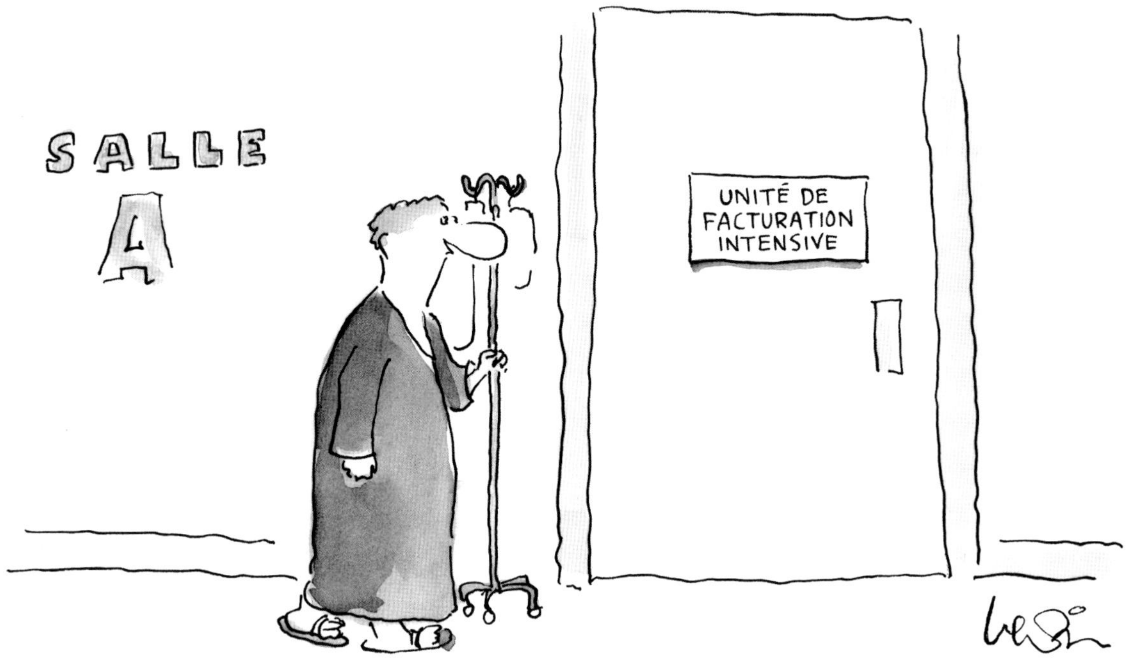

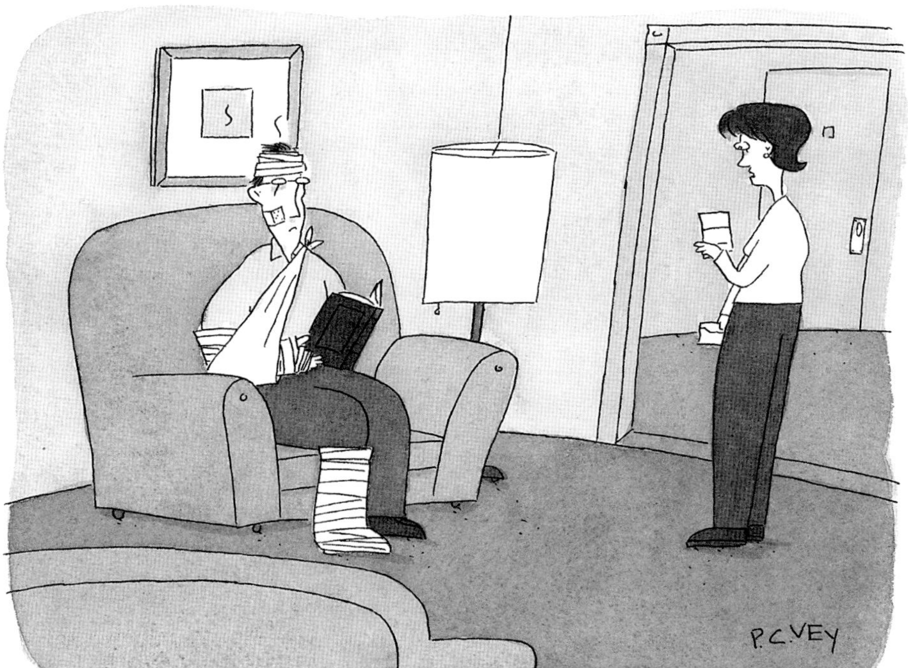

As-tu seulement conscience de ce que ça coûte d'appeler les urgences ?

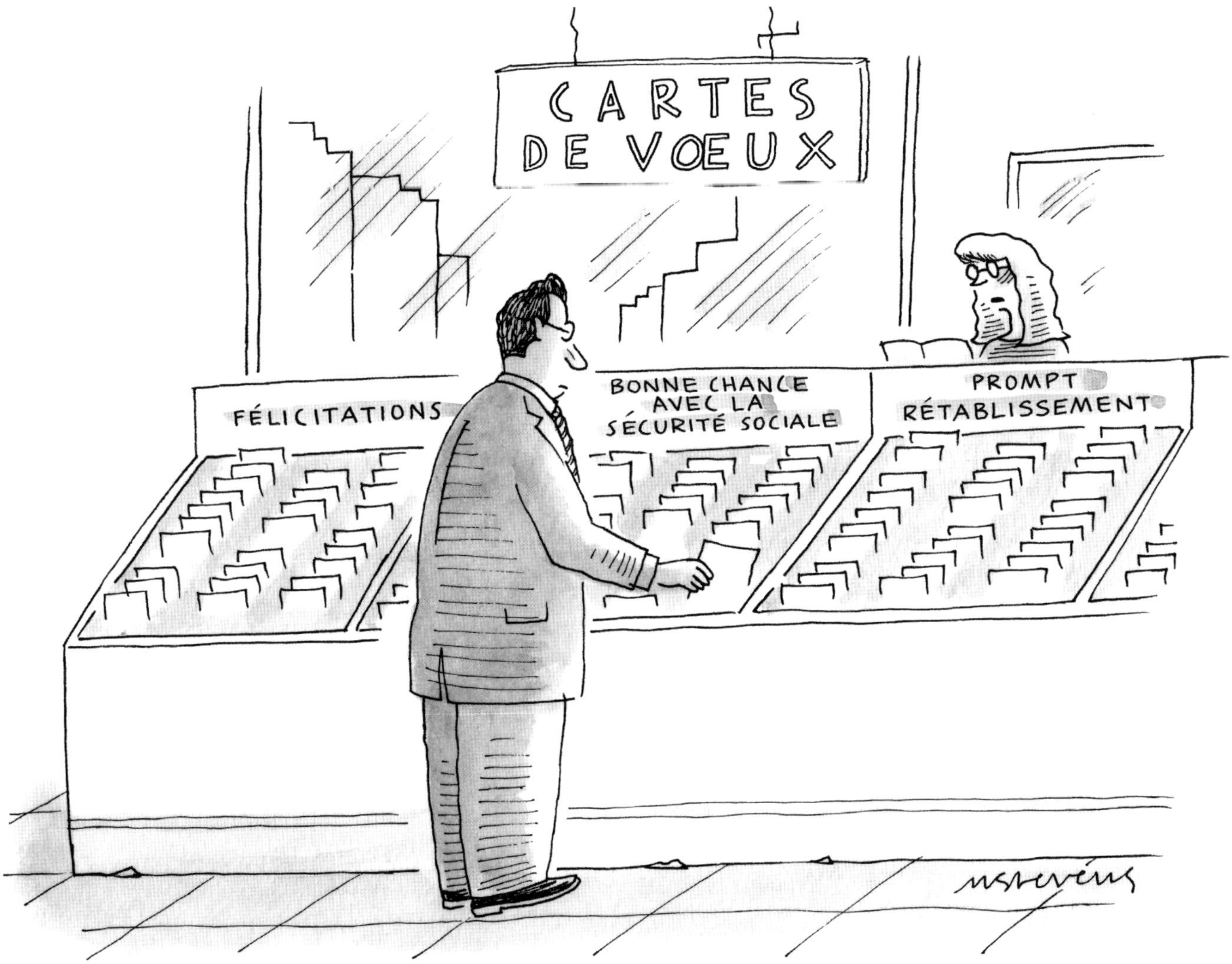
CARTES DE VOEUX
FÉLICITATIONS
BONNE CHANCE AVEC LA SÉCURITÉ SOCIALE
PROMPT RÉTABLISSEMENT
MStevens

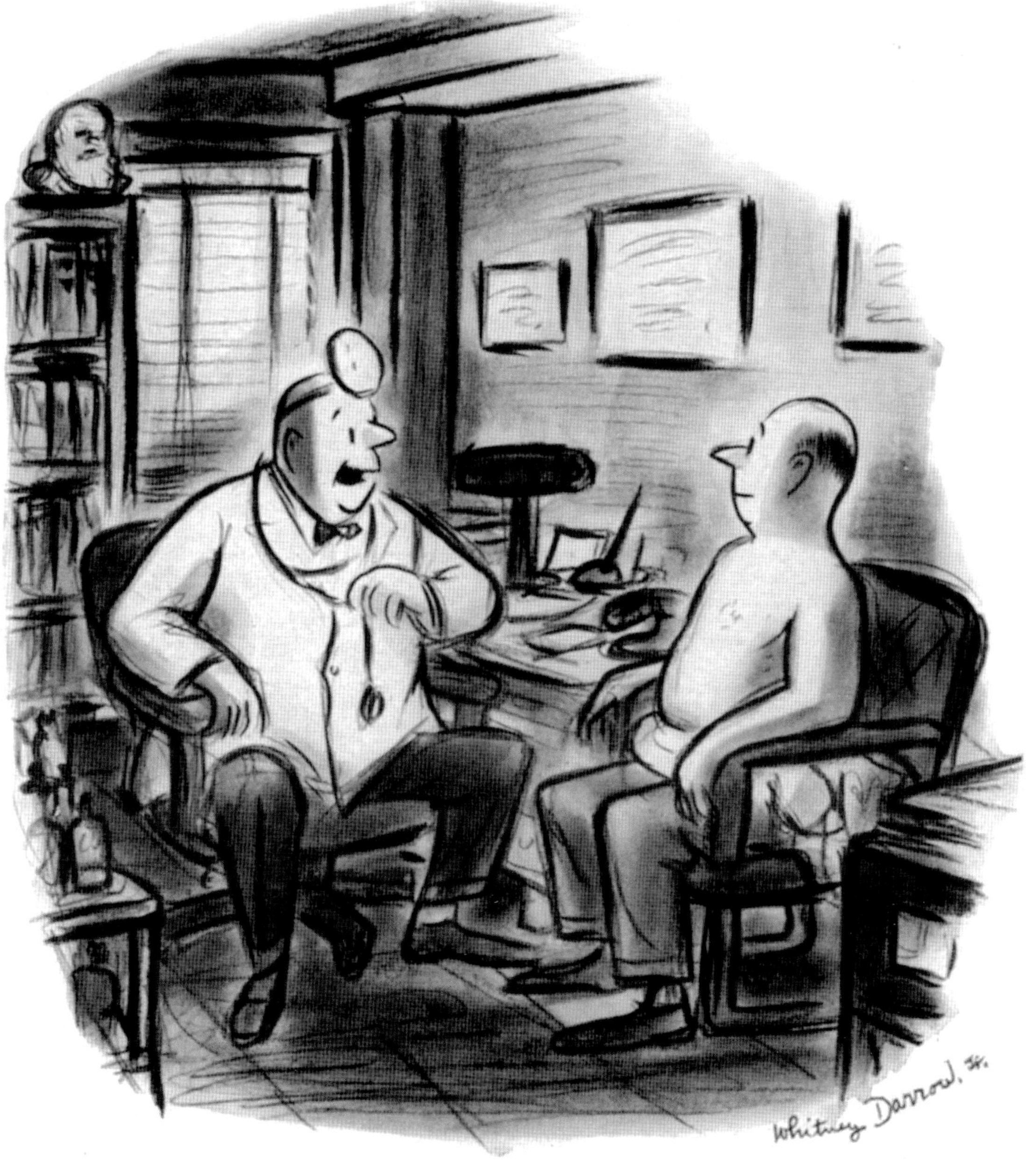

Je ne voudrais pas vous assommer avec mon jargon médical.
Je vais seulement vous dire que ça vous coûtera cinq cents dollars.

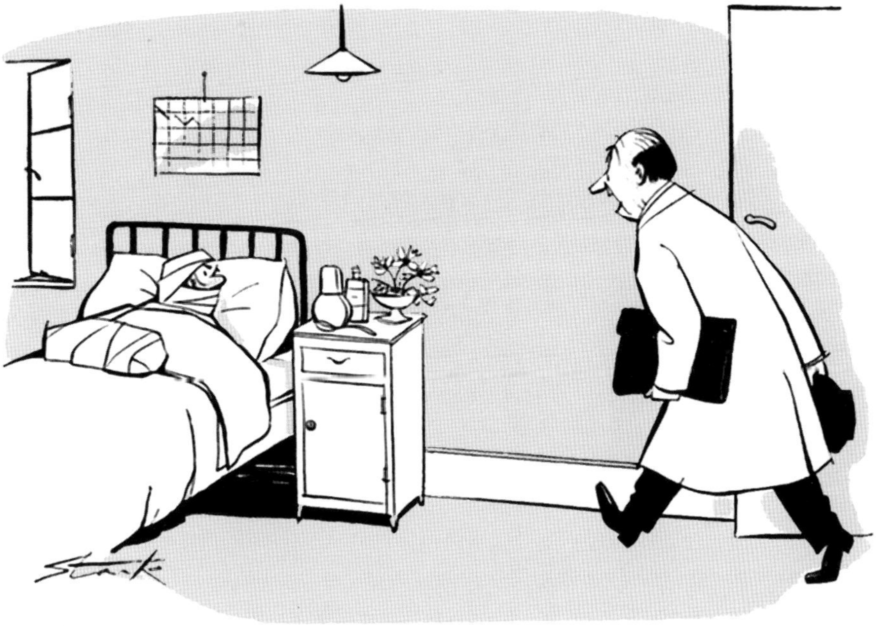

Je suis monsieur Murdoch, de la compagnie d'assurance.
Il paraît que vous avez touché le gros lot.

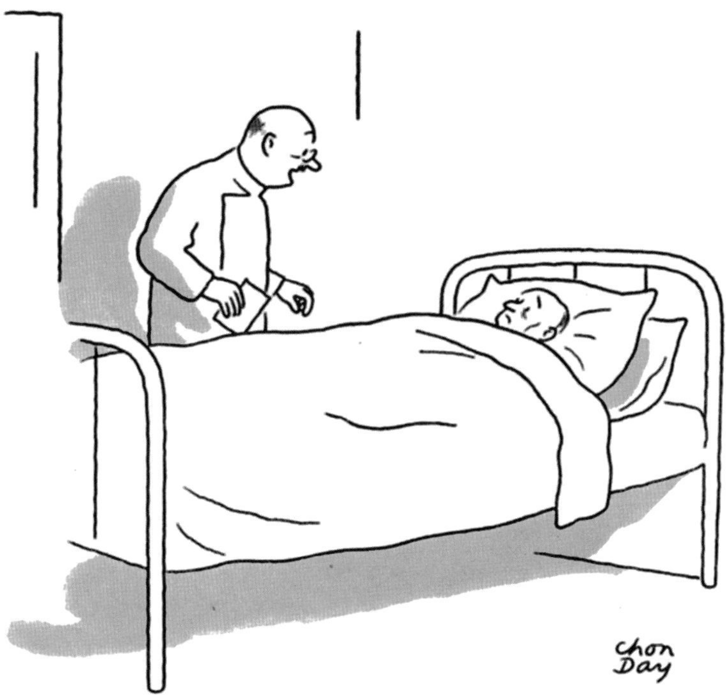

Je ne voudrais pas trop insister, mais j'aimerais bien
que vous me versiez un petit acompte.

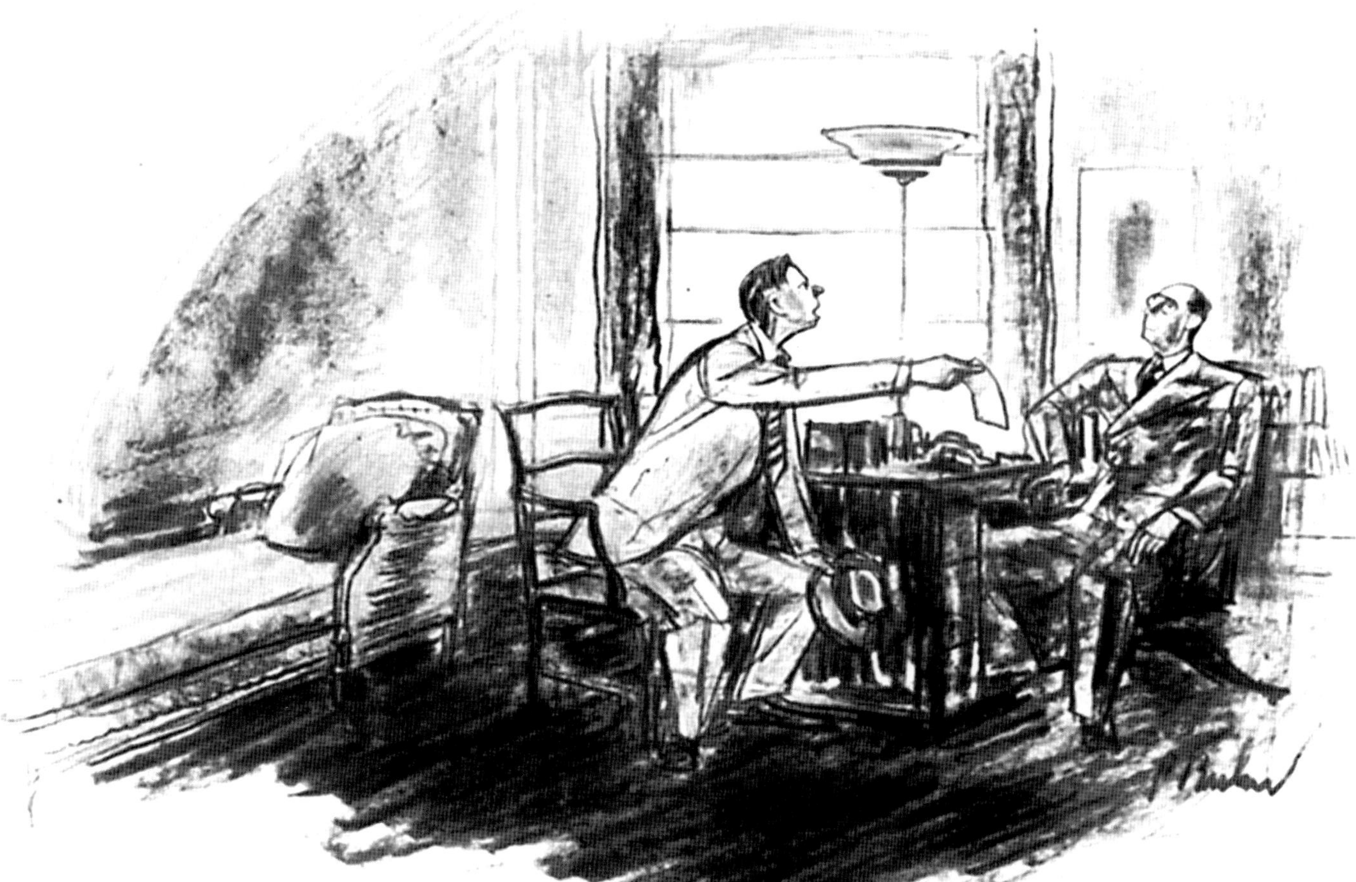

Vous ne croyez pas, docteur Friedrich, que vos honoraires élevés ne sont qu'une tentative puérile pour reconstruire votre ego, et une tentative désespérée pour compenser vos manques ?

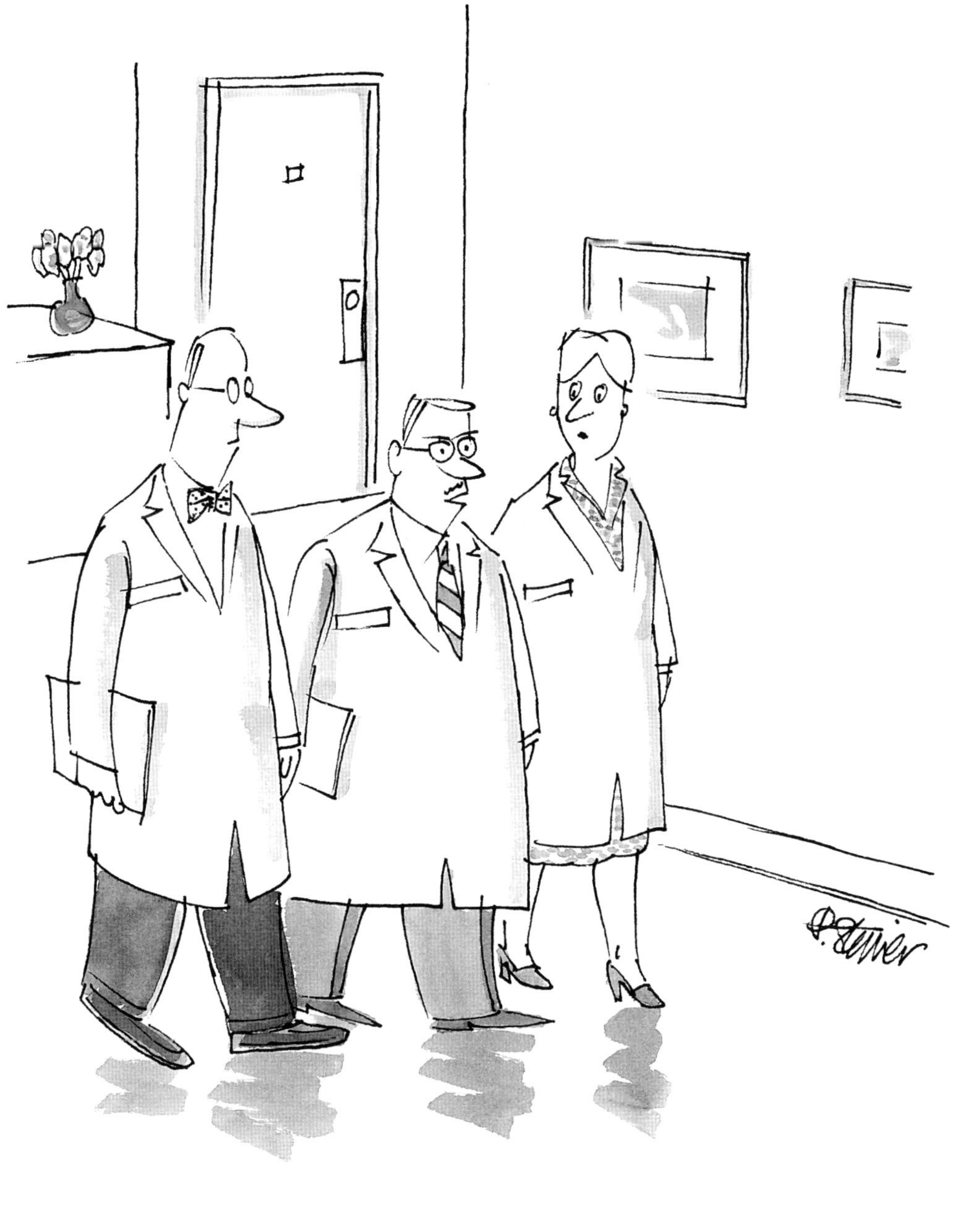

À quoi ça sert de souscrire une assurance responsabilité professionnelle si on ne fait pas une faute professionnelle de temps en temps ?

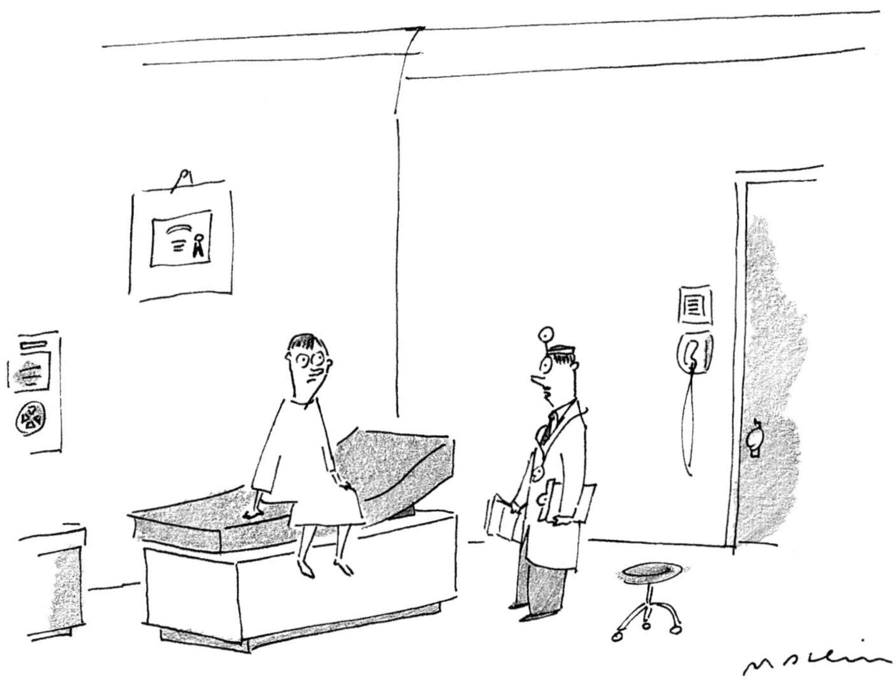

Je vais vous montrer quelques factures très élevées.
Dites-moi combien vous en voyez.

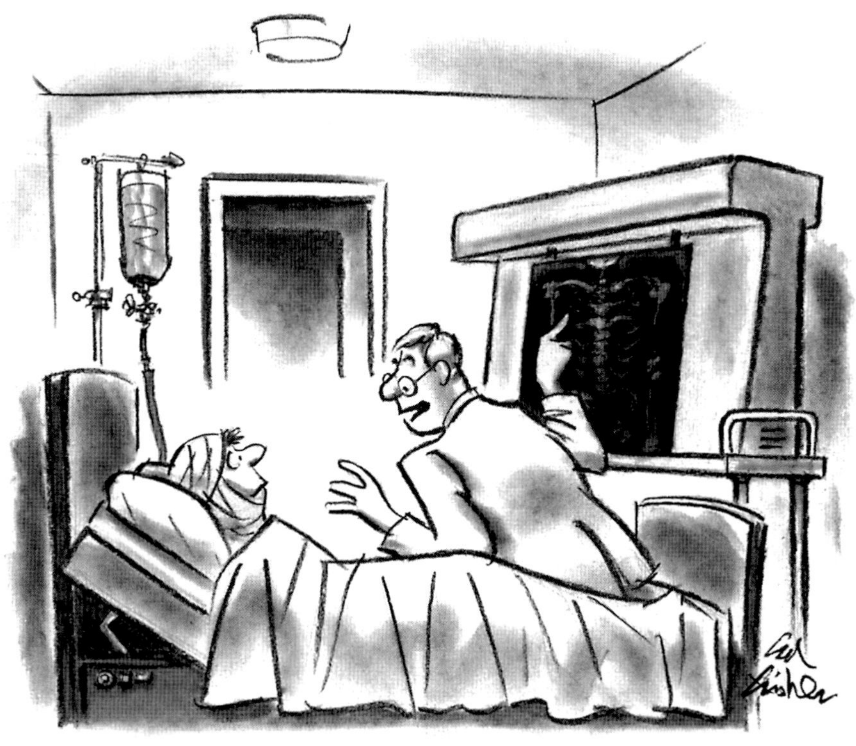

Vous savez que vous avez de la chance ?
À un centimètre près, vous n'étiez pas remboursé !

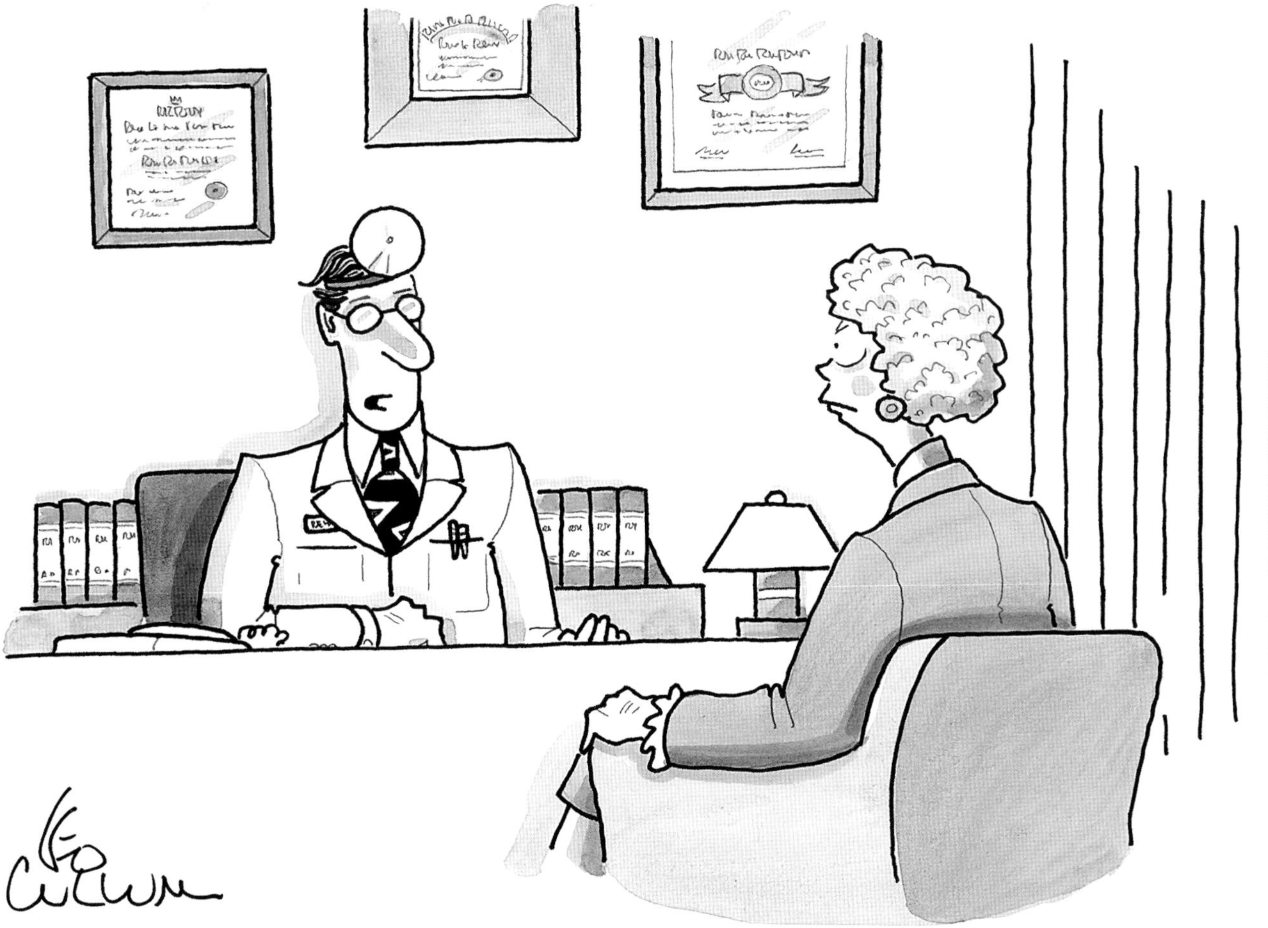

Vous pensez peut-être que mes honoraires sont plus élevés que ceux de mes confrères, mais n'oubliez pas que je vous prescris plus de médicaments qu'eux.

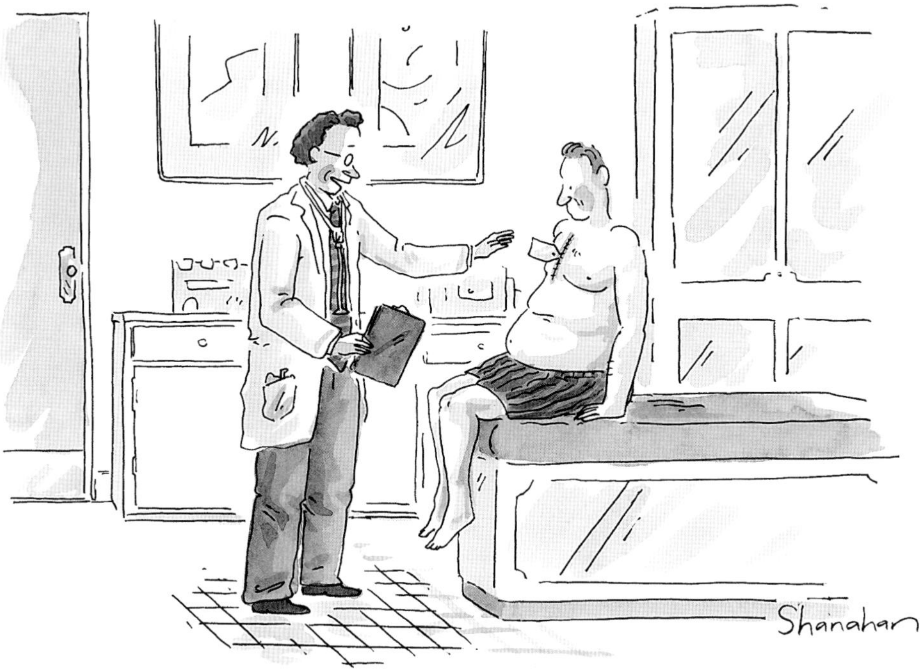

Zut ! J'ai oublié d'enlever le prix.

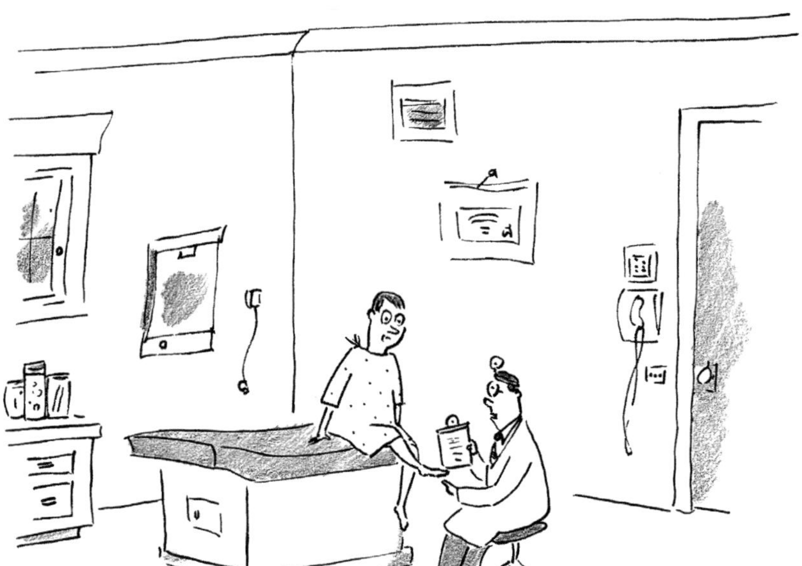

D'après votre dossier, ce doigt de pied est assuré,
mais pas celui-ci.

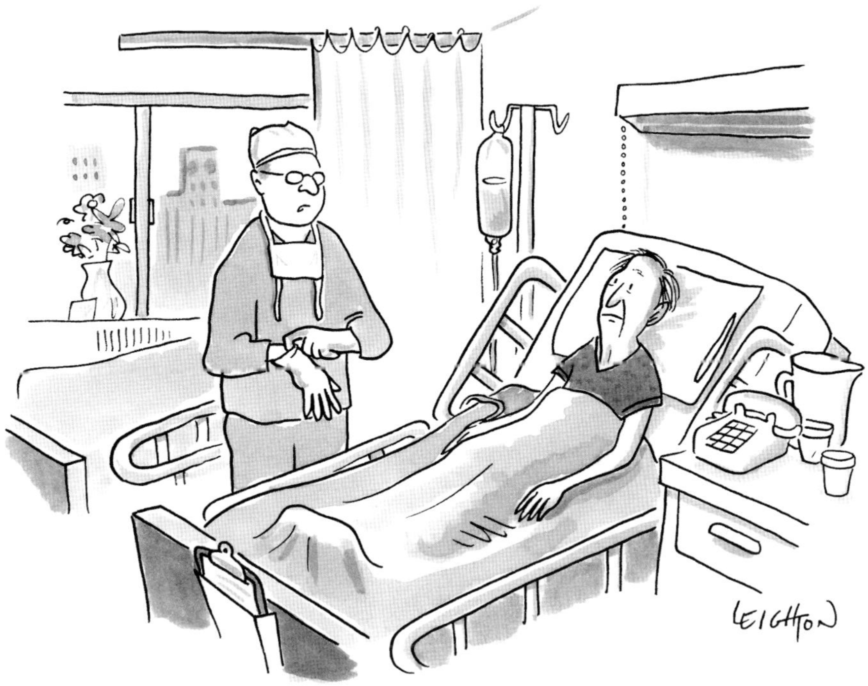

Mon assistante va venir vous préparer à recevoir votre facturation.

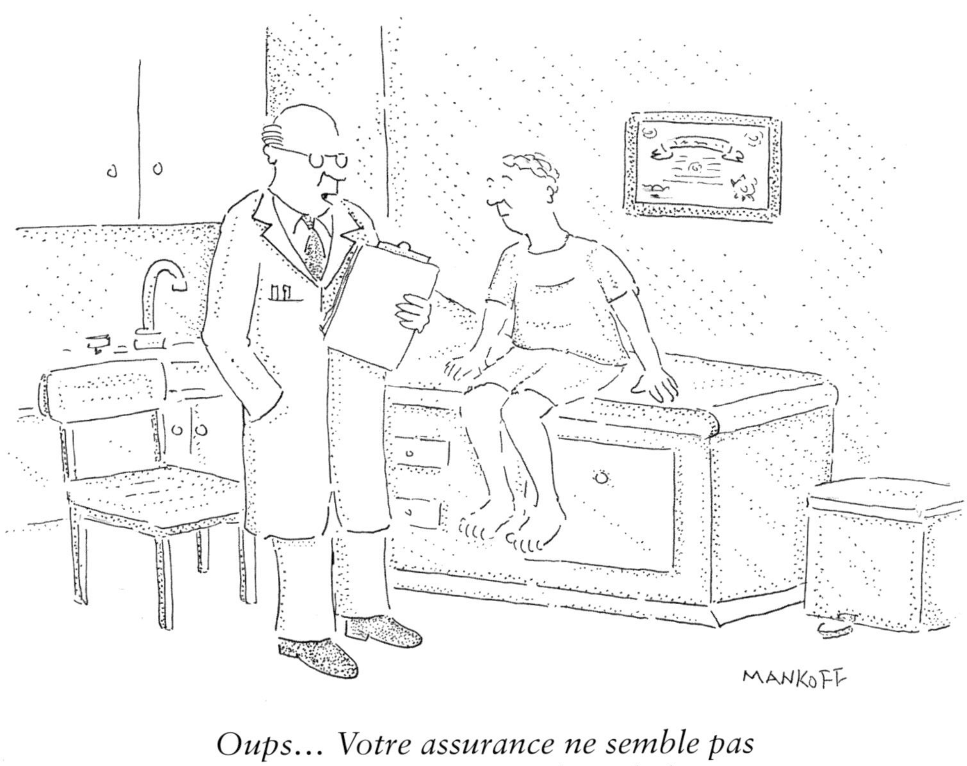

Oups… Votre assurance ne semble pas vous couvrir en cas de maladie.

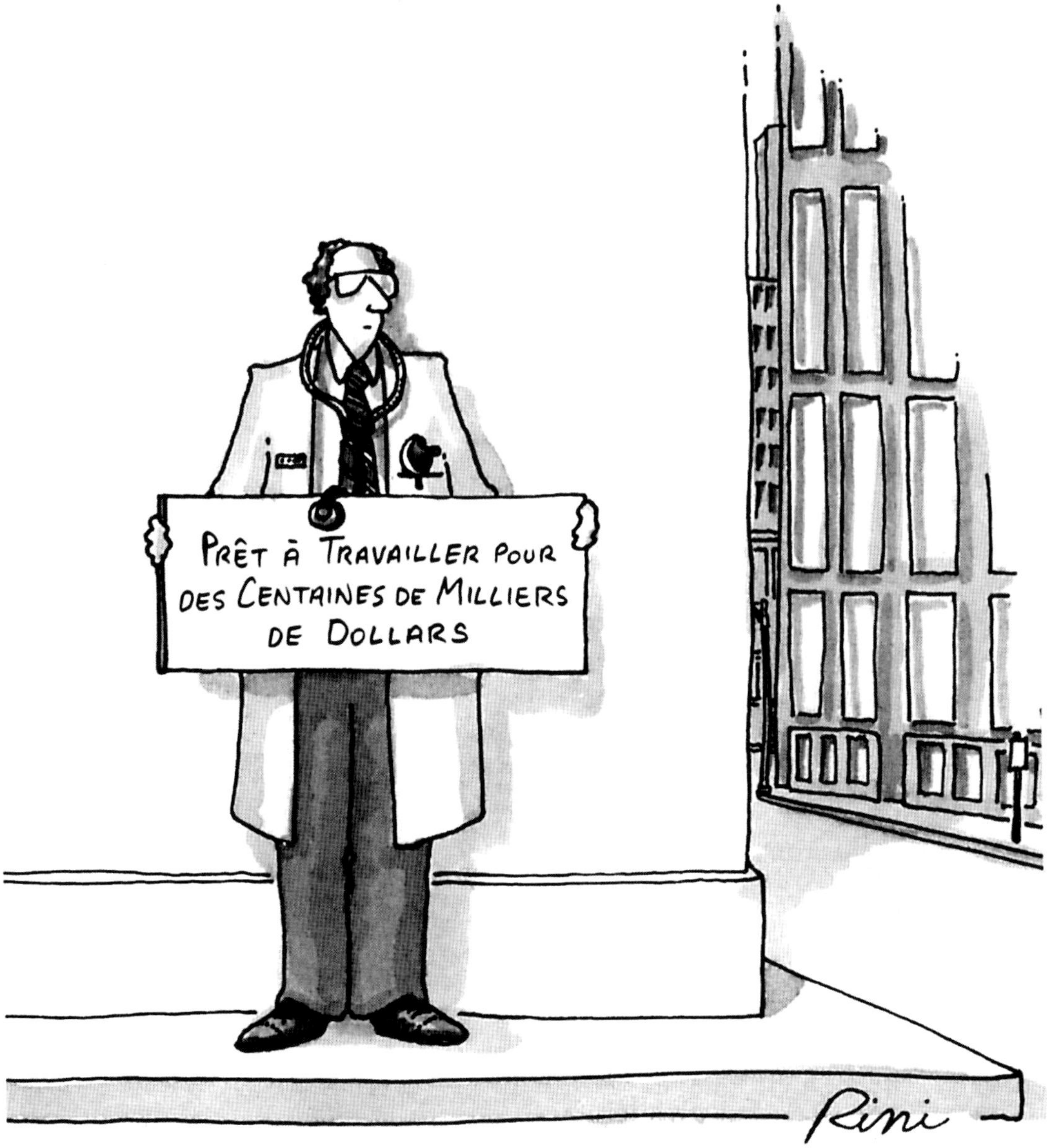
PRÊT À TRAVAILLER POUR DES CENTAINES DE MILLIERS DE DOLLARS
Rini

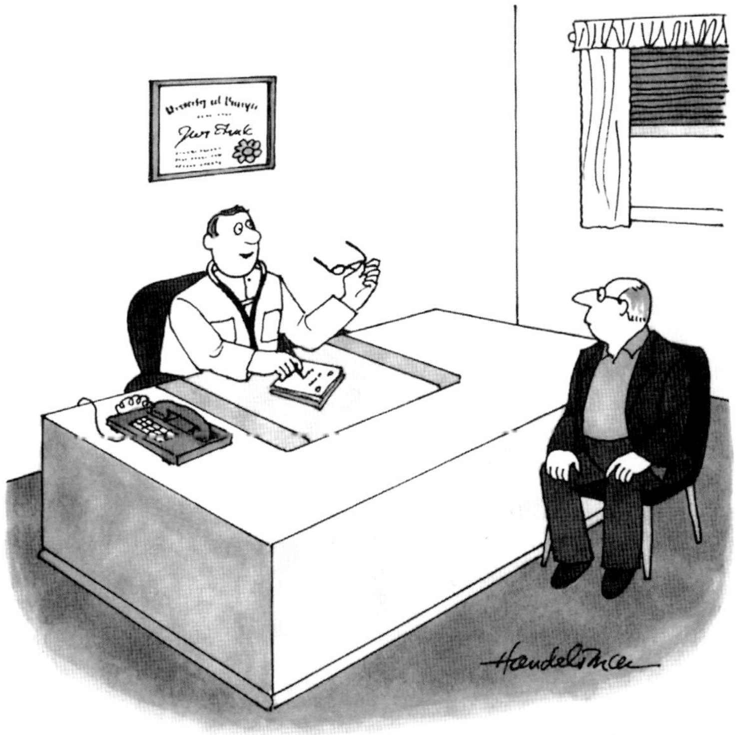

Vous avez une sacrée chance de tomber malade
tant que l'assurance-maladie a encore un peu d'argent.

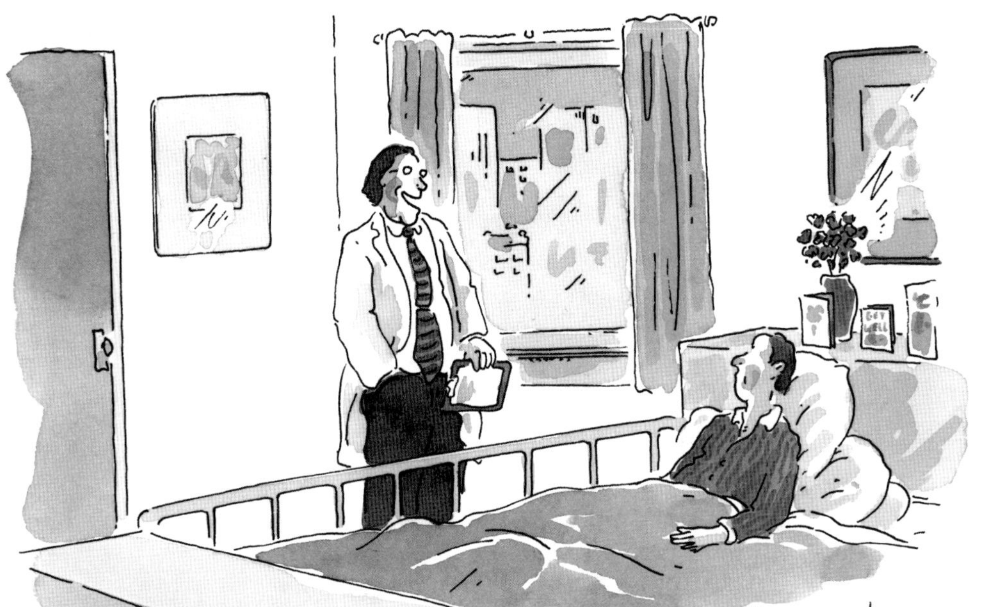

Et puisqu'il faut absolument réduire les frais d'anesthésie et de chirurgie,
je vous donnerai un grand coup sur la tête et je vous ouvrirai le torse à la sauvage.

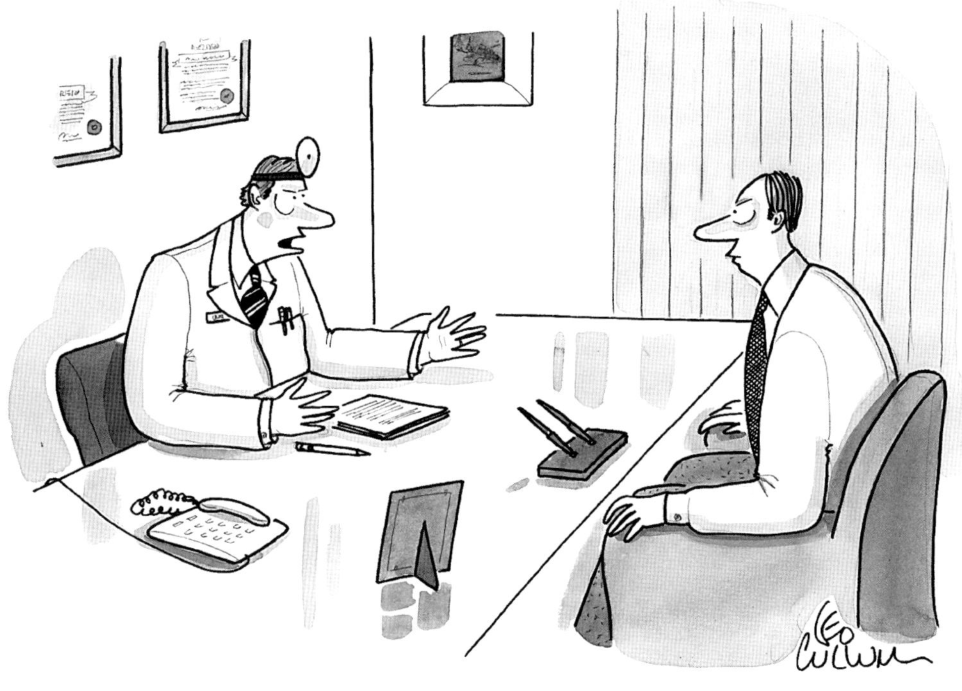

Je ne fais pas de miracles.
Je ne peux pas vous opérer pour moins de quatre mille dollars.

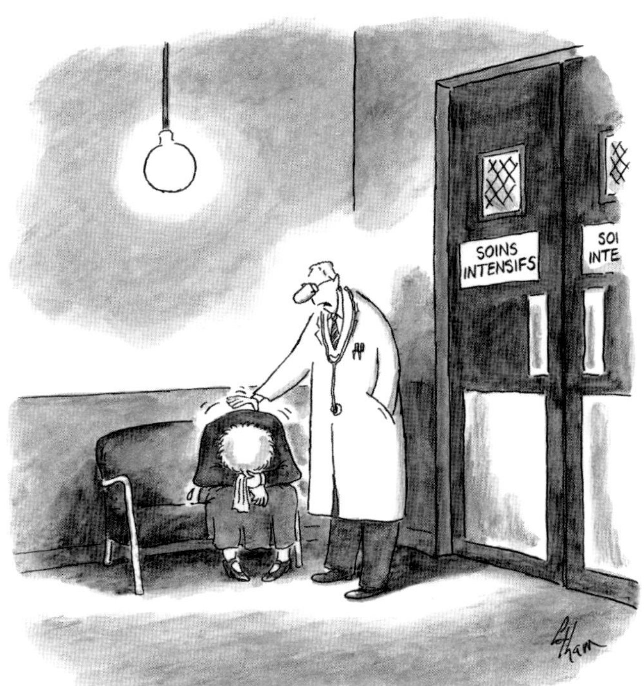

Sa dernière volonté concerne mes honoraires.
Il tenait à ce qu'ils soient payés immédiatement.

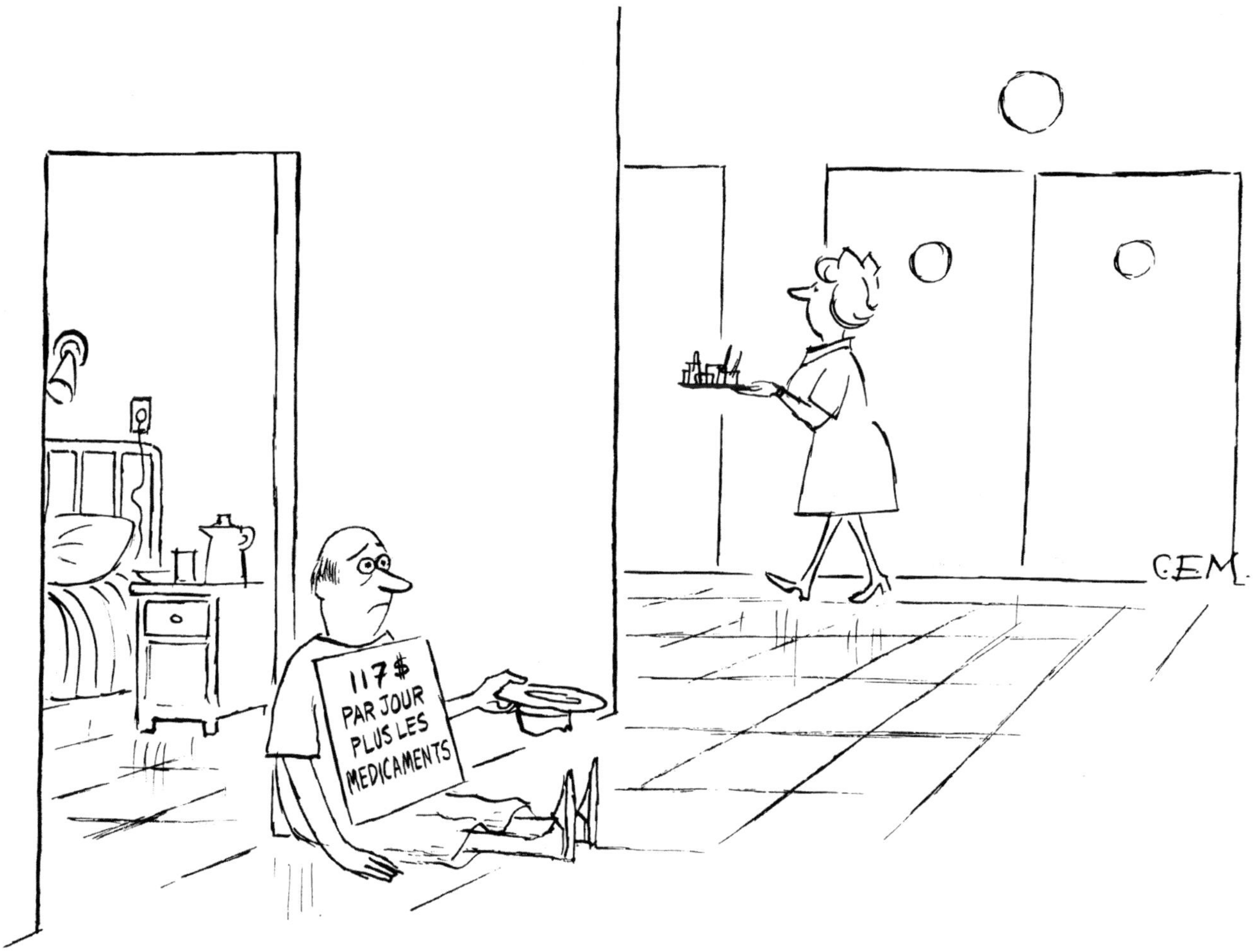
117$
PAR JOUR
PLUS LES
MEDICAMENTS
CEM.

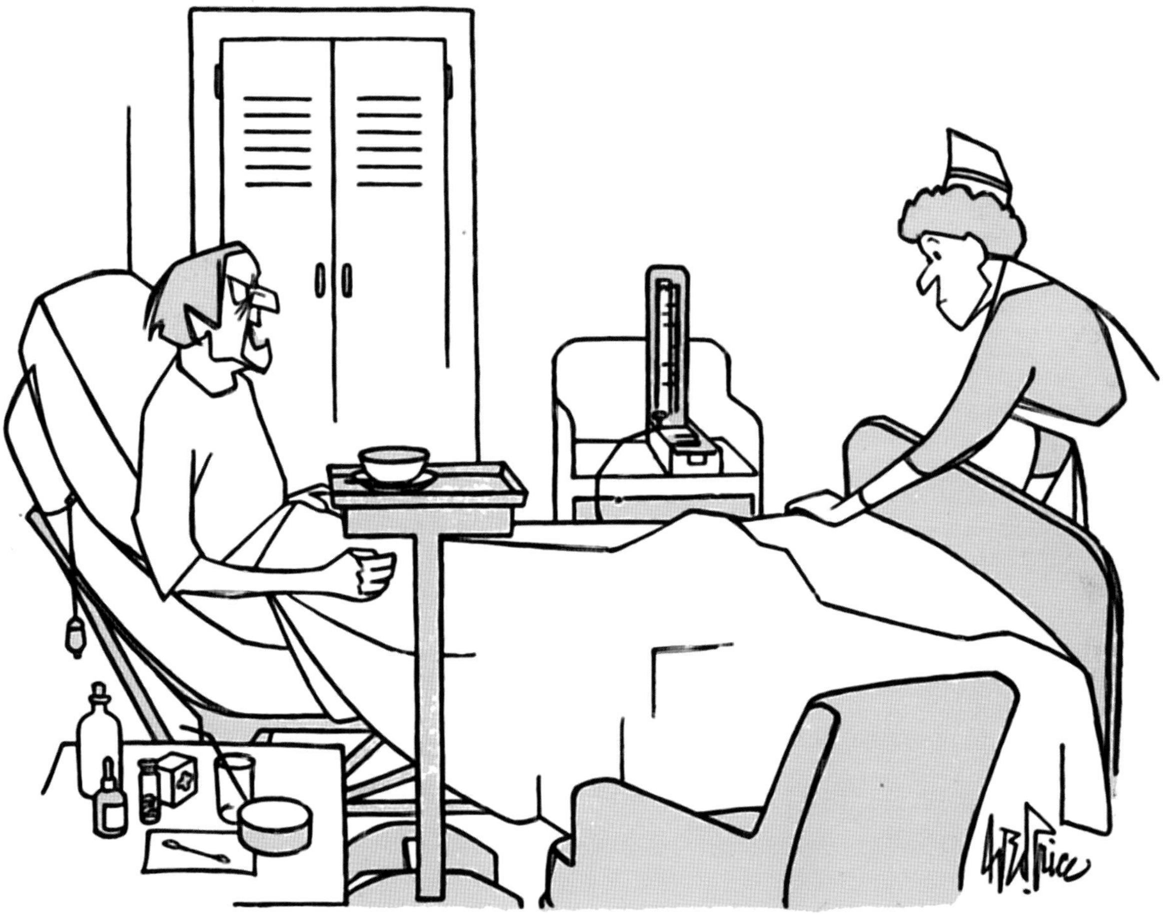

Et vous croyez que vous allez me remettre sur pieds avec des abricots bouillis ?

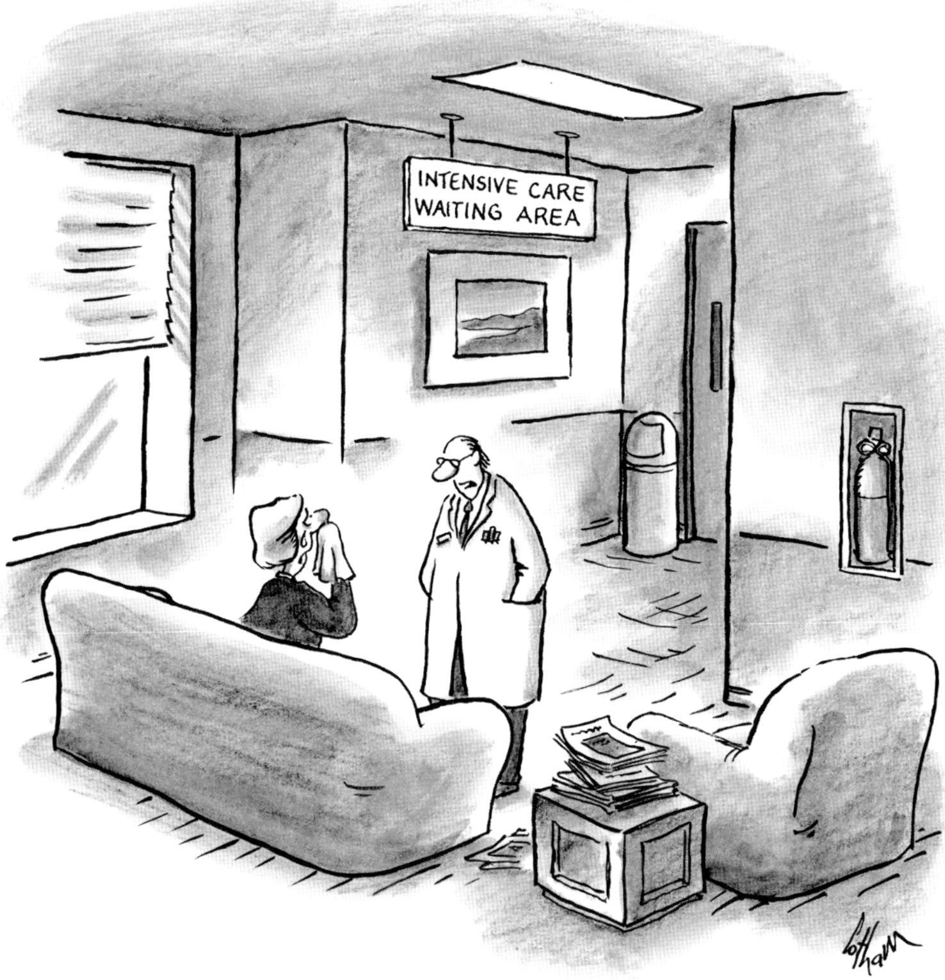

J'ai tout juste eu le temps de lui expliquer
les bienfaits du régime et de l'exercice quotidien...

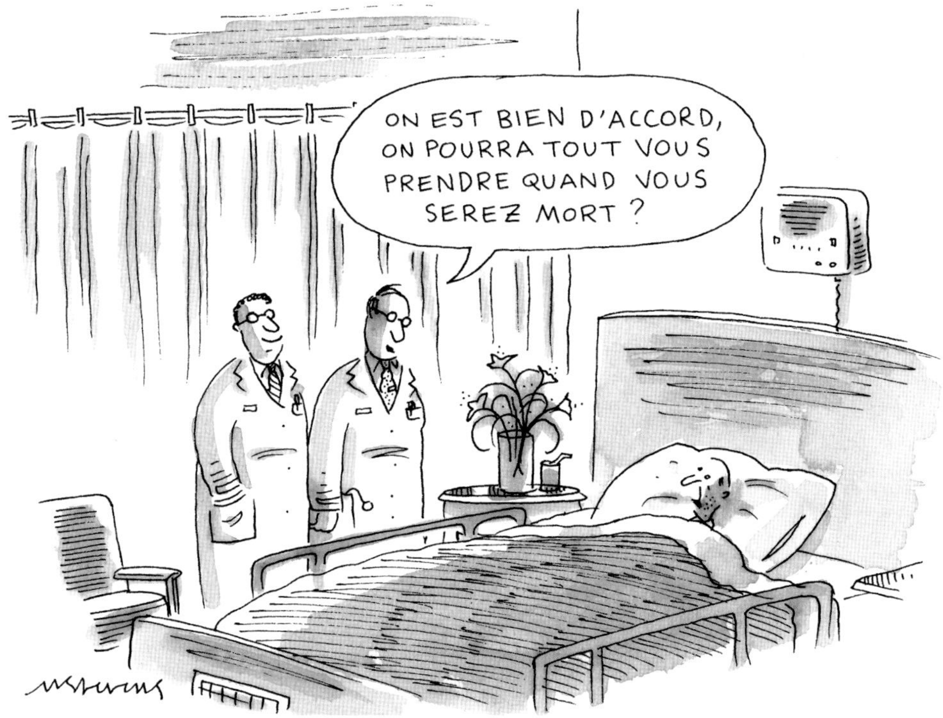
ON EST BIEN D'ACCORD, ON POURRA TOUT VOUS PRENDRE QUAND VOUS SEREZ MORT ?

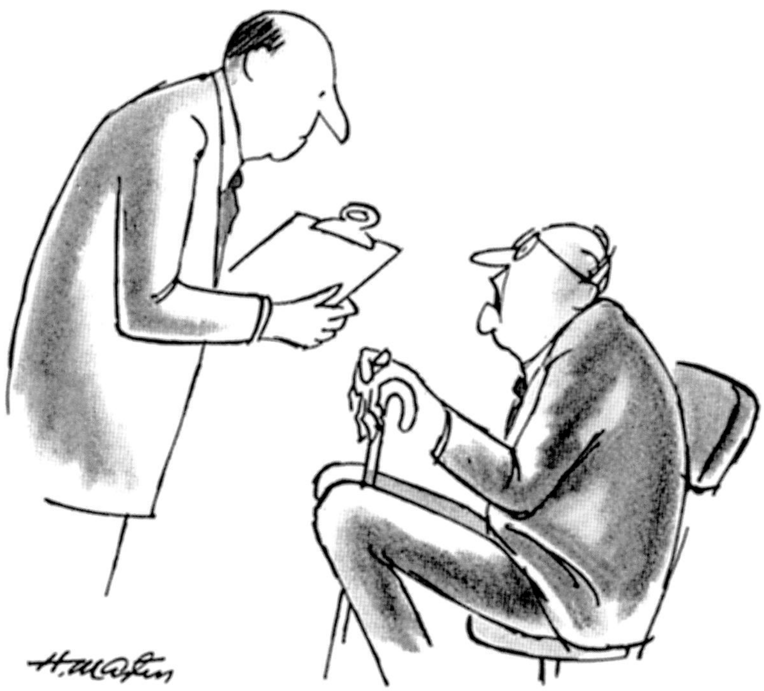

J'ai mal aux articulations, je perds mes cheveux et je commence à avoir des rides. Qu'est-ce que vous en pensez, docteur ?

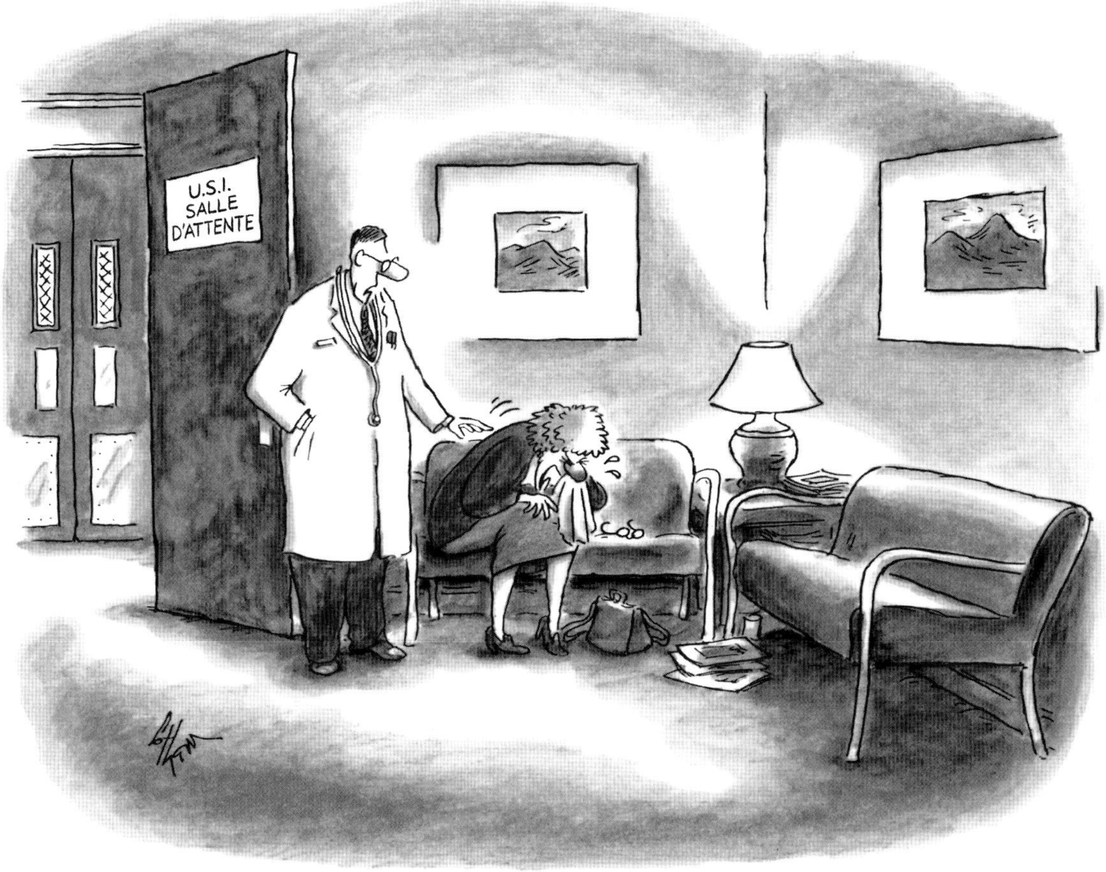

Sa vie ne tenait plus qu'à un fil, et puis quelqu'un lui a fait manger du chili con carne.

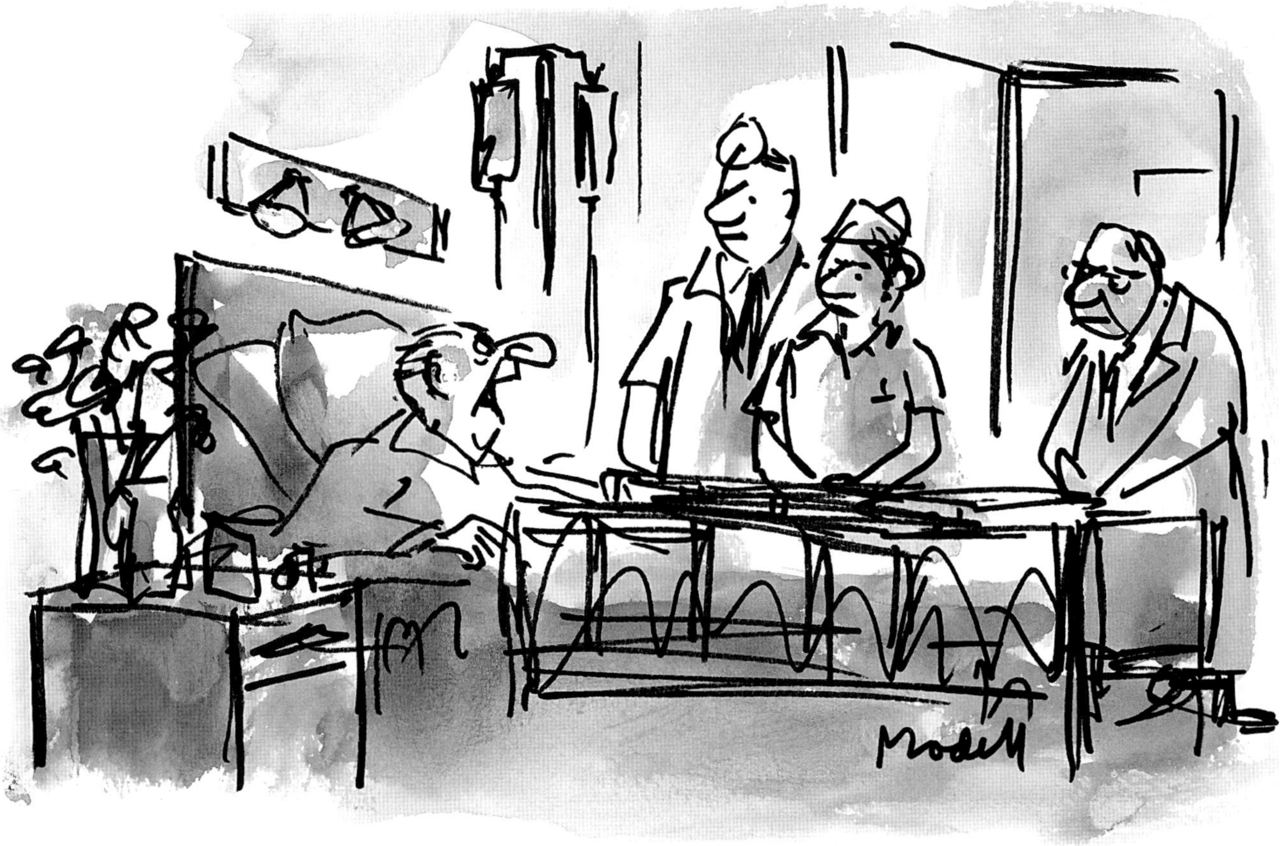

J'aimerais juste vivre assez longtemps pour entendre ce que les gens diront de moi quand je serai mort, c'est tout.

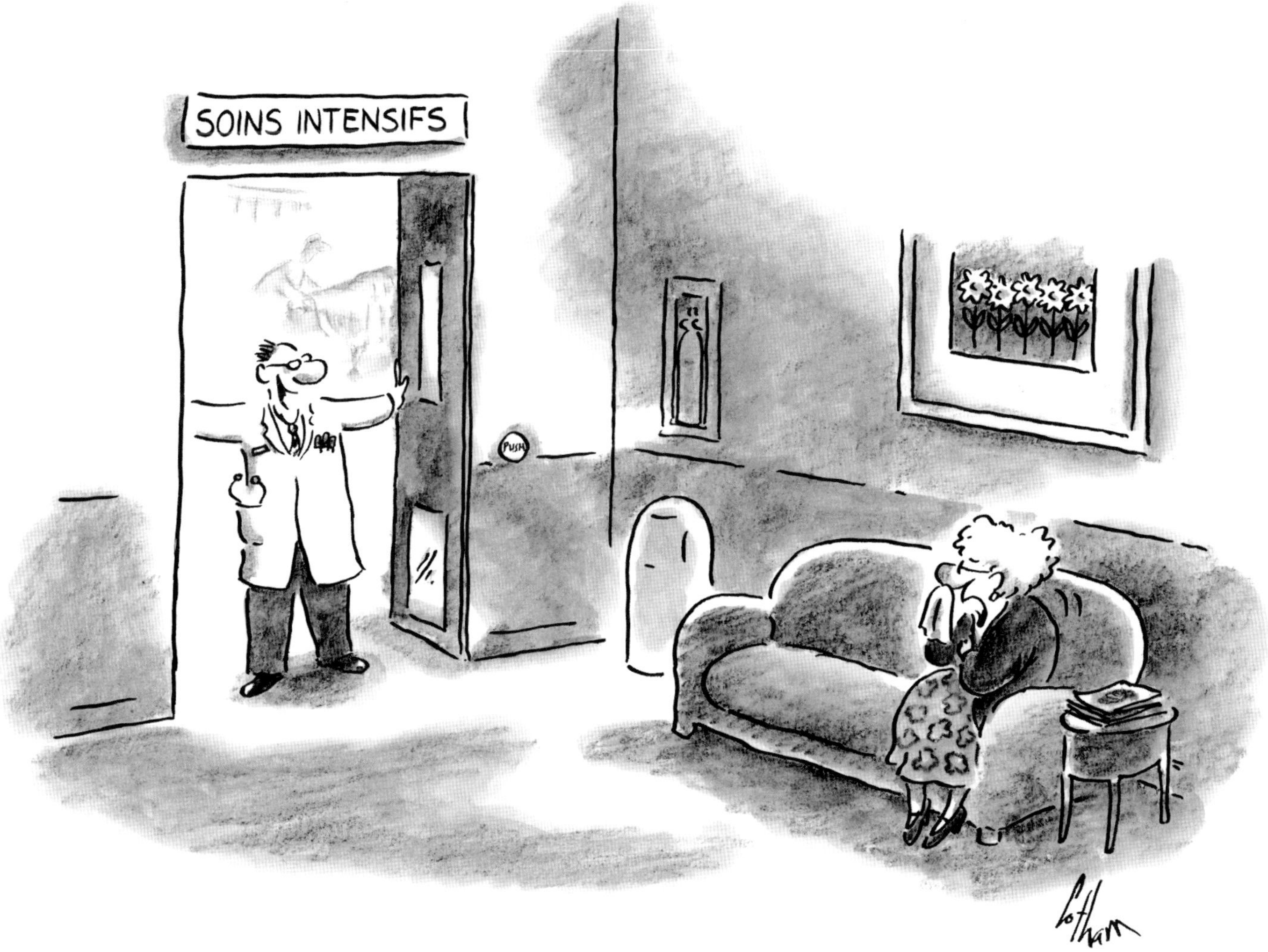

Oh, la belle veuve !

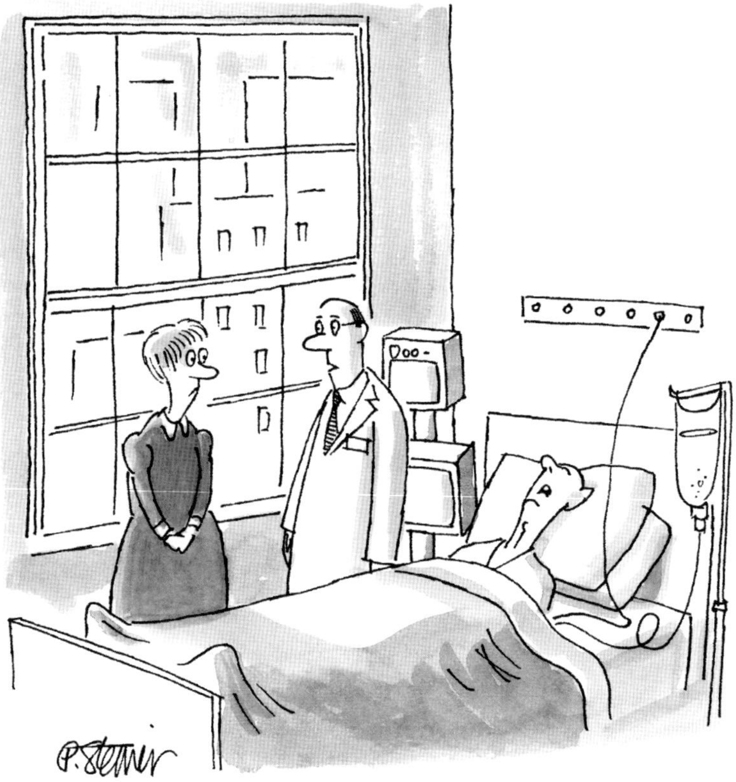

C’est un grand moment pour les seniors : la mort.

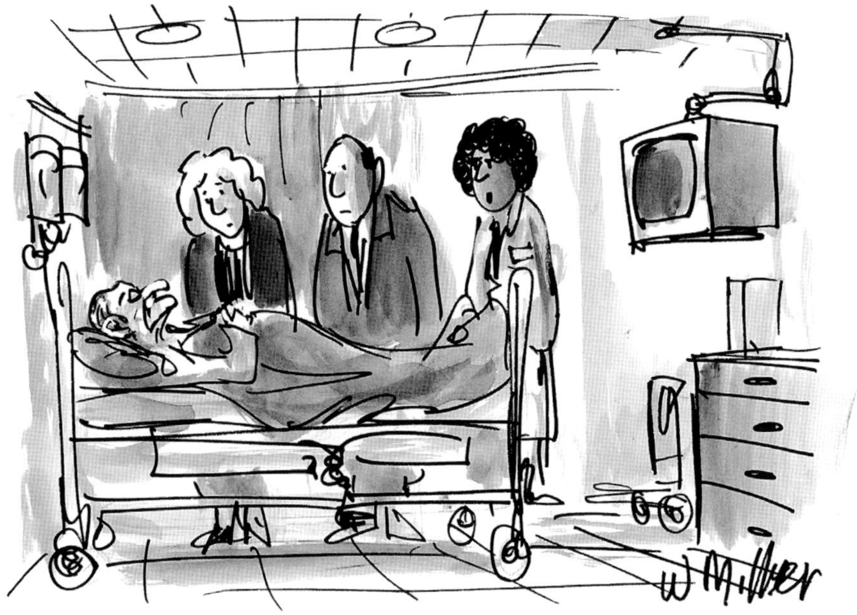

Ses dernières paroles ?... Il n’a rien dit.
Il a juste chanté l’hymne national, et puis plus rien.

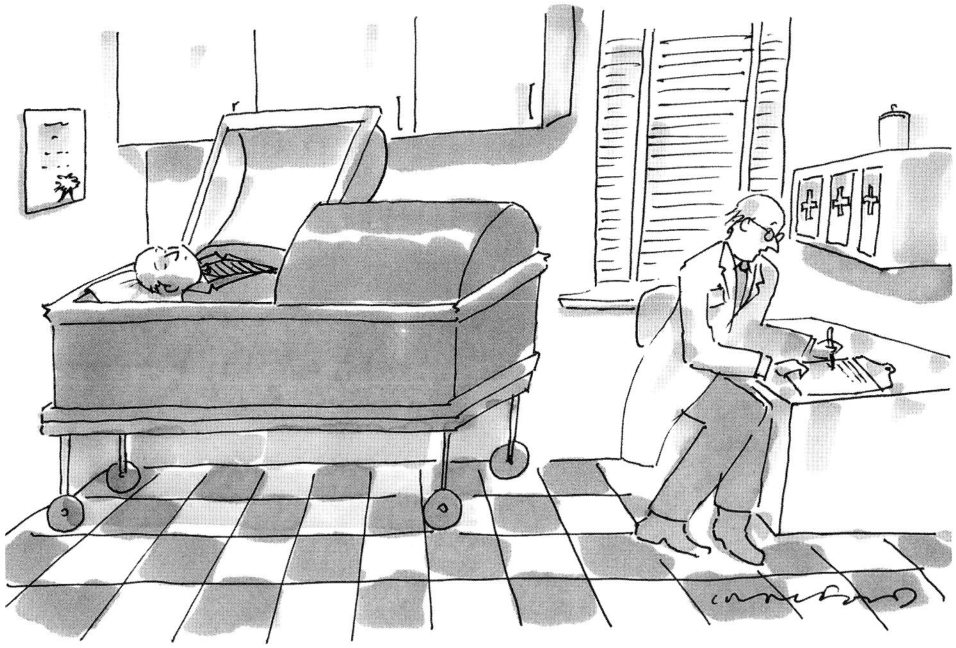

Vous sentez-vous un peu raide ?

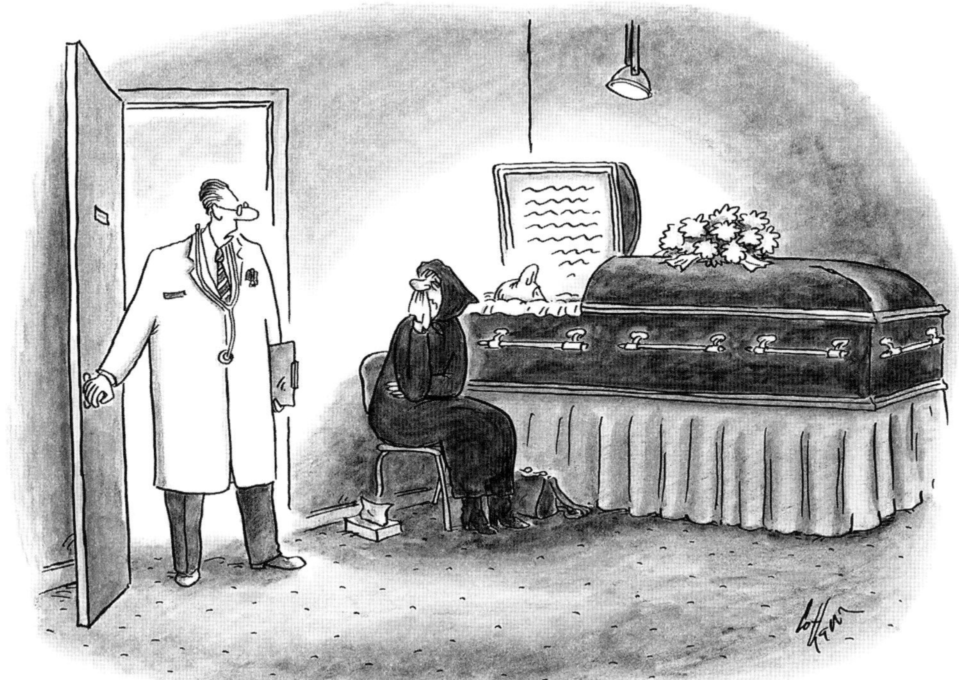

Pardon ! Je me suis trompé !

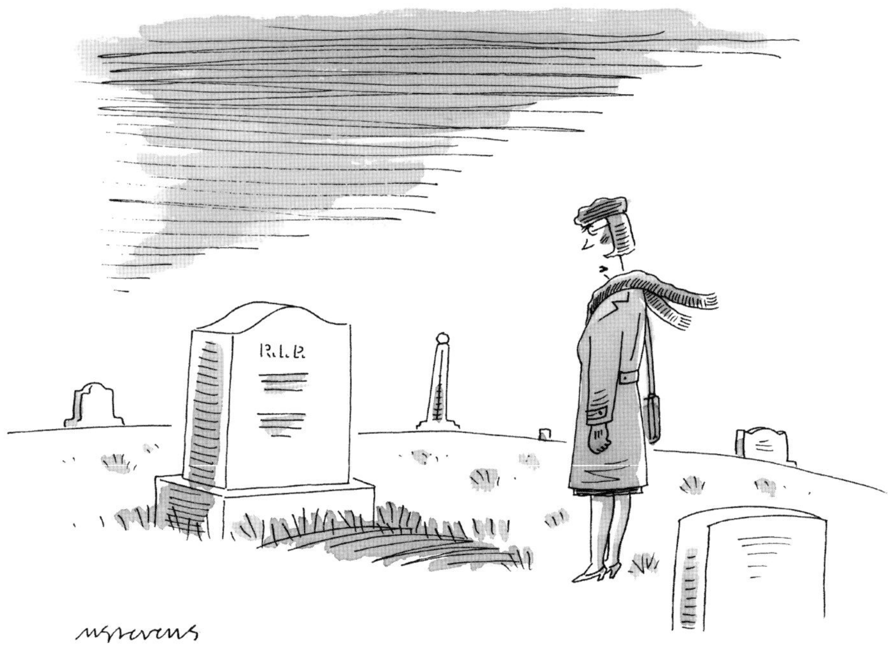

Bonne nouvelle : ton docteur a enfin reçu
l'autorisation de te prescrire le fameux traitement.

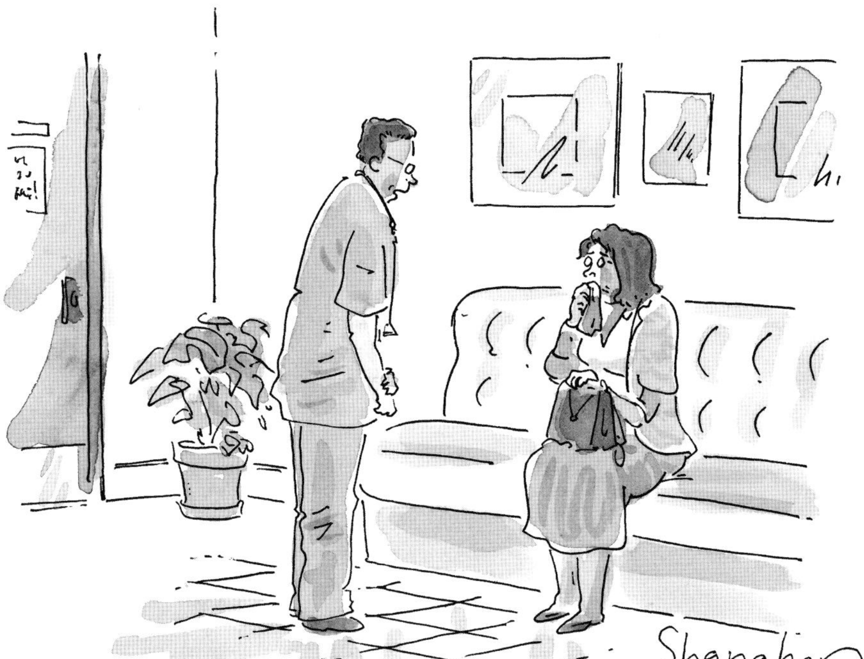

Si ça peut vous consoler, à la fin il planait complètement.

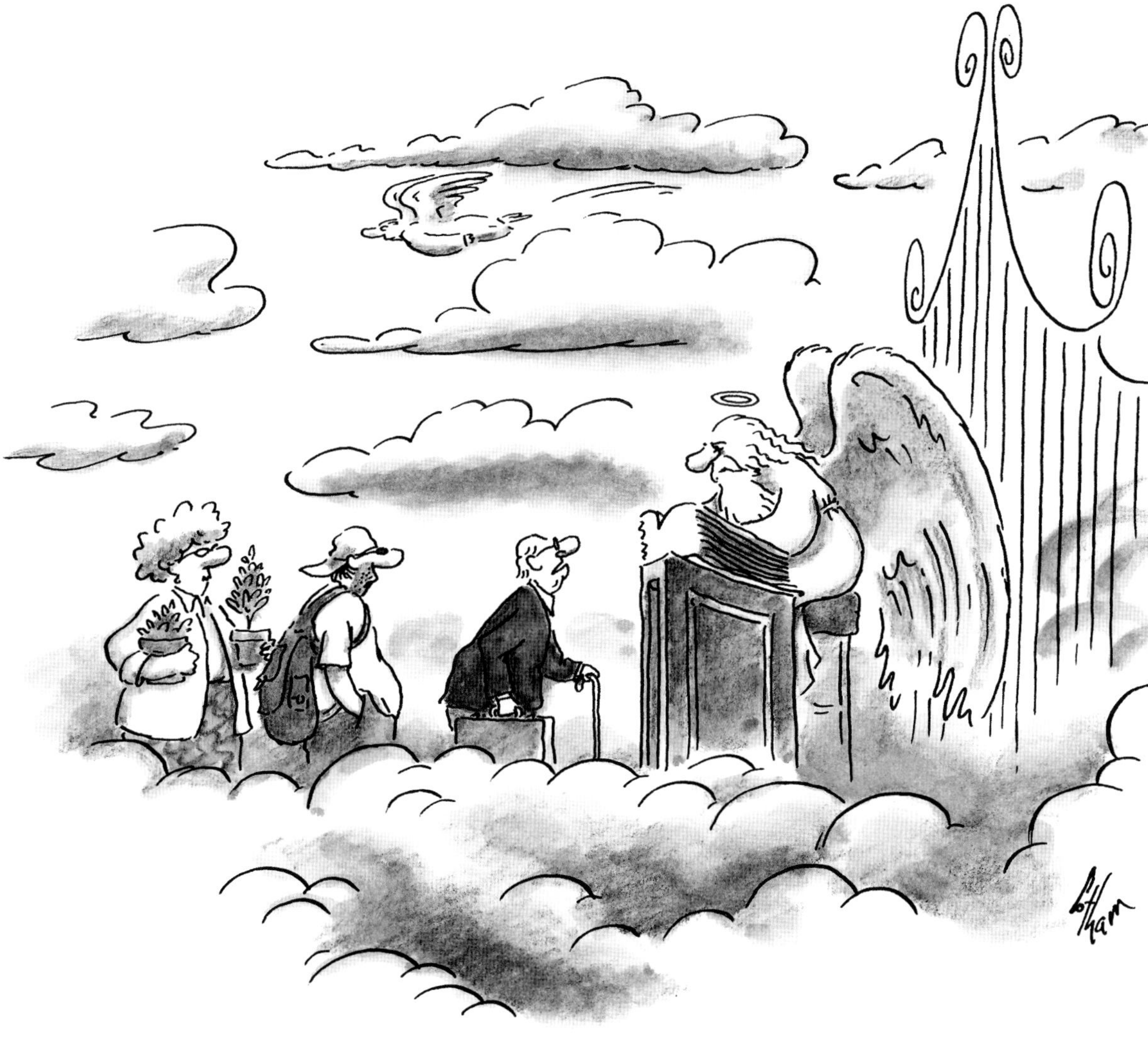

Je serais arrivé plus tôt si on n'avait pas commencé à me soigner quand j'étais plus jeune.

INDEX DES ARTISTES

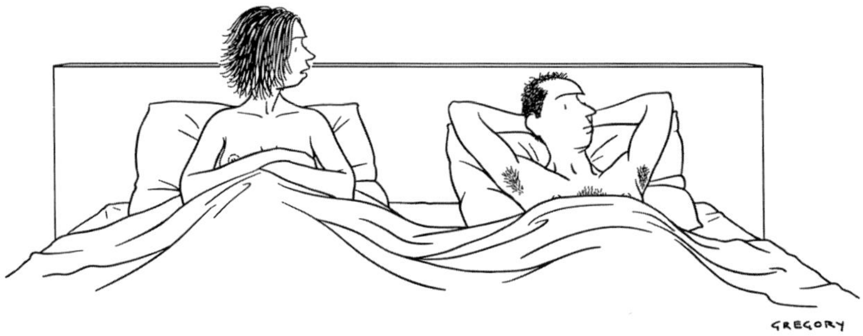

C'est bien dommage qu'ils n'aient pas inventé de pilule stimulant la conversation.

Cet ouvrage a été achevé d'imprimer en août 2014
Sur les presses de l'imprimerie Tien Wah Press à Singapour.

Dépôt légal : octobre 2014